Shida Pourhosseini

OPTIMALE REGENERATION
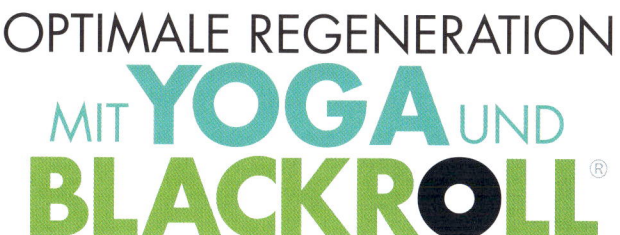
MIT YOGA UND BLACKROLL®

Shida Pourhosseini

OPTIMALE REGENERATION
MIT YOGA UND
BLACKROLL®

Die besten Übungen für mehr Mobilität,
Stabilität und Leistung im Sport

**Mit Trainingsplänen
für über 15 Sportarten**

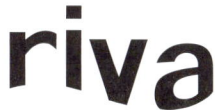

Bibliografische Information der Deutschen Nationalbibliothek
Die Deutsche Nationalbibliothek verzeichnet diese Publikation in der Deutschen Nationalbibliografie.
Detaillierte bibliografische Daten sind im Internet über http://d-nb.de abrufbar.

Für Fragen und Anregungen
info@rivaverlag.de

Wichtiger Hinweis
Dieses Buch ist für Lernzwecke gedacht. Es stellt keinen Ersatz für eine individuelle medizinische Beratung und Fitnessberatung dar und sollte auch nicht als solcher benutzt werden. Wenn Sie medizinischen Rat einholen wollen, konsultieren Sie bitte einen qualifizierten Arzt. Der Verlag und die Autorin haften für keine nachteiligen Auswirkungen, die in einem direkten oder indirekten Zusammenhang mit den Informationen stehen, die in diesem Buch enthalten sind.

Originalausgabe
1. Auflage 2018
© 2018 by riva Verlag, ein Imprint der Münchner Verlagsgruppe GmbH
Nymphenburger Straße 86
D-80636 München
Tel.: 089 651285-0
Fax: 089 652096

Redaktion: Anna Gülicher-Loll
Umschlaggestaltung: Manuela Amode
Umschlagabbildungen: Christian Grau
Fotos: alle Bilder von Christian Grau außer S. 15 shutterstock/Gehrke, S. 17 © BLACKROLL®,
S. 19 Robert Schleip, S. 22 shutterstock/Prostock-studio, S. 26 shutterstock/michelangeloop,
S. 27 Robert Erbeldinger, S. 39–41 © BLACKROLL®/Sebastian Schöffel, S. 207, 208, 211, 212,
215, 217, 220, 221 Andreas Kernbach, S. 229 Axl Reese
Layout: Laura Osswald
Satz: Satzwerk Huber, Germering
Druck: Firmengruppe APPL, aprinta Druck, Wemding
Printed in Germany

ISBN Print 978-3-7423-0588-6
ISBN E-Book (PDF) 978-3-7453-0145-8
ISBN E-Book (EPUB, Mobi) 978-3-7453-0144-1

Weitere Informationen zum Verlag finden Sie unter

www.rivaverlag.de

Beachten Sie auch unsere weiteren Verlage unter www.m-vg.de

INHALT

Vorwort 6

Einführung 9

Wie funktioniert dieses Buch? 10
Yoga im Profisport 10
Sport und der Körper 12
Faszien und Fitness 14
Die Yogawelt 22
Yoga für Sportler 23
BLACKROLL® meets Yoga 24

Die Übungen 29

Die Basics vorweg 31
Ab auf die Rolle: Selbstmassage mit BLACKROLL®-Produkten 37
Mobilisationsübungen 64
Stabilisierende und kräftigende Yogahaltungen 89
Dehnende Yogahaltungen 136
Hotspot Schulter 176
Für Fortgeschrittene 186
Entspannung durch Atemübungen und Meditation 192

Trainingspläne 205

Basketball, Volleyball, Handball 207
Fußball 211
Triathlon (Laufen, Radfahren, Schwimmen) 215
Tennis, Golf, Hockey, Badminton 220
Klettern, Bouldern 225
Windsurfen, Snowboarden, Wasserski, Skaten, Skifahren 228

Übungsverzeichnis 232
Literaturempfehlungen 235
Quellen 235
Über die Autorin 236
Dank 237

VORWORT

Dieses Buch ist mir eine Herzensangelegenheit. Nach meinen Vorträgen und meinem Unterricht wurde ich oft von Trainern gefragt, ob es ein sportartspezifisches Buch gibt für Yoga und BLACKROLL® inklusive Trainingsplänen. Das musste ich leider verneinen und so kam ich darauf, selbst ein solches Buch zu schreiben.

Seit zwei Jahren setze ich mich intensiv damit auseinander, Faszientools in mein Yogaprogramm zu integrieren, und habe viel ausprobiert. Ich habe festgestellt, dass sich die Kombination bei Sportlern, die oft verkürzte Sehnen haben, bewährt. Ich bin dankbar und stolz, dass zahlreiche Experten und Profis an meinem Buch mitgewirkt und meine Erfahrungen auch aus ihrer Sichtweise bestätigt haben. Herausgekommen ist ein Ratgeber für jeden, der »sportlich aktiv« ist. Vom Spaziergänger mit Hund bis zum ambitionierten Triathleten, vom Freizeitkicker bis zum Marathonläufer, ob Basketballer oder Schwimmer, Golfer oder Kletterer, Tennisspieler oder jemand völlig anderes: Jeder, der dieses Buch liest und die Übungen gewissenhaft in sein Training und seinen Alltag einbaut, profitiert – von Profiwissen, von Profierfahrungen, von Profitipps.

Mit den erwähnten Sportarten gebe ich nur Beispiele, aber ich bin davon überzeugt, dass der Weg von Tennis zu Badminton, von Yoga zu Pilates, von X zu Y gar nicht so weit ist. Die Übungen eignen sich, übergreifend und unabhängig von der hier zugeordneten Sportart, für jeden, der sich als sportlich bezeichnet (oder es werden will), sowie auch für Yogalehrer, Athletiktrainer und alle, die andere bei ihrer körperlichen Betätigung anleiten.

Kurz gesagt: Ich habe Übungen bestimmten Sportarten zugeordnet, weil sie dort erfahrungsgemäß – also von Teamärzten und Physiotherapeuten bestätigt – besonders wirkungsvoll sind. Trotzdem kann sich die Läuferin von den Übungen für Schwimmer viel abschauen und alles genauso für sich nutzen.

Hört her, ihr Golfer, Handballer, Hockeyspieler und alle, die gern Sport treiben: Regeneration mit Yoga und BLACKROLL® ist optimal für den ganzen Körper. Jeder Körper ist anders gebaut, trotzdem haben wir alle einen Kopf, zwei Arme, Schultern, Beine – und eine Menge Möglichkeiten, diese gut zu fordern und zu pflegen.

Was wir noch gar nicht so lange wissen: Alles im Körper ist von Faszien umhüllt und durchzogen. Die Übungen in diesem Buch geben Impulse, damit der Körper mit eigenem Einsatz stabiler, schneller, kräftiger, flexibler werden kann. Nicht jeder Läufer hat ein Läuferknie, nicht jeder Tennisspieler einen Tennisarm … Wer in sich hineinfühlt, der wird in diesem Buch sehr schnell genau das finden, was zu den eigenen Schwachstellen passt oder bestenfalls vorbeugt.

In diesem Buch kommen nicht nur Profisportler zu Wort, die die Übungen selbst regelmäßig (und nicht nur für die Fotos) machen, sondern es gibt auch Meinungen, Tipps und wertvolles Wissen von renommierten Ärzten, Physiotherapeuten und Osteopathen aus dem Profisport. Sie alle befürworten Yoga in Kombination mit Faszientraining für Spitzen- und Breitensportler gleichermaßen.

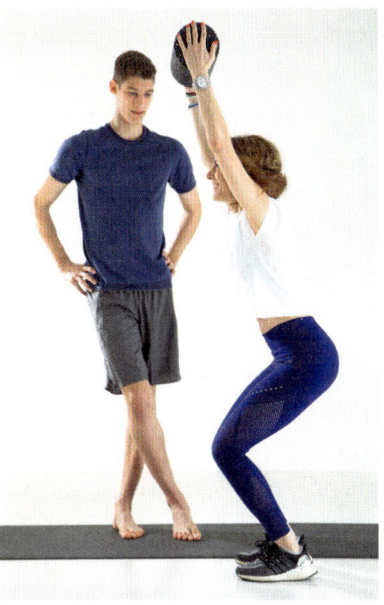

Ich habe also versucht, meine Erfahrungen mit »meinen« Sportlern in das Buch einzubauen. Viele der in Bildern festgehaltenen Übungen mit der BLACKROLL® eignen sich nicht nur zum klassischen Ausrollen der Faszien, sondern auch als nützliches Yogahilfsmittel. Jeder kann hier selbst kreativ werden oder sich inspirieren lassen und die BLACKROLL®-Produkte bei weiteren Yogahaltungen einbauen. Selbstverständlich lassen sich alle Übungen auch ohne Hilfsmittel als klassisches Yoga ausführen. Diese Übungen und den ganzen Hintergrund dazu habe ich in ein BLACKROLL®-Ausbildungskonzept gepackt und biete es über die BLACKROLL®-Education-Abteilung auch deutschlandweit an.

Aufgrund des sportlichen Hintergrundes habe ich entschieden, mich auf das körperliche Yoga zu konzentrieren. Yoga bietet hinsichtlich Meditation und Atemtechniken natürlich weit mehr! Das Buch soll Sportlern den Yogaeinstieg erleichtern. Sicher wollen viele im Prozess des Trainings mehr über Yoga erfahren.

Ich freue mich auf Ihr Feedback und hoffe, ich konnte Ihnen helfen, neue Reize und Impulse für Ihr Training vorzustellen.

Keep rollin', keep yogin'!

Shida Pourhosseini

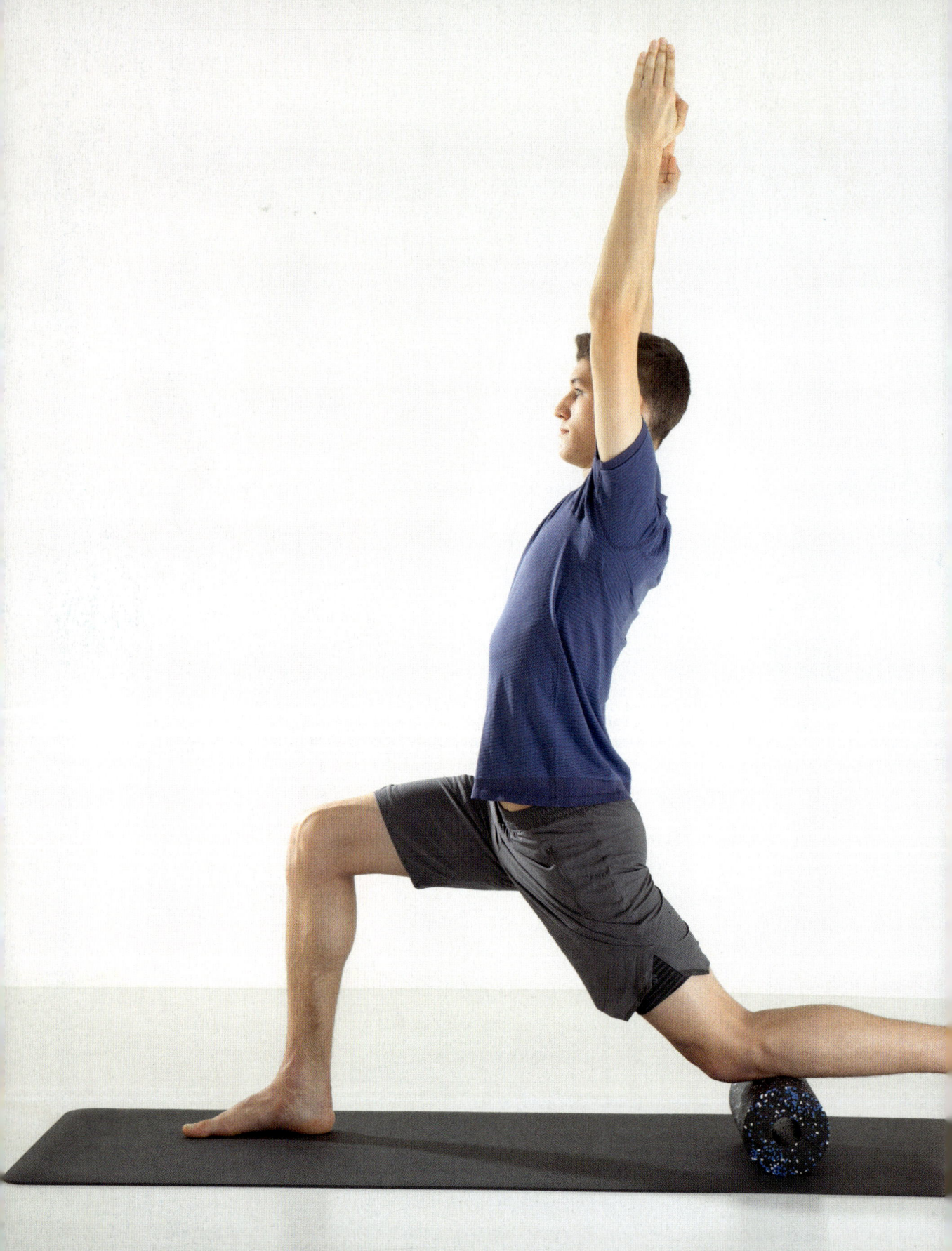

EINFÜHRUNG

Bestimmte Yogapraktiken sind mittlerweile im Leistungssport angekommen – und das zu Recht. Ergänzt durch das in den letzten Jahren wachsende Interesse und Wissen über unsere Faszien, bietet Yoga in Kombination mit Faszientraining eine unschlagbar gute Regenerationsmaßnahme für den Körper aktiver Sportler.

WIE FUNKTIONIERT DIESES BUCH?

Am Anfang steht immer eine gute Theorie. Sie könnten jetzt die Matte ausrollen und sich Ihre BLACKROLL® unter die Beine legen, denn in Kapitel 2 sind alle Übungen bebildert und genau erklärt. Aber: Einige Dinge sind mir wichtig, einige Dinge sind für Sie wichtig und einiges sollte man einfach wissen. Aus diesem Grund fangen Sie bitte dieses Buchs beim ersten Kapitel an. Hier erfahren Sie alles, was Sie über Faszien und deren Trainierbarkeit wissen müssen, wieso Yoga Ihrem Körper guttun wird und warum gerade die Kombination von Faszientraining mit der BLACKROLL® und den Yogahaltungen (Asanas) eine optimale Trainingsergänzung für Sportler darstellt.

Ab Seite 29 folgt dann in die Praxis. Die Übungen sind thematisch gruppiert: Rollübungen, Mobilisationsübungen, Körperstellungen und Entspannungsübungen. So steht Ihnen für jede Trainingstechnik ein eigener, umfangreicher Übungskatalog ur Verfügung und Sie sehen auf den ersten Blick, für welche Sportart welche Übungen am effektivsten sind.

Um das Programm auch sportartspezifisch einsetzen zu können, habe ich Ihnen im letzten Kapitel strukturierte Trainingspläne und nützliche Informationen zu den einzelnen Sportarten zusammengestellt. Jede Übung und jeder Übungsplan wurde von Profisportlern getestet und gutgeheißen. Infoboxen mit wertvollen Tipps und Ergänzungen der Profis sowie von deren Ärzten und Betreuern runden das Programm ab.

Dieses Buch eignet sich für Profi- und Freizeitsportler gleichermaßen, unabhängig von der Sportart. Es zeigt Zusammenhänge und Erfahrungen von Profis, die bereits mit diesem Programm arbeiten. Auch Trainer, ob im Verein oder im Einzeltraining, die Interesse an Yoga und Beweglichkeitstraining haben, werden hier Anregungen zur Regeneration finden, die in keinem Trainingsplan fehlen darf. Mir liegt außerdem am Herzen, das Thema Regeneration auch jugendlichen Sportlern zugänglich zu machen. Das Programm ist bestens geeignet für Jugendmannschaften ab 13 oder 14 Jahren.

YOGA IM PROFISPORT

Dieses Buch schlägt die Brücke zwischen Spiritualität und Fitness, um Yoga auch für Sportler zugänglich und attraktiv zu machen, denn Yoga hat einen hohen gesundheitlichen Nutzen. Yoga kann fit halten, Yoga kann körperliche und geistige Verspannung reduzieren, Yoga kann die Stimmung heben, gegen Schmerzen helfen, für Entspannung sorgen ... Diese Liste lässt sich noch beliebig erweitern. Doch wofür Yoga vor allem steht, ist

»YOGA IST EIN SUPER TOOL«

von Yann-Benjamin Kugel

Wer zwei harte Trainingseinheiten hinter sich gebracht hat, wacht am nächsten Tag vielleicht mit dem Gefühl auf, der Körper sei schwer, die Muskulatur hart und verspannt. Den Tag mit 20 oder 30 Minuten auf der Yogamatte zu beginnen, kann helfen. Nach einer solchen Einheit, bei der die Muskeln gedehnt werden, fühlt sich der ganze Körper wieder besser an. Dazu Atemtechniken als wahlweise vitalisierende oder beruhigende Komponente – so können Sie sich gelockert und erfrischt auf das nächste Training vorbereiten. In der Fußballnationalmannschaft weiß man das schon lange zu schätzen; seit vielen Jahren arbeitet sie mit dem Yogalehrer Patrick Broome zusammen. BLACKROLL®-Produkte spielen in den Yogaeinheiten eine sehr wichtige Rolle: Viele Übungen werden kombiniert, etwa, um in den Tag zu starten.

Speziell vor Wettkämpfen unterstützt Yoga in Verbindung mit meditativen Elementen und Atemübungen bei der Vorbereitung. Aktivierende und entspannende Elemente gehören immer zusammen. So ist Yoga im Leistungssport und gerade auch im Fußball eine hervorragende Ergänzung. Und was im Leistungssport – neben Konzentration und mentalem Training – vor allem zählt, ist die Verletzungsprophylaxe durch erhöhte Beweglichkeit. Yoga hilft dabei, die bei Fußballern oft verkürzte hintere komplette ischiocrurale Muskulatur, die Oberschenkelrückseite, Waden und den unteren Rücken zu mobilisieren, zu dehnen und so geschmeidiger zu machen. Auch für die Verbesserung von Koordination und Stabilität ist Yoga ideal. Einbeinstand, bestimmte Positionen lange und auch mit geschlossenen Augen zu halten – das alles verbessert die intra- und intermuskuläre Koordination und trainiert so die Beinachsen. Kurz: Yoga hat einen deutlichen Effekt auf die Beweglichkeit und Koordination der Sportler, was in der Verletzungsprophylaxe von unschätzbarem Wert ist.

Nach den Spielen ist Yoga dann in der entspannenden Variante ein super Tool, um die Muskulatur zu relaxen, das gesamte System, den Sympathikus, herunterzufahren und auf diese Weise die Regenerationszeit zu verkürzen. Und: Wir sprechen hier auch über eine mentale Regeneration durch spezielle Atemtechniken.

Yann-Benjamin Kugel war viele Jahre Athletiktrainer der deutschen Fußballnationalmannschaft und des Bundesligisten 1. FC Köln.

Balance. Yoga hilft, die persönliche Mitte zu finden. Und gerade das kommt im Sport oft zu kurz.

Mit welchen mentalen und körperlichen Extremsituationen Profisportler konfrontiert sind, weiß niemand besser als die Spieler der Fußballnationalmannschaft. Der Bundestrainer reagierte bereits vor der WM 2006 darauf und setzte als Maßnahme auf Yoga und dessen positive Wirkung auf Körper und Geist.

Viele andere Sportler haben ebenfalls entdeckt, dass Yoga eine sinnvolle Ergänzung zu ihrem Training ist. Ob Triathleten, Basketballer oder Tänzer – Athleten sind in der Regel sehr disziplinierte Menschen und verbringen viele Stunden mit sich selbst und ihrem Sport. Es fällt trotz aller Fitness auf, dass es ihnen nicht selten an Beweglichkeit fehlt. Dies bringt die sportartspezifische Anforderung an den Bewegungsapparat mit sich. Bei einseitiger Trainingsbelastung und antrainierten Bewegungsabläufen fehlt es den weniger genutzten Muskeln und Gelenken oft an Flexibilität.

SPORT UND DER KÖRPER

Im Sport gilt das Gleiche wie im »normalen« Leben. Unser Körper braucht Erholungspausen, um sich (von anstrengenden Trainingseinheiten) zu erholen und neue Energie zu sammeln. Immer nur aktiv zu sein, ist auf Dauer kein Erfolg versprechendes Konzept. Erholungsphasen beziehungsweise Regenerationseinheiten sollten in einem guten Trainingsplan genauso ihren Platz haben wie die Leistungseinheiten. Während dieser Erholungsphase müssen Mikrotraumata (winzige Risse in der Muskulatur) repariert werden, Stoffwechselendprodukte werden abtransportiert und das Nervensystem regeneriert. Diese Reparaturprozesse finden nie während der Belastung statt, sondern danach und bringen den Körper wieder in ein Gleichgewicht zurück.

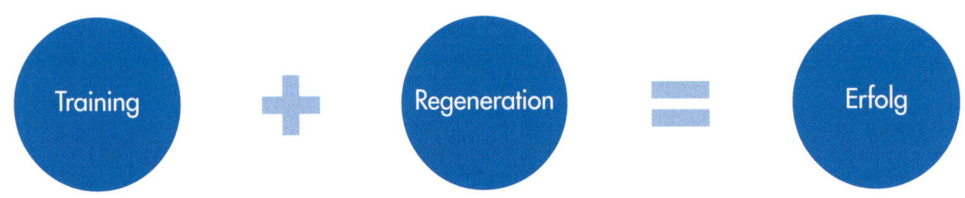

Training und Regeneration sind ein unschlagbares Team.

TRAINING PLUS REGENERATION

Das Geheimnis des Trainingserfolgs liegt in der richtigen Dosierung von Belastung und Erholung. Klingt nach einer simplen Formel, die allerdings gar nicht so leicht umzusetzen ist. Sportler sind mit Herzblut beim Training dabei, denn es ist ihre Passion. Zeit und Motivation über das Training hinaus aufzubringen fällt hingegen oft schwer. Nicht selten finden Sportler erst über eine Verletzung zu einem bewussteren Umgang mit dem eigenen Körper und lernen, ihrem Körper auch Regenerationszeit zu gönnen.

Regeneration ist ein ganz natürlich ablaufender Vorgang im Körper, der nach jeder Belastung von allein eingeleitet wird. Der Organismus versucht, geschädigte Zellen, Gewebe oder Organe sowie deren Funktion wiederherzustellen, damit sie auf die nächste Belastung wieder gut beziehungsweise noch besser vorbereitet sind. Je nach Intensität und Dauer einer Belastung verändert sich auch der Regenerationsbedarf. Wird dieser nicht ausreichend gedeckt, wird der Körper nach und nach an Leistungsfähigkeit verlieren. Dieses Phänomen nennen Ärzte und Sportwissenschaftler Übertraining, ein chronisches Überlastungs- oder Erschöpfungssyndrom, das in der ICD-Statistik (Internationale statistische Klassifikation der Krankheiten und verwandter Gesundheitsprobleme) gelistet ist, also offiziell als Krankheit anerkannt ist.

Wir können auf verschiedene Art und Weise beeinflussen, wie effizient die Erholungsphase verläuft. Passive Maßnahmen wie ausreichend Schlaf, aber auch aktive Maßnahmen wie die richtige Ernährung, physiotherapeutische Behandlungen wie Massagen oder das Rollen mit der BLACKROLL® unterstützen die Erholung. Viele Sportler und Vereine nutzen bereits die Massagerollen, die viele Vorteile bieten. Das Training mit der Rolle ist simpel, kann fast überall durchgeführt werden und schont den Geldbeutel beziehungsweise die Kassen der Vereine, denn die Rollen sind im Vergleich zu anderen Gerätschaften und Anwendungen günstig.

Mit der Faszienmassage lassen sich Fehlstellungen korrigieren, indem Sie Verspannungen durch die Behandlung von Triggerpunkten lösen. So werden Ihre Gelenke und Ihre Wirbelsäule mobilisiert, wodurch sich Ihre Körperstatik langfristig verbessert. Darüber hinaus helfen aktive Regenerationseinheiten wie Yoga oder Mobilitätsübungen dem Körper, schnell wieder fit und geschmeidig zu werden. Schließlich sollte der mentale Aspekt nicht vergessen werden. Durch das Zusammenspiel aus körperlicher Entspannung, bewusster Atmung und geistiger Ruhe ist Yoga ideal, um sich physisch und psychisch zu erholen.

Mit BLACKROLL® meets Yoga treffen also aktive und passive Regeneration aufeinander. Eine perfekte Kombination, die in keinem Trainingsplan fehlen sollte!

FASZIEN UND FITNESS

Wann es um Sport und Bewegung geht, führt kein Weg an den Faszien vorbei, denn ohne unsere Faszien ist Bewegung unmöglich. Die Bedeutung der Faszien – oder, wie man früher gesagt hat, des Bindegewebes – wurde lange Zeit von Wissenschaft und Medizin nicht ausreichend gewürdigt. Die Konzentration galt vor allem den Knochen, Muskeln oder Nerven. In den letzten Jahren hat sich jedoch dank neuer Untersuchungsmethoden und einer Vielzahl ambitionierter Forscher einiges getan, sodass man sich heute einig ist: Faszien sind der Dreh- und Angelpunkt im Körper. Sie bilden ein mehr oder weniger unsichtbares Netz, ohne das unser Körper nicht fähig wäre, sich zu bewegen, zu kommunizieren, die Form zu behalten oder die Organe zu versorgen.

WAS SIND FASZIEN?

Faszien durchziehen unseren ganzen Körper von Kopf bis Fuß und von der Außenhaut bis nach innen in jede Muskelfaser. Sie verbinden Muskeln, Knochen, Nervenfasern, Blutgefäße und sogar unser Gehirn spinnennetzartig miteinander. Speziell die Faszien des Bewegungsapparates (Sehnen, Muskeln, Bänder und Gelenkkapseln) bilden ein durchgängiges Netzwerk, das über lange Muskel-Faszien-Ketten alle Extremitäten miteinander verbindet und mechanische Kräfte überträgt. Diese langkettigen Zugbahnen schauen wir uns später noch genauer an.

Zum Fasziengewebe zählen
- stabilisierende Bänder und Sehnen,
- umhüllende Organhüllen und Knochenhaut,
- bewegende Muskel- sowie Muskelfaserhüllen und
- schützendes Bindegewebe.

Faszien erfüllen jedoch noch weitaus mehr Funktionen im Körper. Das lose Bindegewebe im Bauchraum stützt und polstert die inneren Organe wie Darm, Leber, Milz und Herz. Faszien formen also unseren Körper und geben ihm Halt und Struktur. Sie grenzen die Haut von den oberen Muskelschichten ab und enthalten wichtige Versorgungsgefäße und eine Vielzahl an Rezeptoren, die jederzeit Reize und Informationen empfangen und weiterleiten. Unsere Faszien sind ein gigantisches Kommunikationssystem, das sämtliche funktionellen und physiologischen Vorgänge im Körper managt.

FASZIENKETTEN: BEWEGUNG VERSTEHEN

Die noch in vielen Köpfen verankerte Vorstellung, dass Knochen durch die Kraft einzelner Muskeln bewegt werden und die Muskelkraft dabei isoliert über eine Sehne auf den Knochen übertragen wird, muss mit dem heutigen Wissen über die Faszien revidiert werden. Die Faszien, das bis dato fehlende Bindeglied, arbeiten quasi Hand in Hand mit der Muskulatur. Zug- und Druckbelastungen, wie Sie beim Dehnen oder Krafttraining entstehen, werden von einer Körpereinheit zur nächsten weitergegeben, damit sich die Belastung über den ganzen Körper verteilt. Das ist ein intelligentes System, wenn unser Körper, wie etwa beim Sport, größeren Belastungen ausgesetzt ist. Problematisch wird es, wenn dieses Weiterleitungssystem aufgrund von Verletzungen, Verklebungen, Dysbalancen oder mangelnder Flexibilität nicht effizient arbeiten kann. Deswegen ist Faszientraining hinsichtlich der Verletzungsprophylaxe sehr wichtig.

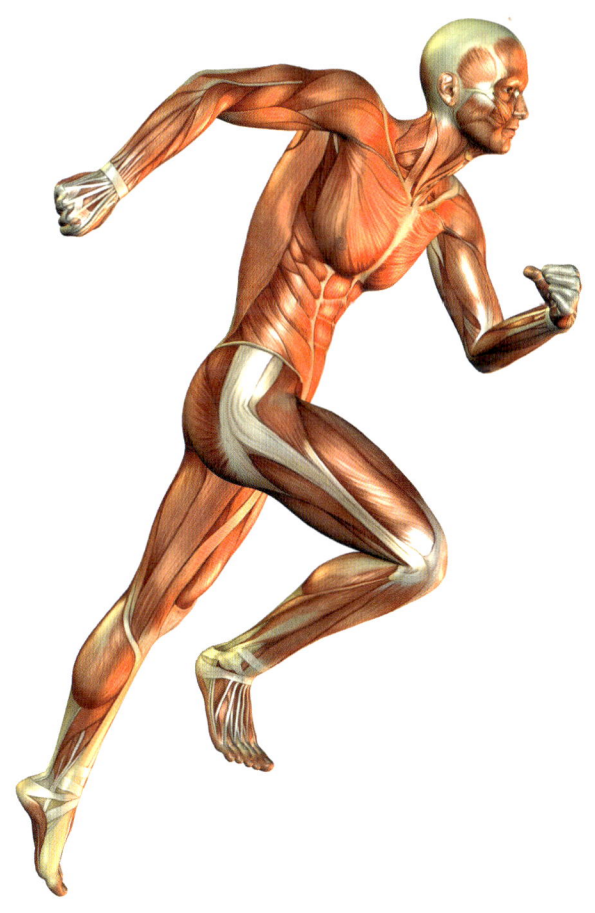

Ohne das Zusammenspiel der Faszien wäre keine Bewegung möglich.

Ein Großteil der Sportverletzungen sind Faszienverletzungen. In den meisten Fällen sind Sehnen, Bänder, Kapseln oder Knorpel betroffen und hier wiederum entstehen die meisten Schäden durch Überlastung (Läuferknie, Impingementsyndrom der Schulter oder Schienbeinkantensyndrom). Darunter leiden vor allem Athleten mit monotonen Ausdauerbelastungen wie Läufer oder Triathleten. Aber auch akute Verletzungen, Stürze oder Zusammenstöße im Kontaktsport können zu Muskelfaszienverletzungen wie Muskelzerrungen und Muskelfaserrissen führen. Jede Sportart birgt typische, belastungsabhängige Verletzungs- und Überbelastungssyndrome. Überkopfsportarten führen nicht selten zu Schulterbeschwerden, Skifahrer erleiden häufig Kreuzbandrisse und Fußballer haben oft mit Muskelfaszienverletzungen zu kämpfen. Umso wichtiger ist es, dass nicht nur im Leistungssport, sondern schon im Nachwuchs- und Breitensport auf ein adäquates Faszientraining geachtet wird, um langfristig beschwerdefrei trainieren zu können.

Vor allem Thomas Myers prägte in den letzten Jahren den Begriff der »myofaszialen Leitbahnen«. Damit sind die den ganzen Körper durchziehenden, langen Muskel-Faszien-Ketten gemeint, die bei der Koordination, Kraftübertragung und Geschmeidigkeit eine wichtige Rolle spielen. Die Leitbahnen stellen eine »Körperlandkarte« dar, die hilft, die Wirkung der Dehnung und der Kraftverteilung einer Bewegung zu verstehen.

- Rückwärtige Zuglinie: Verläuft über die Fußfaszien (Plantarfaszie), über die Achillessehne und die ganze Beinrückseite bis zum Rücken nach oben und von dort weiter über den Nacken und die Schädeldecke bis zu den Augenbrauen. Sie bildet ein zusammenhängendes Band und ist verantwortlich für die aufrechte Haltung sowie die Streckung des Oberkörpers nach oben und hinten.
- Frontale Zuglinie: Verläuft in zwei Teilen von den Zehen aus die gesamte Beinvorderseite entlang bis zum Becken. Von dort als ein Strang weiter über die Rumpffaszie und die Rippen bis zum Hals und endet am Unterkiefer. Durch die Zweiteilung agiert sie nur im Stand als eine Einheit. Bei einer Hüftbeugung ist die Kontinuität unterbrochen. Die frontale Zuglinie stabilisiert die aufrechte Haltung, schützt die weichen Körperpartien der Vorderseite (Bauchraum) und beugt, hebt und senkt den Oberkörper.
- Seitliche Zuglinien: Sie klammern den Körper von beiden Außenseiten ein. Sie entspringen mittig an der Fußaußenseite und verlaufen über die gesamte Beinaußenseite aufwärts. An den seitlichen Rippen fächern sie sich wie ein Korbgeflecht auf, über die Seiten nach oben bis zum Kopf. Sie balancieren den Körper zwischen der vorderen und hinteren Zuglinie aus, stabilisieren die Beinachse und sind sowohl für Rotationsbewegungen des Beckens als auch für Seitwärtsbewegungen des Körpers zuständig.
- Spirale Zuglinie: Auch hier handelt es sich um zwei Zugbahnen, die sich wie eine Doppelspirale um den gesamten Körper winden. Die spiralen Zuglinien ermöglichen Rotationsbewegungen und sorgen für ein Gleichgewicht zwischen allen anderen Ketten, indem sie mit jeder in Verbindung stehen.

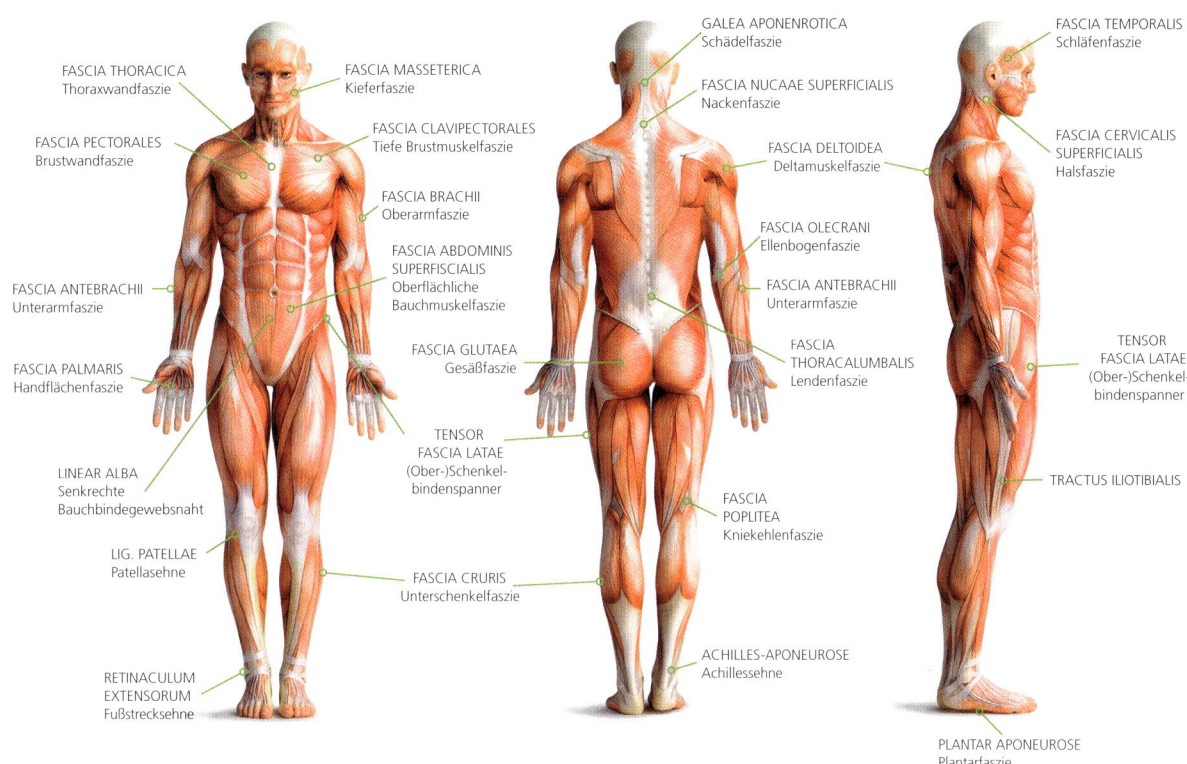

FASCIA THORACICA
Thoraxwandfaszie

FASCIA MASSETERICA
Kieferfaszie

FASCIA PECTORALES
Brustwandfaszie

FASCIA CLAVIPECTORALES
Tiefe Brustmuskelfaszie

FASCIA BRACHII
Oberarmfaszie

FASCIA ABDOMINIS
SUPERFISCIALIS
Oberflächliche
Bauchmuskelfaszie

FASCIA ANTEBRACHII
Unterarmfaszie

FASCIA PALMARIS
Handflächenfaszie

FASCIA GLUTAEA
Gesäßfaszie

TENSOR
FASCIA LATAE
(Ober-)Schenkel-
bindenspanner

LINEAR ALBA
Senkrechte
Bauchbindegewebsnaht

LIG. PATELLAE
Patellasehne

FASCIA CRURIS
Unterschenkelfaszie

RETINACULUM
EXTENSORUM
Fußstrecksehne

GALEA APONENROTICA
Schädelfaszie

FASCIA NUCAAE SUPERFICIALIS
Nackenfaszie

FASCIA DELTOIDEA
Deltamuskelfaszie

FASCIA OLECRANI
Ellenbogenfaszie

FASCIA ANTEBRACHII
Unterarmfaszie

FASCIA
THORACALUMBALIS
Lendenfaszie

FASCIA
POPLITEA
Kniekehlenfaszie

ACHILLES-APONEUROSE
Achillessehne

FASCIA TEMPORALIS
Schläfenfaszie

FASCIA CERVICALIS
SUPERFICIALIS
Halsfaszie

TENSOR
FASCIA LATAE
(Ober-)Schenkel-
bindenspanner

TRACTUS ILIOTIBIALIS

PLANTAR APONEUROSE
Plantarfaszie

Die globalen Muskel Faszien Ketten durchziehen den Körper von Kopf bis Fuß. Die Namen der Faszien orientieren sich oft an den Namen des Anatoms.

- **Armlinie:** Die Arme und Schultern sind sehr komplex aufgebaut, was darauf zurückzuführen ist, dass unsere Schultern – im Gegensatz zu den Beinen – eher auf die Beweglichkeit ausgelegt sind. Etwa zehn Gelenke, die alle über die Armlinien miteinander verknüpft sind, spielen bei Arm-, Schulter- und Handbewegungen eine wichtige Rolle.
- **Tiefe frontale Zuglinie:** Anders als bei den langkettigen, oberflächlichen Verbindungen hat die tiefe Kette eine dreidimensionale Ausdehnung. Man kann sie auch als Körpermitte oder inneren Kern bezeichnen, der vom Fußgewölbe über die Innenseite der Beine (Adduktoren) zum Beckenboden und weiter die Wirbelsäule entlang bis zum Schädel verläuft. Sie übernimmt primär stützende und stabilisierende Aufgaben und ist daher an jeder Art von Bewegung beteiligt, denn sie steht in ständiger Interaktion mit den oberflächlichen Ketten.

MECHANOREZEPTOREN

Faszien besitzen unglaublich viele Rezeptoren. Das sind »Fühler«, die ihre Informationen von Position und Lage direkt an den Muskel und das zentrale Nervensystem weiterleiten und so seine Spannung (Tonus) beeinflussen können. Je trainierter diese Faszien sind, desto sensibler reagieren diese Fühler. Dieses körpereigene Informationssystem, das über die sensiblen Mechanorezeptoren der Faszien erzeugt wird, hilft, das Gleichgewicht in schwierigen Situationen zu halten, Muskeln und Sehnen schnell anzusteuern und dreidimensionale Bewegungen auszuführen, aber auch Fehlhaltungen schneller aufzuspüren und zu korrigieren. Das ist ein Grund von mehreren, warum die Faszien von Wissenschaftlern als weiteres Sinnesorgan – für die Körperwahrnehmung – »anerkannt« werden.

REZEPTORTYP	WIRKUNGSORT	TRAININGSMÖGLICHKEIT
Golgi-Rezeptoren (Golgi-Sehnenorgane)	Muskel-Sehnen-Übergang	Kontraktion und Dehnung (z. B. Yoga)
Pacini-Rezeptoren (Vater-Pacini-Körperchen)	Muskel-Sehnen-Übergänge	Schnelle Druckwechsel, Vibration (Federungen; kleine Amplitude/hohe Frequenz)
Ruffini-Rezeptoren (Ruffini-Körperchen)	Haut, Ligamente, periphere Gelenke	Langsame Dehnungsveränderung (Yin Yoga, Hautberührung)
Nozizeptoren (freie Nervenendigungen)	Gesamter Bewegungsapparat	Druck, Dehnung, Schmerz (BLACKROLL®)

INTERVIEW MIT PROF. DR. ROBERT SCHLEIP

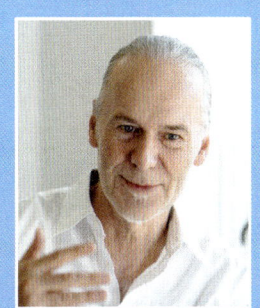

Prof. Dr. Robert Schleip gehört zu den führenden Experten in der Faszienforschung. Im folgenden Interview gibt der Humanbiologe und Direktor der Fascia Research Group der Universität Ulm wertvolle Einblicke in die Funktionsweise der Faszien und erklärt, warum der Einsatz von BLACKROLL® und Yoga für Sportler so sinnvoll ist.

Welche Sportarten faszinieren Sie? Welchen Sport üben Sie persönlich aus?

Aus ästhetischen Gründen bin ich vom Tanzen fasziniert. Ich selbst bin ein entspannter Anfänger-Triathlet, nur wenig leistungsambitioniert, mehr wegen der gesundheitlichen Aspekte. Ich finde, die drei Disziplinen ergänzen sich gut, sodass ich ausreichend vor Überlastungsschäden geschützt bin. Ansonsten nutze ich sehr gern Spielplätze als »Fitnessstudio«, um beim Hangeln außer Puste zu geraten und vielfältig trainieren zu können, im Sinne eines guten Faszientrainings. Darüber hinaus bin ich ein begeisterter Barfußläufer und variiere viel im Lauftraining, damit es zu keinen Überbelastungen kommt.

Was empfehlen Sie Sportlern zur Regeneration? Sollten Sportler auch ein spezielles Faszientraining mit BLACKROLL® und Yoga betreiben?

Ja, das sollten sie definitiv. Im Yoga gibt es bereits profunde Forschungen, die die positive Wirkung bestätigen und Yoga nicht nur als verkultigte Gymnastik beschreiben, sondern die Vielseitigkeit deutlich machen. In den letzten drei bis fünf Jahren hat sich die Studienlage dazu enorm verbessert. Das Training mit der Rolle ist eher ein Newcomer in der Forschung, aber derzeit kommt fast jeden Monat eine neue Studienerkenntnis heraus.

Stellt Selbstmassage mit der BLACKROLL® plus Yoga eine gute Verletzungsprophylaxe dar?

Hier gibt es bisher noch keine wissenschaftlichen, prospektiven Verletzungsstudien – weder im Yoga noch im Faszienbereich –, aber ich halte so einen Effekt für sehr wahrscheinlich, allein schon, weil beides die Körperwahrnehmung verbessert. Es liegen beispielsweise Studien vor, dass das Auftreten von Sprunggelenksverletzungen deutlich reduziert ist, wenn begleitend sensomotorische Übungen ausgeführt wurden. Mein Tipp ist, die Aufmerksamkeit beim Rollen oder beim Yoga immer gezielt auf die gegenwärtige Tätigkeit zu richten, um das Körpergefühl zu intensivieren. Das ist schon die halbe Miete.

Welche Synergien sehen Sie mit BLACKROLL® und Yoga?

Sie ergänzen sich gut und sinnvoll. Neben der kontrollierten Atmung spielt auch die mentale Komponente eine wichtige Rolle. Durch die Dehnungen im Yoga erreicht man sehr gut die tief liegenden Faszien und mit dem Rollen deckt man den oberflächlichen Bereich ab.

Gibt es strukturelle Unterschiede zwischen einem Leistungssportler und einem Hobbysportler – brauchen sie unterschiedliche Faszientrainingsprogramme?

Leistungssport und Gesundheitssport sind zwei Paar Schuh. Leistungssport lässt die Gesundheit oft außer Acht, da die Belastungen für den Körper hart und je nach Sportart einseitig sind. Leistungssportler haben jedoch völlig andere Möglichkeiten, auf die Belastungen zu reagieren (durch die Unterstützung von Ärzten, Trainern und Physiotherapeuten), als Hobbysportler. Ungesund kann es auch für Hobbysportler werden, die ihren Idolen nacheifern und nicht ihren Bedingungen entsprechend trainieren.

Ist Faszientraining nur ein Trend?

Im Fitnessbereich ist es in der Tat zu einem regelrechten Trend geworden, aber es wird auch weiterhin bestehen bleiben. Die aktuelle Forschung wird ihm die langfristige Daseinsberechtigung geben. Die meisten der Bewegungen im Faszientraining sind ja keine neue Erfindung. Schon vor Jahrzehnten wurde in der Gymnastik viel mit Ganzkörperstreckungen und elastischen Federungen gearbeitet, der positive Effekt konnte jedoch nicht so konkret und wissenschaftlich zugeordnet und erklärt werden. Durch die intensive Forschung der Fascia Research Bewegung seit 2007 ist das Bindegewebe aus seinem Aschenputteldasein herausgetreten. Durch die neuen Messmöglichkeiten ist eine richtige Aufbruchsstimmung hinsichtlich der Faszienforschung zu beobachten. Der Trend ist natürlich auch in die Fitnessszene hinübergeschwappt, was völlig nachvollziehbar ist. Ich fürchte allerdings, dass Fitnessstudios und Medien den Begriff Faszientraining auf der ständigen Suche nach Neuem vielleicht etwas überstrapaziert haben. Im klinischen und therapeutischen Bereich sowie in der betrieblichen Gesundheitsförderung und der Zusammenarbeit mit den Krankenkassen, also in allen Bereichen, wo schnelllebige Trends keine Rolle spielen, wird sich das Interesse am Faszientraining in der nächsten Zeit noch deutlich vergrößern. Das sehen wir ganz aktuell und sehr massiv seit ungefähr einem Jahr. Deswegen kann ich mir gut vorstellen, dass in einigen Jahren die meisten Profifußballvereine sowie die meisten Gesundheitskliniken einen Faszienexperten einstellen werden, der sich genau mit der Materie auskennt und einen Teil der medizinischen Betreuung bildet. Ich bin überzeugt, dass es weit mehr Konzepte im Bereich Faszientraining geben wird.

Wird die Faszienrolle dauerhaft ein wichtiger Bestandteil des Trainings bleiben?

Ja, die Rolle wird auf jeden Fall Teil des Faszientrainings bleiben. Aber da wir immer weiter forschen, werden möglicherweise auch neue Hilfsmittel hinzukommen. Wobei man auch die Sinnhaftigkeit an der einen oder anderen Stelle hinterfragen muss. Nicht selten geht es dem Markt nur darum, der Konkurrenz ein Stück voraus zu sein.

Welche Übungen eignen sich für welche Bindegewebstypen? Wer sollte Rollen benutzen, wer sollte eine andere Form von Faszientraining anwenden?

Es gibt strukturelle Unterschiede. Wir unterscheiden zwischen dem Wikinger-, Crossover- und Schlangentyp. Menschen mit einem weichen Bindegewebe, die sogenannten Schlangentypen, sollten nicht allzu oft (zwei bis drei Mal pro Woche genügen), dafür aber aktiver und schneller rollen. Prinzipiell würde ich diesem Körpertyp eher zu federnden Bewegungen raten, um das Bindegewebe zu festigen. Menschen, die zu Wassereinlagerungen neigen, empfehle ich, langsam und jeden Tag zu rollen. Alle anderen können täglich rollen: fünf bis zehn Minuten immer in Kombination mit oder nach ihrem sonstigen Sport. Man hat festgestellt, dass erst nach zwei bis drei Monaten regelmäßigen Rollens ein Remodeling der Faszien entsteht. Menschen mit diagnostizierter Venenschwäche sollten ihre Waden nur unter fachkundiger Anleitung rollen, und das auch nur aufwärts, in Rumpfrichtung.

Vielen Dank, Herr Prof. Dr. Schleip, für das Interview!

DIE YOGAWELT

Es ist schwer, Yoga rein theoretisch in Worte zu fassen. Der Begründer des körperbetonten Ashtanga Yoga, Pattabhi Jois, beschreibt Yoga als »99 Prozent Praxis und zu 1 Prozent Theorie«.[1] Die jahrtausendealte Entstehungsgeschichte ist ihrerseits geprägt von Weiterentwicklung und Bewegung. Der – aus dem Sanskrit stammende – Begriff Yoga bedeutet übersetzt so viel wie »verbinden« oder »Einheit«. Damit ist die Einheit von Körper und Geist, Atmung und Bewegung, Anspannung und Entspannung gemeint und stellt ein altes »Übungssystem« dar, das absolut den heutigen wissenschaftlichen Trainingsempfehlungen hinsichtlich Belastung und Erholung entspricht.

TRADITION TRIFFT AUF WISSENSCHAFT

Die Ursprünge des Yoga liegen 5000 Jahre zurück. Rishis, Weise aus Indien, haben es entwickelt, allerdings nicht, um einen verspannten Rücken zu kurieren oder zum Ausgleich eines stressigen Alltags. Den Weisen ging es zunächst darum, durch die Konzentration auf Atmung und Körper den Geist zur Ruhe zu bringen, um Klarheit entstehen zu lassen. Es ging primär um das bewusste Wahrnehmen, Verstehen und Handeln. Auch wenn wir heute, Tausende Jahre später, Yoga körperlicher praktizieren, bleibt der Grundgedanke bestehen. Bewusstes Wahrnehmen führt dazu, dass wir erkennen und verstehen, was unser Körper kann, was er (noch)

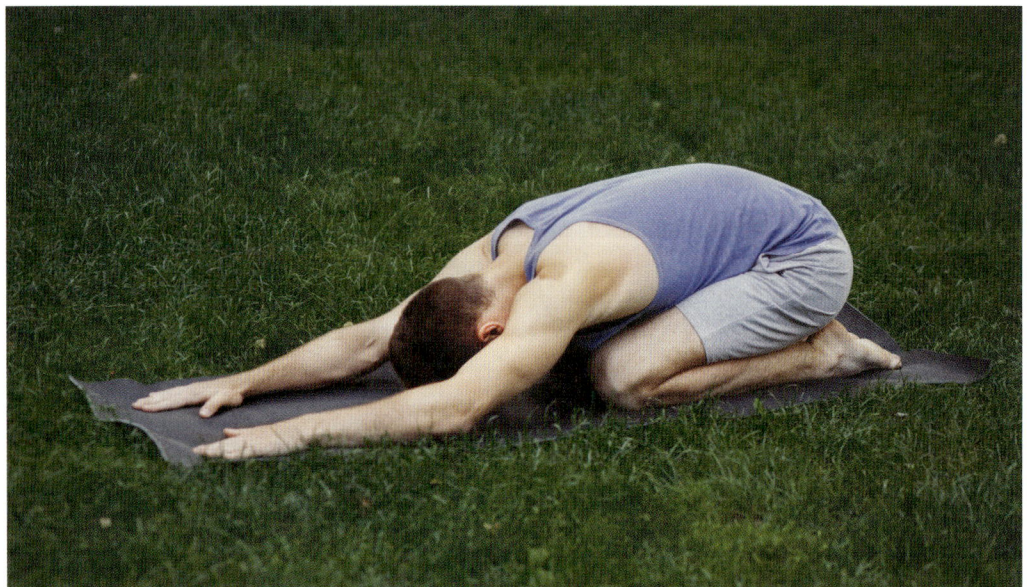

In der Ruhe liegt die Kraft. Die Verbindung des körperlichen und mentalen Trainings trägt zum Erfolg bei.

nicht kann und was er braucht, um leistungsfähig zu bleiben. Yoga lehrt uns die Sprache und die Signale unseres Körpers zu verstehen und darauf zu reagieren.

Eine aktuelle Studie des deutschen Berufsverbandes der Yogalehrer zeigt, dass 86 Prozent der in Deutschland Übenden aufgrund ihrer Yogapraxis eine Veränderung bei sich wahrnehmen. 49 Prozent der Übenden erlebten sich entspannter, 46 Prozent fühlten sich körperlich fitter. Der Anteil an den aktuell Yogapraktizierenden in Deutschland ist mit 9 Prozent unter den Frauen deutlich höher als mit 1 Prozent bei den Männern. Und das, obwohl Yoga von Männern entwickelt wurde.[2]

Yoga stärkt bekanntermaßen nicht nur die Psyche und den Geist, sondern macht auch den Körper fit. Das sieht man nicht zuletzt daran, wie viele erstklassige Sportler und Athleten inzwischen Yoga praktizieren, um stärker, konzentrierter und resistenter gegen Verletzungen zu werden.

WAS YOGA ALLES KANN

- Yoga macht stark und beweglich zugleich.
- Yoga trägt zur Verletzungsprophylaxe bei.
- Yoga fördert einen freundlichen Umgang mit sich selbst, körperlich und mental.
- Yoga lindert Schmerzen.
- Yoga sorgt für Entspannung.
- Yoga reinigt den Körper von innen.

YOGA FÜR SPORTLER

Durch eine regelmäßige Yogapraxis lernen Sportler, ihre Kräfte zu bündeln und zielgerichtet einzusetzen. Anspannungen und Verhärtungen der Muskeln werden gelöst und die Flexibilität wird gesteigert. Dadurch erhöht sich die gesamte körperliche Leistungsfähigkeit. Insbesondere die im allgemeinen Trainingsprogramm oft vernachlässigten Meditations- und Atemübungen, die zur (Muskel-)Entspannung und zum Stressabbau beitragen, sind vor allem bei Sportarten mit vielen kurz aufeinanderfolgenden Wettkämpfen (Schwimmen, Tennis, Basketball etc.) oder hohen Trainingsintensitäten (Triathlon) zu empfehlen.

Im Leistungssport wird Yoga und Beweglichkeitstraining im Allgemeinen hinsichtlich der Verletzungsprophylaxe und Regeneration besonders interessant. Nach Wettkampfsituationen kann eine Yogaeinheit als Regeneration und Kompensation dienen, um den Bewegungsapparat wieder zu lockern. Darüber hinaus spielt die mentale Komponente in der Nachbereitung eine wichtige Rolle, um den psychischen Druck während eines Wettkampfes zu lösen.

Aber auch zur Vorbereitung auf ein bevorstehendes Ereignis kann Yoga hinsichtlich der Fokussierung und Konzentration in Verbindung mit Atemtechniken und meditativen Elementen ideal genutzt werden, um

- Kraft aufzubauen,
- bessere Balance und Koordination zu trainieren,
- mehr geistige Flexibilität und körperliche Beweglichkeit zu erlangen,
- die Gedanken frei werden zu lassen und
- Meditation als mentales Training zu nutzen.

BLACKROLL® MEETS YOGA

Yoga ist in Kombination mit Faszientraining eine besonders effektive Methode, beweglich und geschmeidig zu werden oder zu bleiben, weil sich dehnende Bewegungen, tiefe Atmung, Achtsamkeit und Entspannung so optimal ergänzen. Der unterstützende und ergänzende Einsatz von BLACKROLL®-Produkten führt dabei zu mehr Flexibilität und Mobilität. Yoga und BLACKROLL® bilden eine perfekte Symbiose, wenn es um Faszientraining geht. Die Yogastellungen und -bewegungen sowie der mentale Aspekt in Kombination mit der strukturellen Massage bilden ein effektives Duo, um Körper und Geist zu entspannen und zu regenerieren. In der Verbindung der beiden Trainingstechniken können die positiven Effekte noch gesteigert werden.

Die gute Nachricht ist, dass verklebte oder verspannte Faszien kein unabwendbares Schicksal darstellen. Faszien lassen sich trainieren. Und weil sie mit 20 Volumenprozent etwa ein Fünftel unseres Körpers ausmachen, ist ein gezieltes Faszientraining enorm wirksam und wichtig. Unser Körper ist zum Glück ein Meister in der Anpassung. Auf Training, Fehlstellungen oder Verletzungen reagiert er mit Muskelaufbau oder Schonhaltung. Auch unsere Faszien passen sich an vorherrschende Bedingungen an. Das ist Fluch und Segen zugleich. Sie sprechen direkt auf Bewegung und Anregung an, merken aber auch, wenn es an Bewegung fehlt. Dann kommt es zu Verklebungen und das Gewebe verliert an Elastizität.

Viele Yoga praktizierende Sportler bestätigen, dass die Kombination der BLACKROLL®-Faszienmassage mit Yoga sehr sinnvoll für ihre Sportart und für ihre Yogapraxis im Allgemeinen ist. Es fällt ihnen leichter, korrekter und geschmeidiger die Körperstellungen einzunehmen und auch länger dort zu verweilen. Langfristig verbessert sich die Bewegungsqualität, und was vor allem für Leistungssportler von Bedeutung ist: Je elastischer die Faszien, desto geringer die Gefahr von faszialen Verletzungen wie Muskelzerrungen oder Sehnen- und Bänderverletzungen.

Des Weiteren haben meine Erfahrungen gezeigt, dass sich Faszienrollen in diversen Längen und Stärken sowie Bälle und Blöcke auch als Unterstützung eignen, damit Athleten mit stark verkürzten Sehnen besser in die Asanas gelangen und die Übungen effektiver wirken. Die BLACKROLL®-Rolle eignet sich durch ihre Länge von 30 oder 45 Zentimetern hervorragend als Hilfsmittel, um den Abstand zwischen Boden und Körper zu verringern. Durch die Unterstützung mit den BLACKROLL®-Hilfsmitteln steht die Regeneration und Entspannung bei der Übungsdurchführung im Fokus.

Die Vorteile der Symbiose von Yoga und Faszientraining liegen auf der Hand:

• Verletzungsprophylaxe: Die besondere Kombination ist vor allem für Sportler eine Abwechslung zum gewohnten Training. Wenn man die häufigsten Sportverletzungen analysiert, wird deutlich, dass die Faszien in fast allen Fällen mitbetroffen sind: ob Sprunggelenksverletzungen im Volley- oder Basketball durch Drehbewegungen und abrupte Stopps oder Kreuzband- und Muskelverletzungen im Fußball – all diese Verletzungen, mit denen sich Sportler plagen und vor denen sie sich fürchten, denn die Genesung dauert oft lange und erfordert viel Geduld. Mit Yoga und BLACKROLL® lassen sich die Beschwerden reduzieren und die Genesung beschleunigen. Aber auch als präventive Maßnahme sollte das Training in keiner Übungsroutine fehlen, denn Verletzungen vorzubeugen ist allemal besser, als sie zu kurieren.

• Regeneration: Regelmäßiges und gezieltes Training regeneriert die Muskeln, löst Spannungen und baut Muskeln auf. Die Qualität der Bewegungsausführung steht immer im Vordergrund. Die Atmung ist gleichmäßig und ruhig. Eine gute Sauerstoffzufuhr ist wichtig, um einen optimalen Regenerationseffekt zu erzielen. Übungen zur Regeneration haben den Effekt einer Sportmassage, verbunden mit einem wohltuenden Schmerz – auch »Wohlweh« genannt.

• Sportartspezifisch: Ob Überkopfwurfsportarten wie Handball, Fußball oder Sportarten wie Basketball und Volleyball, die die Sprunggelenke belasten – jede Sportart beansprucht den Körper auf eigene Art. Inwieweit diese Beanspruchungen zu Überlastungen werden, hängt vor allem von der individuellen Körperkonstitution ab. Bei wiederholten einseitigen Wurfbewegungen, wie beispielsweise im Handball, ist es naheliegend, dass sich der gesamte Muskel-Sehnen-Apparat (die fasziale Strukturen) der Schulterpartie an die Belastung anpasst. Genau an diesen Hotspots, also den Partien, die am stärksten beansprucht werden, kann gezielt vorgebeugt werden.

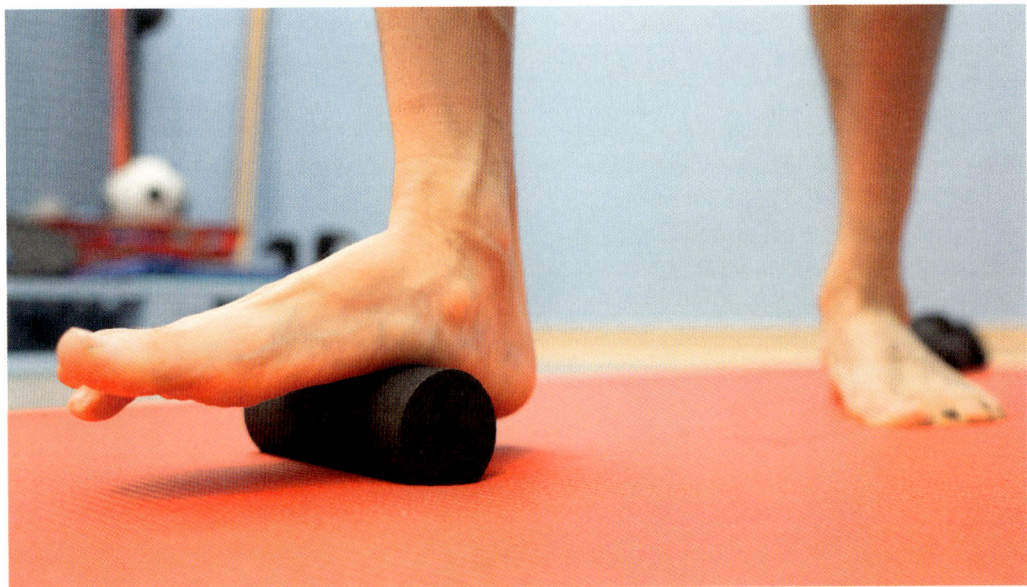

Das Ausrollen der Fußsohle löst Verspannungen in der hinteren Zuglinie.

DER VORBEUGETEST

Das Ausrollen der Fußsohle, der sogenannten Plantarfaszie, ist eine der einfachsten und effektivsten Übungen, um direkt Einfluss auf die Beweglichkeit der rückwärtigen Faszienzugbahn zu nehmen.

So funktioniert es:
- Stellen Sie sich mit geschlossenen Füßen aufrecht hin. Neigen Sie sich aus der Hüfte nach vorn. Die Beine bleiben dabei gestreckt. Nehmen Sie bewusst wahr, wie weit Sie mit den Fingerspitzen nach unten kommen (bis zum Knie, bis zu den Knöcheln, bis zum Boden?) und wie sich die Beinrückseite anfühlt.
- Anschließend rollen Sie beide Fußsohlen langsam mit dem BLACKROLL® BALL 08 ab (s. S. 41).
- Wiederholen Sie die Vorbeuge mit geschlossenen Füßen und gestreckten Beinen und überprüfen Sie den Abstand erneut.

Sie werden wahrscheinlich feststellen, dass Sie Ihre Finger bei der zweiten Vorbeuge deutlich weiter nach unten kommen. Durch die Innervierung der rückwärtigen Faszienkette bringt das Ausrollen der Fußsohle nicht nur lokale Entspannung, sondern detonisiert den gesamten hinteren Bereich.

INTERVIEW MIT ROBERT ERBELDINGER

Robert Erbeldinger ist Herausgeber der *sportärztezeitung*, seines Zeichens Sportwissenschaftler und seit 2015 selbst Yogapraktizierender.

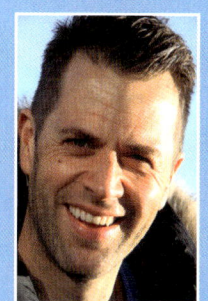

Wie sind Sie zum Yoga gekommen?

Yoga ist für mich seit 2015 Teil meines Trainings. Das Besondere dabei ist im Wesentlichen der mental-regenerative Aspekt. Der ganze Körper wird trainiert, dabei werden störende Gedanken beiseitegeschoben und schon ist die Regeneration eingeleitet – das habe ich mir neben Arbeit und Sport früher selten aktiv gegönnt. Arbeiten und Training waren und sind für mich meist durch Dauer und Intensität geprägt. Irgendwann wird das aber einfach zu viel und man wird zu neuen Wegen gezwungen. Ich bin dankbar, dass mich mein Arzt mehr oder weniger dazu genötigt hat, es mit Yoga zu versuchen. Meine Bewegungsanalyse war damals etwas unausgeglichen.

Was begeistert Sie am Yoga so sehr, dass Sie am Ball geblieben sind?

Der mentale und ganzheitliche Aspekt sowohl beim Praktizieren wie auch im Alltag. Es hängt davon ab, wie man es integrieren möchte und kann. Der Bewegungsablauf in Verbindung mit der richtigen Atmung, Konzentration und Fokussierung hat den gleichen Effekt wie beim Kampfsport. Das erkennt man so nun auch in der Sportmedizin und im Spitzensport. Yoga ist hier angekommen und wird partiell, in den verschiedensten Formen, angenommen. Gut ausgebildete Ärzte und Therapeuten verordnen es längst.

Ich bin überzeugt, dass Yoga in der Zukunft noch mehr an Bedeutung gewinnen wird in dieser teils überlasteten Gesellschaft, aber nur, wenn es richtig gelehrt und angewendet wird. Dies gilt erst recht im Spitzensport. Jedoch sollte es hier eine Krafteinheit ersetzen, statt obendrauf gepackt zu werden. Yoga ist auch zur aktiven Regeneration im Anschluss ans Training ideal.

Versuchen sollte es einfach jeder, idealerweise zur Prophylaxe – nicht erst, wenn etwas schmerzt. Am besten fängt jeder Leser nach Lektüre dieses Buchs aus eigenem Antrieb damit an!

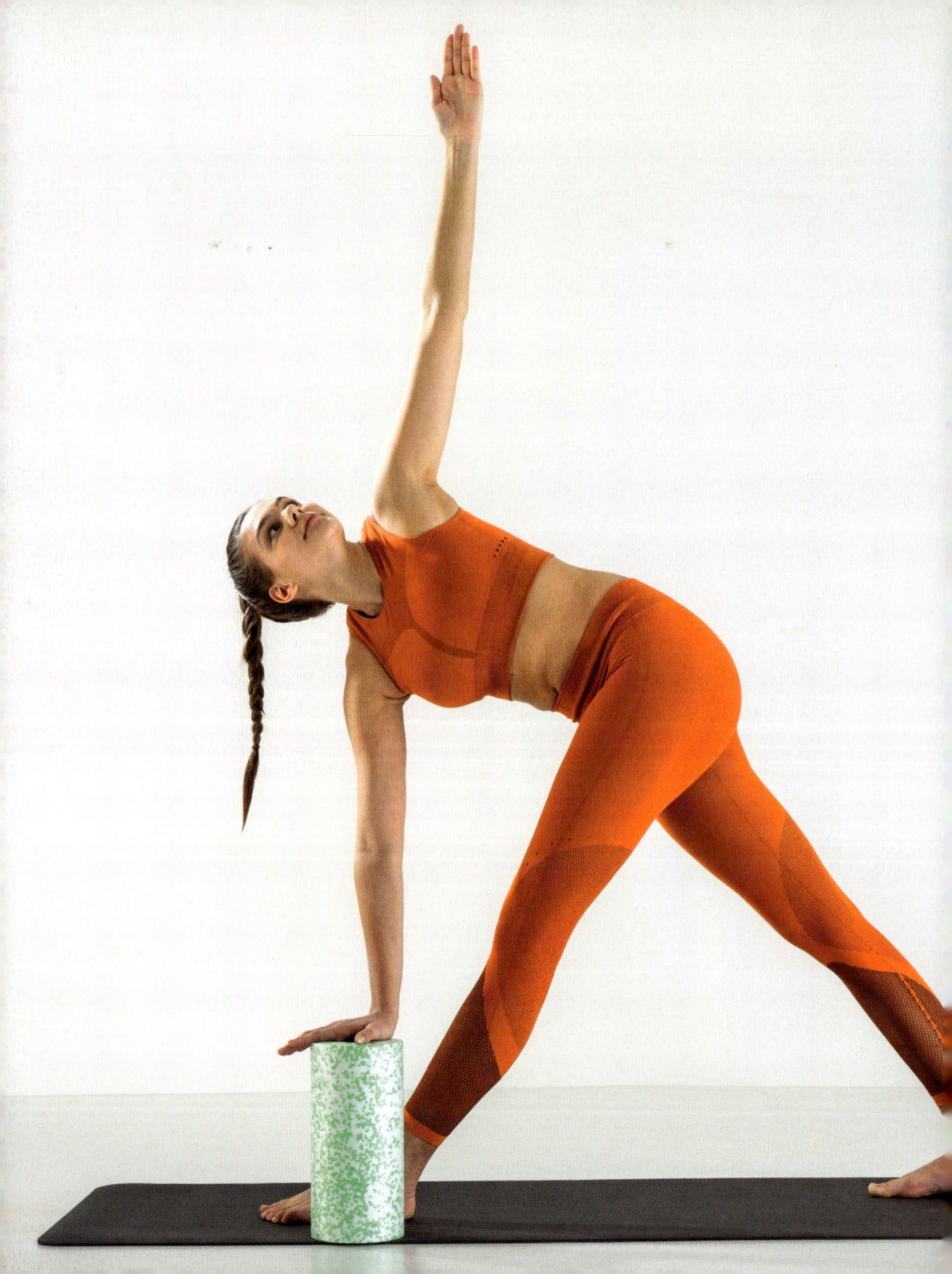

DIE ÜBUNGEN

Soweit die Theorie. Nun geht es auf die Yogamatte beziehungsweise an die Rolle. Die Übungen sind in fünf Übungsblöcke unterteilt, die aufeinander aufbauen, später aber auch separat voneinander trainiert werden können.

AUFBAU DER ÜBUNGEN

Die Übungen sind in fünf Kategorien unterteilt:
- Selbstmassage mit BLACKROLL®-Produkten (s. S. 37)
- Mobilisationsübungen (s. S. 64)
- Stabilisierende und kräftigende Yogahaltungen (s. S. 89)
- Dehnende Yogahaltungen (s. S. 136)
- Entspannung durch Atemübungen und Meditation (s. S. 192)

Diese Übungskategorien bilden die fünf Säulen für Ihre Regeneration. Je nach Belastung und Anforderung in den verschiedenen Sportarten kann individuell entschieden werden, welche Übungen am sinnvollsten sind. Bei jeder Übung steht dabei, welche Körperbereiche gedehnt oder gekräftigt werden. Es fällt auf, dass im Yoga viele Übungen beide Komponenten beinhalten, nämlich Dehnung und Stabilisierung beziehungsweise Kräftigung. Daher können Sie auch Haltungen, die unter Dehnung aufgeführt sind, als kräftigende Übung nutzen. Zudem können Sie Ihr Trainingsprogramm auf einen Fokus abstimmen, aber auch Haltungen auslassen, wenn Sie einen bestimmten Körperteil nicht beanspruchen wollen.

Wirkt die Übung auf eine spezielle oder mehrere Faszienketten, ist diese ebenso unter dem Übungsnamen aufgeführt. Einige Haltungen fördern außerdem das Gleichgewicht. Diese sind mit dem Zusatz »Balance« gekennzeichnet. Balanceübungen kräftigen die Tiefenmuskulatur und stabilisieren die Gelenke, können aber auch eine Kombination aus den beiden Komponenten Kraft und Dehnung beinhalten.

Durch diese Übersicht ist gewährleistet, dass Sie Ihr Training optimal auf Ihre Bedürfnisse ausrichten können. Wollen Sie beispielsweise als Fußballer die Beine durch ein Yogatraining nicht ermüden, weil Sie eine weitere intensive Trainingseinheit oder ein Spiel erwartet, können Sie die stabilisierenden Haltungen der Beine auslassen. Oder möchten Sie für den Wassersport die beanspruchten rückseitigen Muskelgruppen und Armlinien dehnen? Dann wählen Sie die Übungen aus, die die rückseitige Zuglinie und Armlinien mobilisieren und dehnen.

Ein paar praktische Tipps:
- Verwerfen Sie die Idee der perfekten Ausführung!
- So unterschiedlich die körperlichen Belastungen der verschiedenen Sportarten sind, so unterschiedlich werden sich die Asanas auf den Körper eines Sportlers auswirken.
- Disziplin zahlt sich aus.
- Achtsamkeit geht vor.
- Gönnen Sie sich Pausen.

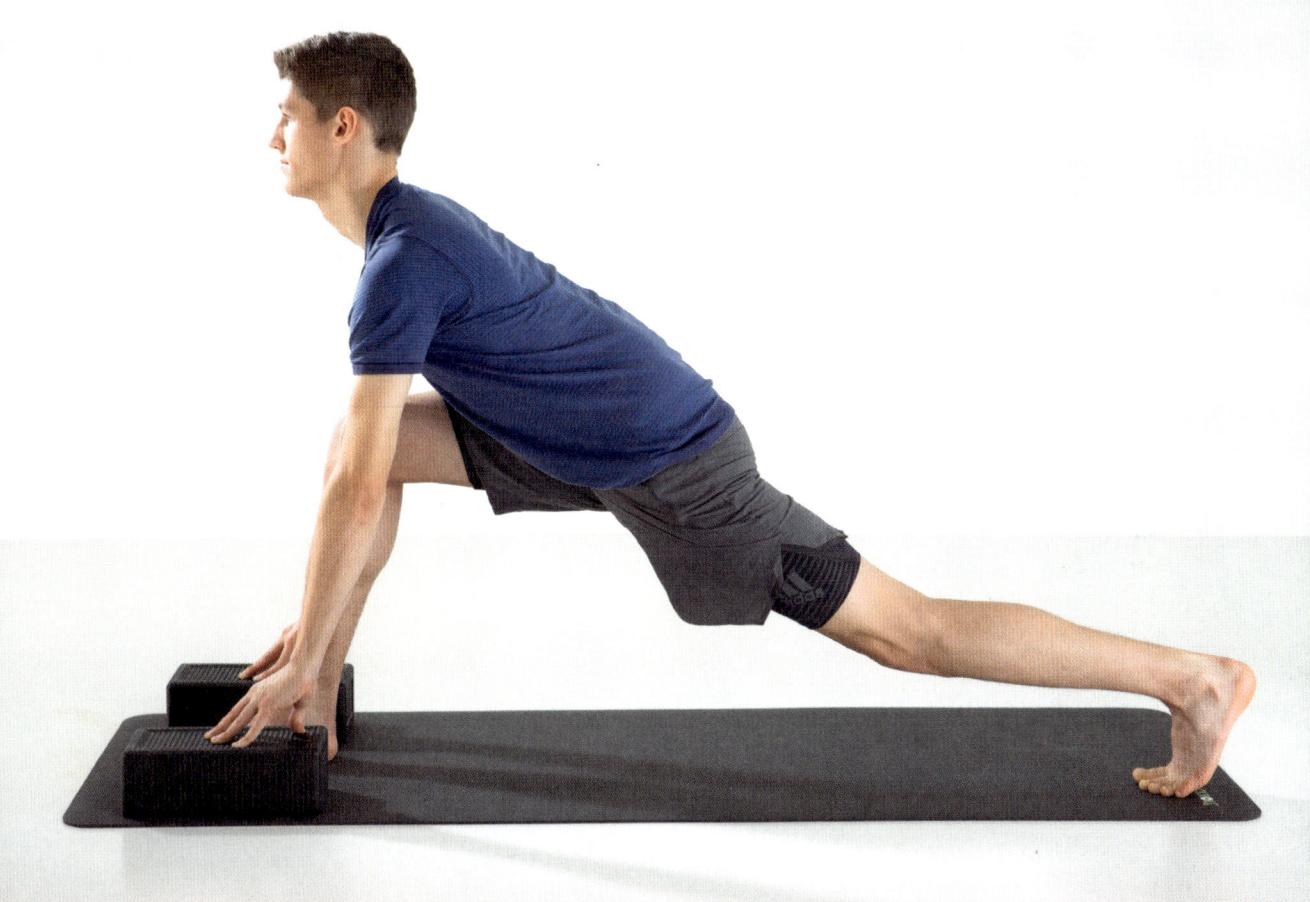

DIE BASICS VORWEG

Die richtige Ausgangsposition ist entscheidend für die Übungen. Wenn das Fundament stimmt, werden Ihnen auch die Übungen viel leichter fallen. Beim Trainieren der Übungen aus dem Übungskatalog werden Sie feststellen, dass die Ausgangsposition oft gleich ist. Ich habe außerdem »sitzend«, »Bauch-« beziehungsweise »Rückenlage« als selbsterklärend vorausgesetzt. Einige Ausgangspositionen werden im Übungsteil beschrieben.

Betrachten Sie die folgenden Haltungen als das Fundament einer korrekten Ausgangsposition hinsichtlich Ausrichtung und Körperhaltung. Die beschriebenen Sitzhaltungen eignen sich nicht nur zur Dehnung und Mobilisation, sondern auch für ein längeres Verweilen bei Atemübungen und Meditationen.

SCHNEIDERSITZ
MIT ZWEI BLACKROLL® MED 45 UND BLOCK

Dehnung: Hüfte, Oberschenkelinnenseiten

Ausgangsposition: sitzend

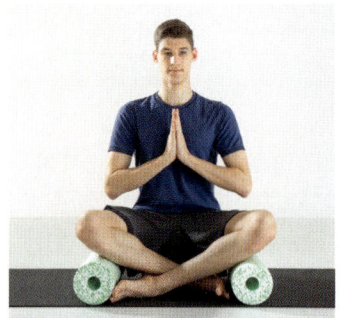

1. Überkreuzen Sie Ihre Beine zum Schneidersitz.

2. Bei dieser Sitzhaltung ist das aufgerichtete Becken ganz wichtig. Gelingt das nicht und Sie haben einen Rundrücken, positionieren Sie einen Block unter Ihrem Gesäß.

3. Sollten außerdem die Knie in der Luft hängen, können diese an beiden Seiten durch je eine Rolle gestützt werden. Sie können bei einer bequemen und stabilen Sitzhaltung natürlich auch ohne jegliche Hilfsmittel arbeiten.

HELDENSITZ
AUF BLACKROLL® MED 45

Dehnung: Oberschenkelvorderseiten, Fußspann, Schienbeine

Ausgangsposition: Fersensitz

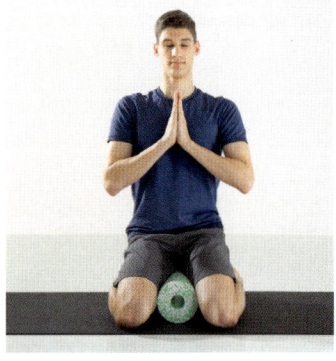

1. Ohne Hilfsmittel: Die Knie berühren sich, die Füße liegen auf dem Spann und weisen etwas nach außen, sodass Sie sich zwischen den Füßen auf den Boden setzen können.

2. Bei Anfängern empfiehlt sich eine Sitzunterlage wie eine Rolle oder ein Block. Diese Sitzhaltung kann für Sportler mit fester Oberschenkelmuskulatur sehr herausfordernd sein, dann sollte man eine Sitzunterlage wie die weichere Faszienrolle wählen.

HALBER LOTUS
MIT BLACKROLL® SLIM

Dehnung: Hüfte, Oberschenkelinnenseite

Ausgangsposition: sitzend

1. Schieben Sie Ihr linkes Bein gebeugt vor, sodass der Unterschenkel quer vor Ihnen liegt.

2. Heben Sie Ihr rechtes Bein an und legen Sie den rechten Fuß auf das linke Knie. Fällt Ihnen das schwer oder schmerzt es, stützen Sie das rechte Knie mit der Rolle ab.

3. Verweilen Sie hier für einige Atemzüge, dann die Seite wechseln.

HINWEIS
Ohne Hilfsmittel ist die Sitzhaltung optimal für eine Meditation oder eine Atemübung.

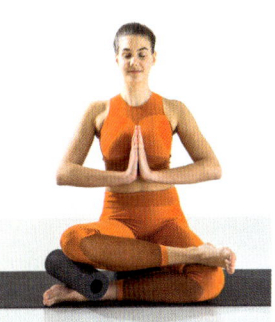

BERGHALTUNG

Stabilisation: Fuß, Becken

Ausgangsposition: stehend

1. Kommen Sie in einen aufrechten Stand, die Füße hüftweit auseinander. Ziehen Sie den Kopf vom Scheitel in die Höhe und schieben Sie den Kopf – Blick geradeaus – leicht nach hinten, sodass Sie ein minimales Doppelkinn wahrnehmen.

2. Verteilen Sie Ihr Gewicht gleichmäßig auf beide Füße und auf die ganzen Fußsohlen. Ziehen Sie den Bauchnabel nach innen und kippen Sie Ihr Becken leicht, sodass es aufrecht steht.

3. Öffnen Sie Ihren Brustkorb, indem Sie die Schulterblätter leicht nach hinten und unten ziehen.

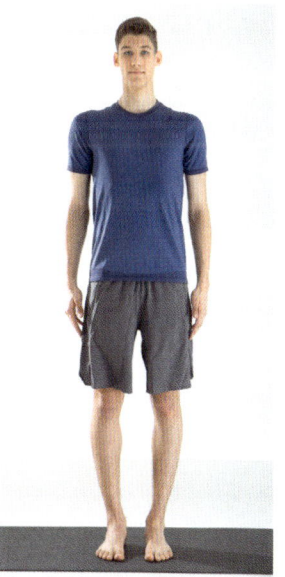

INFO
Viele Yogaübungen beginnen in der Berghaltung. Die Berghaltung steht für Stabilität und Bodenkontakt und eignet sich auch als Ruhehaltung zum Nachspüren.

SPRINTERHALTUNG
MIT ZWEI BLACKROLL® BLÖCKEN

Stabilisation Schultern, Rücken, Gesäß und Oberschenkelrückseite, Knie, Fuß
Dehnung: Brustkorb, Oberschenkel
Seitliche und spirale Zuglinie

Ausgangsposition: Krieger in Heldenpose (s. S. 109)

1. Aus der Kriegerhaltung positionieren Sie mit der Ausatmung die Hände neben dem rechten Fuß. Wenn Sie den Rücken dabei nicht gerade und gestreckt halten können, legen Sie sich zwei Blöcke zur Erhöhung auf die Matte. Stützen Sie die Fingerspitzen darauf ab.

2. Ziehen Sie das Brustbein nach vorn, die Schulterblätter ziehen Sie nach hinten und unten, sodass der Nacken lang wird. Das Becken ist parallel nach vorn ausgerichtet. Ziehen Sie die linke Leiste bewusst etwas nach vorn und die rechte nach hinten, bis es passt. Sie spüren, dass die rechte Gesäßhälfte angespannt ist.

3. Mit der Einatmung zieht das Brustbein nach vorn und mit der Ausatmung vertiefen Sie sanft die Dehnung im Hüftbeuger.

4. Mehrere Atemzüge halten, dann die Seite wechseln.

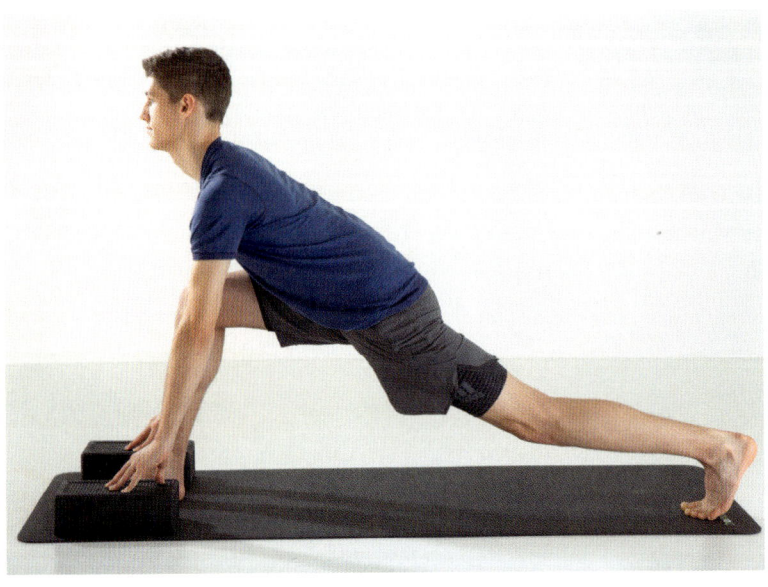

HERABSCHAUENDER HUND

Dehnung: Beinrückseite, Rücken, Arme
Stabilisation: Arme, Schultern

Ausgangsposition: Bretthaltung (s. S. 117)

1. Schieben Sie das Gesäß weit nach oben und hinten, ohne Hände und Füße zu versetzen. Ihre Füße stehen hüftbreit auseinander und parallel zueinander. Ihre Hände liegen flach auf und die Finger sind breit gefächert in der Matte verankert.

2. Die Arme sind gestreckt und der Rücken lang, in Verlängerung der Arme. Ziehen Sie den Bauchnabel und die unteren Rippen in Richtung Wirbelsäule. Der Nacken bleibt lang, der Kopf entspannt.

3. Drehen Sie die Armgelenke aktiv nach außen; die Unterarminnenseiten zeigen zueinander. Verteilen Sie das Gewicht auf Hände und Füße, das Brustbein strebt Richtung Füße.

4. Einige Atemzüge in dieser Position verweilen. Die Aufmerksamkeit in die Dehnung der rückseitigen Zuglinie lenken.

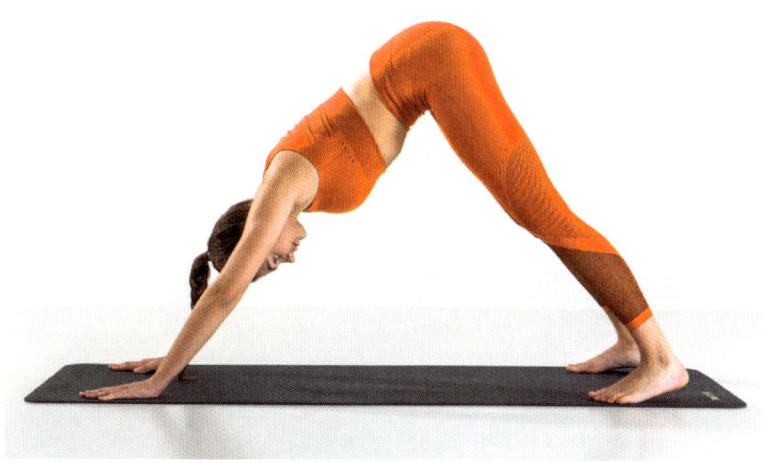

KRIEGER 1 MIT BLACKROLL® STANDARD

Stabilisation: Füße, Oberschenkelrückseite, Hüfte, Schulter, Rücken
Dehnung: Füße, Oberschenkelvorderseite, Hüftbeuger, Bauch, Brust, Nacken, Arme
Vordere und spirale Zuglinie

Ausgangsposition: Berghaltung (s. S. 33)

1. Machen Sie mit dem linken Bein einen großen Ausfallschritt nach hinten. Beugen Sie Ihr rechtes Bein so weit, dass das Knie sich über dem Sprunggelenk befindet; Unterschenkel ist senkrecht. Das Becken bleibt – möglichst gerade – nach vorn ausgerichtet. Ohne Hilfsmittel bleibt das linke Knie in der Luft. Klappt das nicht, legen Sie zur Stabilisation die Rolle etwas unterhalb des linken Knies. Spannen Sie Ihren Beckenboden an.

2. Mit der Einatmung strecken Sie beide Arme nach oben, sodass die Oberarme sich neben den Ohren befinden. Das Brustbein zieht nach vorn. Mit der Einatmung die Länge in der spiralen Zuglinie vom rechten Fuß, über Oberschenkel, Hüftbeuger, Bauch und Brustkorb bis zu den Händen wahrnehmen.

3. Mit der Ausatmung etwas tiefer in die Haltung gleiten, rechtes Fußgewölbe aufrichten, rechtes Knie stabilisieren und das Becken nach vorn ausgerichtet halten. Hier für einige Atemzüge verweilen.

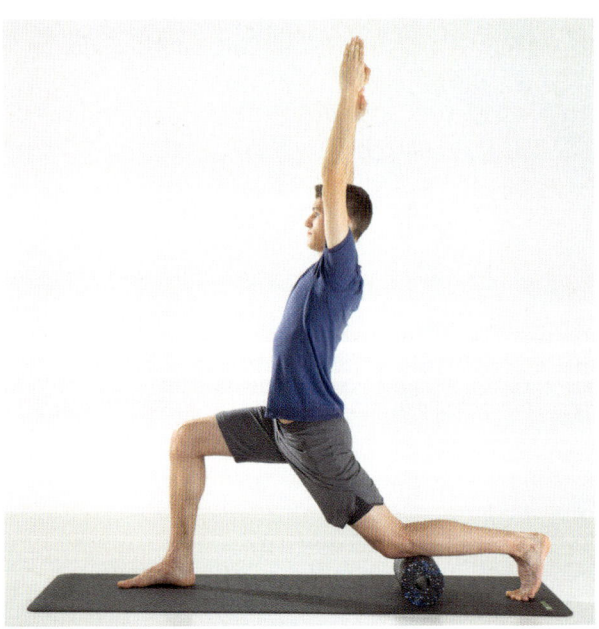

HINWEIS

- Wenn Sie stabil stehen, können Sie die Faszienrolle auch weglassen. Sie hilft bei der Stabilisierung des Gleichgewichts und der Ausrichtung des Beckens.

- Der Krieger 1 ohne Faszienrolle wird im Buch auch als Ausgangsposition für weitere Varianten beschrieben.

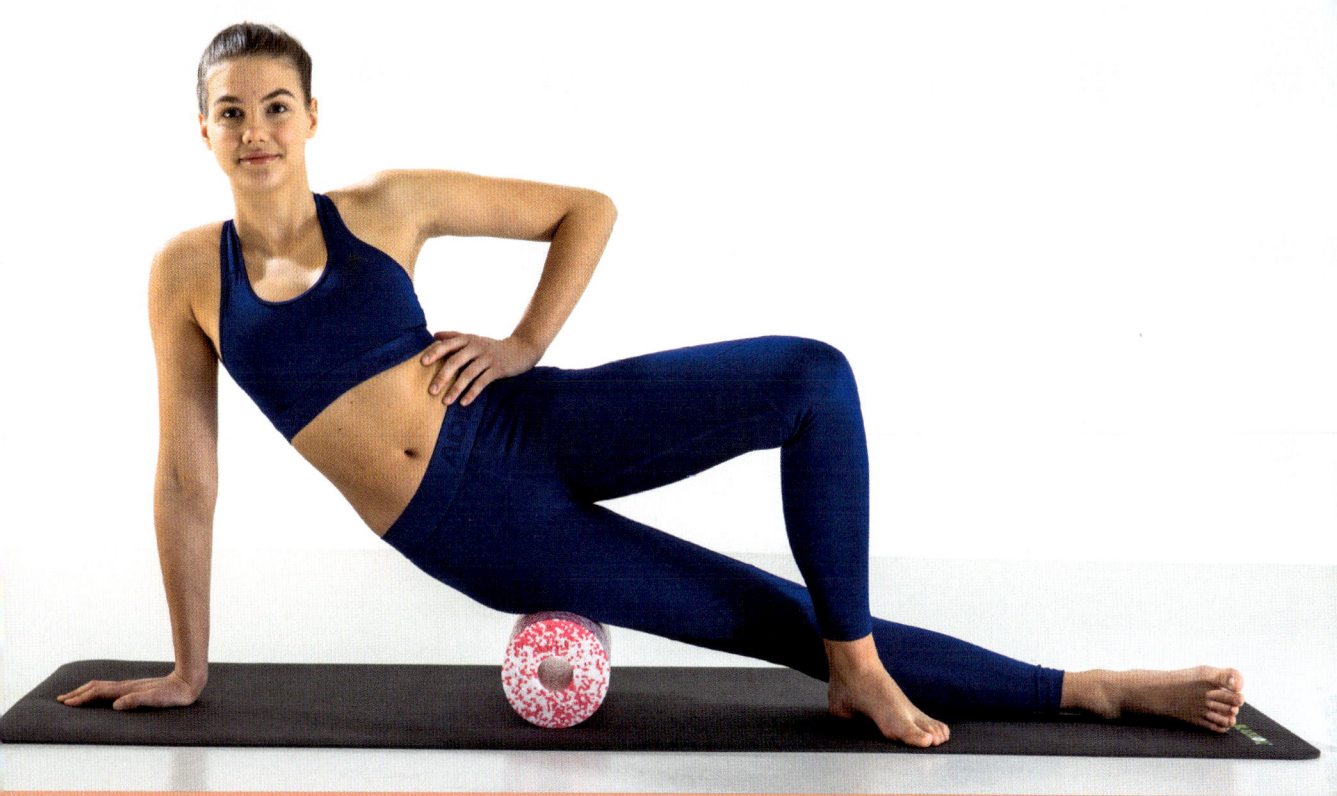

AB AUF DIE ROLLE: SELBSTMASSAGE MIT BLACKROLL®-PRODUKTEN

Das Ausrollen der Faszien mit den BLACKROLL®-Produkten hat einen massageähnlichen Effekt auf das Bindegewebe. Diese Selbstmassage, auch Self-Myofascial Release (SMR) genannt, führt zu einem verbesserten Flüssigkeitsaustausch in den Faszien. Sie werden wie ein Schwamm ausgedrückt. Dabei werden Stoffwechselendprodukte abtransportiert. Sobald der Druck gelöst ist, füllt sich das Gewebe wieder mit frischer Flüssigkeit – so bleiben die Faszien gut hydriert und geschmeidig. In diesem Zustand sind die Faszien straff, aber gut verschiebbar. Durch Verletzungen, Entzündungen, Über-, Unter- oder Fehlbelastungen verlieren die Faszien an Beweglichkeit und die Gewebsschichten gleiten schlechter übereinander. Sobald diese Verschiebbarkeit der Faszien durch »Verklebungen« eingeschränkt ist, hat das Auswirkung auf den gesamten Körper. Die lokalen Verspannungen übertragen sich auf die gesamte Statik des Körpers. Auch die Range of Motion, also der mögliche Bewegungsspielraum der Gelenke, wird eingeschränkt. Darüber hinaus reduzieren Verklebungen der Muskelfasern die Leistungsfähigkeit des gesamten Muskels, was für Sportler hinsichtlich ihrer Performance im Training und/oder im Wettkampf eine erhebliche Einschränkung darstellen kann. Auch in Sachen Verletzungsprophylaxe lohnt es sich, die sportartspezifisch besonders gefährdeten Regionen regelmäßig gezielt auszurollen, um die Elastizität des Gewebes zu fördern.

DIE TECHNIK MACHT'S

Rollen ist jedoch nicht gleich Rollen. Verschiedene Rolltechniken wirken unterschiedlich auf das Fasziengewebe. Je nach Zielsetzung, ob aktivierend oder regenerierend, kommen verschiedene Techniken zur Anwendung. Durch ein schnelles, kurzes Ausrollen können sich Sportler auch gezielt aufwärmen oder auf einen Wettkampf vorbereiten. Die Muskelschichten gleiten so besser übereinander, und die sensomotorische Kontrolle wird durch die Aktivierung der Rezeptoren verbessert.

Zur regenerativen Behandlung empfehle ich ein langsames und bewusstes Rollen. Die Übungen werden so ausgeführt, dass Sie die einzelnen Muskelpartien langsam auf- und abrollen. Jede Bewegungsrichtung sollte etwa 5 bis 8 Sekunden dauern (je nach Größe der Muskelpartie), sodass Sie je Seite 30 bis 45 Sekunden benötigen. Zur Regeneration ist es sinnvoll, dass Sie während der Rollbewegung den Winkel verändern. Außerdem können Sie den Druck ganz einfach selbst steuern, indem Sie sich mit Ihren Füßen oder Händen abstützen. Beim Abrollen werden Sie mit Sicherheit immer wieder auf Stellen treffen, die schmerzhafter sind, unbeweglicher oder an denen Sie einen deutlichen strukturellen Widerstand spüren. Genau diese Stellen benötigen die meiste Aufmerksamkeit. Variieren Sie an diesen Stellen den Druck und die Rollrichtung. Verweilen Sie 15 bis 20 Sekunden in diesen schmerzhaften Bereichen und therapieren Sie diese ganz gezielt aus.

ROLLTECHNIK	DURCHFÜHRUNG	WIRKUNG
Schnelles Ausrollen einzelner Abschnitte (Analgesie)	10 bis 30 Wiederholungen; täglich mehrfach; multidirektional	Durchblutungsanregend; steigert die Sensibilität
Betont langsames Ausrollen (Rehydration)	2 bis 5 Wiederholungen; 2 bis 3 Mal pro Woche; linear	Dehydration mit anschließender Hydration
Lokale Schmerzpunkte ausmassieren (Fibrolyse)	1 bis 5 Minuten; kann bei akuten Schmerzen täglich durchgeführt werden; multidirektional	Verklebungen lösen

Achten Sie während der gesamten Übungsausführung darauf, dass Sie tief und ruhig atmen. Das unterstützt einerseits die Entspannung im Körper und darüber hinaus können Sie auch bewusst mit dem Ausatmen Spannung lösen.

Des Weiteren finden Sie im Übungskatalog Anwendungen für Vibrationsgeräte. Diese oszillierenden Schwingungen haben eine Tiefenwirkung und sprechen ganz speziell die Pacini-Rezeptoren an den Muskel-Sehnen-Übergängen an.

Faszienexperte Dr. Robert Schleip empfiehlt, beim Faszientraining oder der Behandlung immer langfristig zu denken. Strukturelle Veränderungen sind frühestens nach neun Wochen bei täglichem, regelmäßigem Training messbar. Sein Tipp für Sportler ist, das Rollen mit anderen Trainingsaktivitäten zu verbinden. Das Rollen ist etwa der perfekte Abschluss einer intensiven Trainingseinheit. Um richtig zu detonisieren und zu regenerieren, sollte das Rollen teilweise auch in Slow Motion ablaufen, sprich 1 bis 2 Zentimeter pro Atemzug.

Die BLACKROLL® ermöglicht einen vielfältigen Einsatz zur Mobilisation und Regeneration der Muskeln und Faszien. Dieses simple Tool ist ein ideales Hilfsmittel für den Trainingsalltag, um selbstständig die aktive Erholung zu fördern.

DIE BLACKROLL®-PRODUKTE

BLACKROLL® MED und 45 MED
- Weicher als die BLACKROLL® STANDARD
- Empfohlen für Anfänger, Therapie, Yoga und Pilates
- In zwei Längen: 30 cm und 45 cm

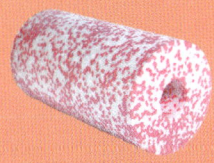

BLACKROLL® STANDARD
- Mittlere Härte
- Empfohlen für Sport und Therapie
- In zwei Längen: 30 cm und 45 cm

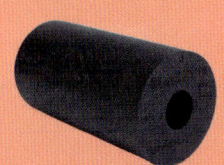

BLACKROLL® BOOSTER
- Mit einzigartiger Vibra Motion Technologie für tiefgehende Massagewirkung
- Schwingender Kern für jede BLACKROLL®
- Regeneration und Aktivierung

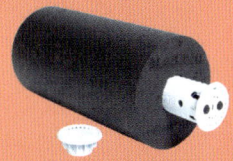

BLACKROLL® RELEAZER

- Kombiniert verschiedene höchst effektive Massageformen durch Vibration und unterschiedliche Formen
- Tiefenwirksame Vibrationsmassage
- Steigert Durchblutung und Beweglichkeit

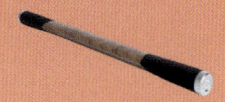

BLACKROLL® TWISTER

- Stimuliert das Gewebe durch die neuartige Oberfläche auch an kleineren Flächen wie Brust-, Schulter- und Fußmuskulatur
- Greifen des Gewebes durch Noppen
- Anwendung durch Druck und Drehung

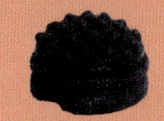

BLACKROLL® MAT

- Bequeme und gelenkschonende Trainingsmatte durch ihre Größe und Struktur
- Rutschfest durch strukturierte Oberfläche
- Breiter und länger für mehr Übungsvielfalt

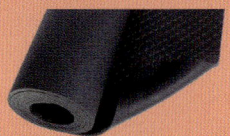

BLACKROLL® MULTI BAND

- Ein Alleskönner unter den Bändern, vielseitig anwendbar für mehr Fitness
- Für Beweglichkeit und Kraft
- Flexibler Einsatz durch Eingriffsschlaufen

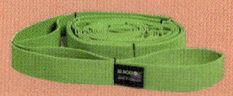

BLACKROLL® LOOP BAND

- Für ein schnelles und effektives Workout im Studio, im Freien oder zu Hause
- Für kleine Muskelketten
- Hautfreundliches Textilmaterial

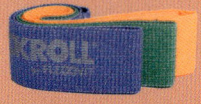

BLACKROLL® SLIM
- Schlanker in der Silhouette und stärker in der Wirkung für noch tiefergehende Anwendungen
- Optimal auf Reisen
- Intensive Selbstmassage durch kleinere Auflagefläche

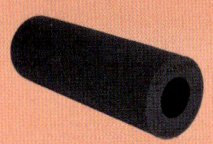

BLACKROLL® MICRO
- Praktisch klein für jede Tasche
- Für die gezielte Massage kleiner Körperareale wie Handflächen, Handrücken, Finger, Unterarme, Gesicht
- Geeignet für kurze, entspannende Wohlfühlpausen

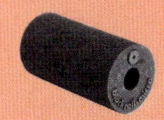

BLACKROLL® DUOBALL 08 und 12
- Optimal auf den Körper abgestimmt: Durch die ergonomische Form wird eine tiefe Massage ohne Druck auf Wirbelsäule oder andere Knochen möglich.
- Für Rücken, Nacken und Beine
- Schonung von Knochen und Gelenken

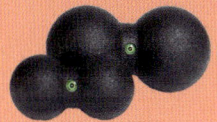

BLACKROLL® BALL 08 und 12
- Für die intensive und zielgenaue Massage von Verhärtungen und Verspannungen
- Punktuell und tiefenwirksam
- Für kleinere Körperareale

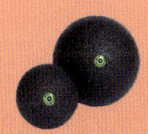

BLACKROLL® BLOCK Set inkl. BALL 08 und MINI
- Kombination von perfekt aufeinander abgestimmten Produkten für die myofasziale Selbstmassage
- Erweiterte Anwendungsmöglichkeiten für die kleinen Tools
- Auch tiefer liegende Verspannungen können gelockert werden

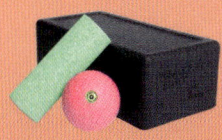

VORSICHT BEI ...

Generell gilt: Die BLACKROLL®-Produkte sowie alle hier vorgestellten Übungen und Tipps werden auf eigenes Risiko angewendet und ausgeführt. Wir empfehlen Ihnen, sich von einem Physiotherapeuten, einem Facharzt, BLACKROLL®- oder Yogalehrer beraten zu lassen, wenn eine der im Folgenden genannten Kontraindikationen vorliegt, Schmerzen auftreten oder sich verstärken.

Prinzipiell gibt es drei Kontraindikatoren, bei denen auf ein Training mit der BLACKROLL® verzichtet werden sollte:
· Rötungen
· Schwellungen
· Akute Schmerzen

Bei folgenden Beschwerden sollte individuell und in Rücksprache mit einem Experten entschieden werden, ob das Training durchgeführt werden darf:
· Osteoporose
· Bandscheibenschäden
· Einnahme von Blutverdünnern
· Fibromyalgie
· Rheumatische Erkrankungen
· Schwangerschaft
· Tumorerkrankungen

FUSSSOHLE AUSROLLEN
MIT BLACKROLL® BALL 08 UND MINI

Rückseitige Zuglinie

Ausgangsposition: Berghaltung (s. S. 33), Hände in die Hüften gestützt

1. Legen Sie den Ball vor den linken Fuß. Stellen Sie den linken Fuß auf den Ball und verlagern Sie Ihr Körpergewicht etwas nach vorn (auf den Ball). Kreisen Sie mit der Fußsohle über den Ball. Bearbeiten Sie die ganze Fußunterseite zwischen Zehen und Ferse. Verweilen Sie bei schmerzhaften Punkten für einige Sekunden und erhöhen Sie den Druck. Den Druck lösen und weiter kreisen.

2. Rollen Sie die linke Fußsohle dann mit der Minirolle ab. Verlagern Sie Ihr Körpergewicht etwas nach vorn und rollen Sie unter konstantem Druck vor und zurück – zwischen Zehen und Ferse.

3. Verweilen Sie bei schmerzhaften Punkten für einige Sekunden und erhöhen Sie den Druck. Den Druck lösen und weiter rollen. Rollen Sie nur 1 cm pro Atemzug über Ihre Plantarfaszie, verlagern Sie auch immer wieder Ihr Gewicht zwischen Fußgewölbe und Außenkante.

4. Danach die Seite wechseln.

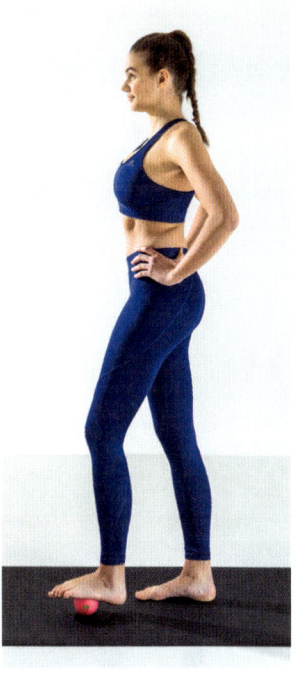 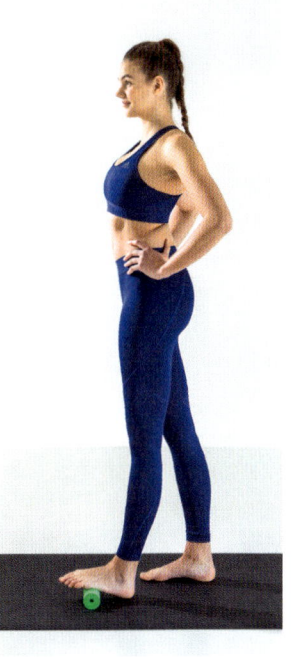

WADE AUSROLLEN
MIT BLACKROLL® STANDARD

Rückseitige Zuglinie

Ausgangsposition: sitzend

1. Setzen Sie sich aufrecht hin und stützen sie sich mit Ihren Händen ab, Finger zeigen Richtung Füße.

2. Die Rolle zunächst unter der rechten Wade platzieren. Ihr linkes Bein stellen Sie seitlich neben dem rechten Bein auf. Achten Sie darauf, dass Ihr Oberkörper aufrecht nach oben zieht und der Brustkorb geöffnet ist, Schulterblätter etwas zusammenziehen.

3. Schieben Sie den Rumpf langsam und kontrolliert vor und zurück, sodass die Wade von der Rolle massiert wird. Ihr aufgestelltes Bein hilft bei der kontrollierten Ausführung, da so die Rollbewegung und das Anheben des Gesäßes unterstützt werden können. Das rechte Bein rotieren Sie in fließenden Bewegungen nach rechts und links, um eine vollflächige Massage der Wade zu garantieren.

4. Danach die Seite wechseln.

HINWEIS
Die Minirolle intensiviert durch ihre geringere Auflage die Selbstmassage. Wer sehr schmerzempfindlich ist, bleibt bei der Standardrolle.

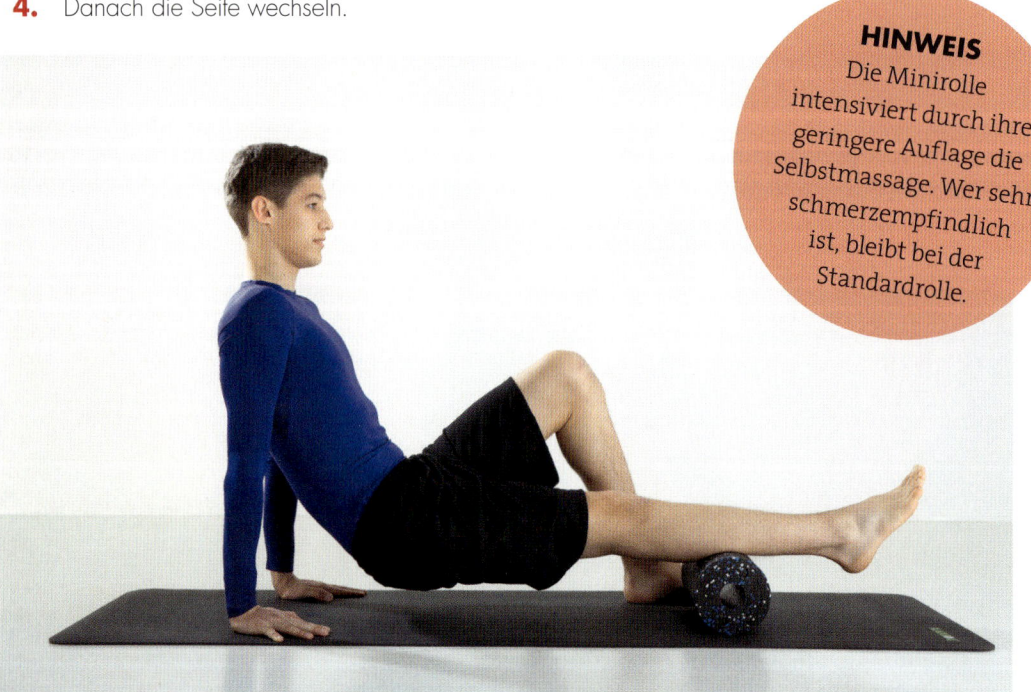

VARIANTEN

WADE AUSROLLEN
MIT BLACKROLL® MINI AUF BLOCK

Rückseitige Zuglinie

Ausgangsposition: wie links

Legen Sie die Rolle auf den Block und beides unter Ihre rechte Wade. Rollen Sie wie in der vorangegangenen Übung die Wade vor und zurück.

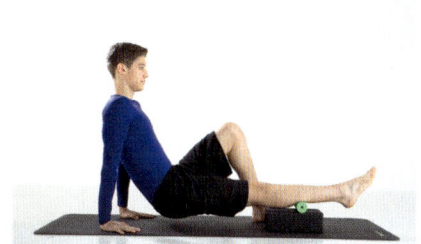

WADE AUSROLLEN
MIT BLACKROLL® DUOBALL 08

Rückseitige Zuglinie

Ausgangsposition: Kniestand

1. Klemmen Sie den Duoball zwischen die rechte Oberschenkelrückseite und die Wade. Achten Sie darauf, dass Ihr Oberkörper aufrecht nach oben zieht und der Brustkorb geöffnet ist.

2. Geben Sie jetzt Druck auf den Duoball, indem Sie das Gewicht leicht nach hinten verlagern. Auf diese Art und Weise können Sie die lokalen Verklebungen in der Wade ausmassieren.

3. Danach die Seite wechseln.

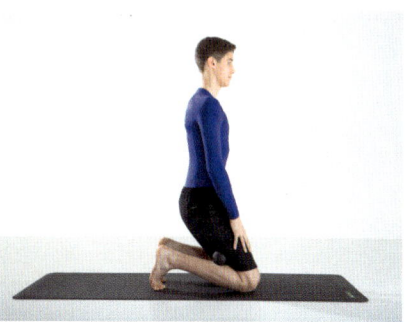

SCHIENBEINE AUSROLLEN MIT BLACKROLL® MED 45

Frontale Zuglinie

Ausgangsposition: Vierfüßlerstand

1. Positionieren Sie die Rolle knapp unterhalb der Knie.

2. Mit der Einatmung strecken Sie den Körper und schieben die Schienbeine so über die Rolle bis zum Knie.

3. Mit der Ausatmung in die andere Richtung bis zum Spann rollen. Sie können Ihre Schienbeine auch einzeln ausrollen, falls der Druck zu stark sein sollte. Achten Sie darauf, dass alle Muskelteile vom Spann bis hinauf zum Knie bearbeitet werden.

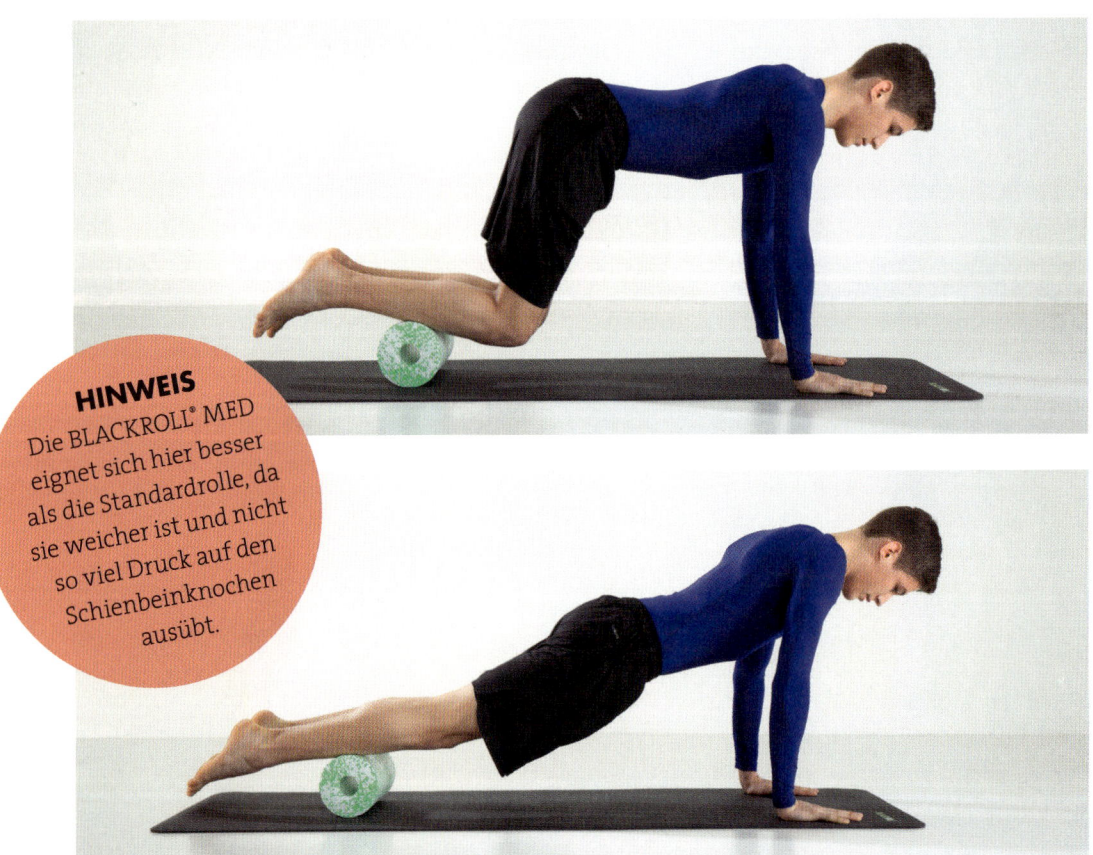

HINWEIS
Die BLACKROLL® MED eignet sich hier besser als die Standardrolle, da sie weicher ist und nicht so viel Druck auf den Schienbeinknochen ausübt.

OBERSCHENKELRÜCKSEITE AUSROLLEN MIT BLACKROLL® BALL 12

Rückseitige Zuglinie

Ausgangsposition: sitzend

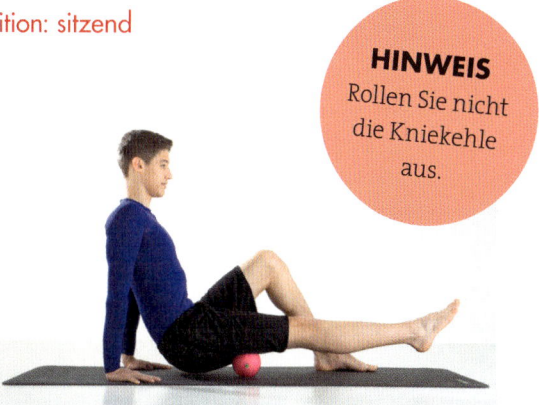

1. Legen Sie den Ball unter die rechte Oberschenkelrückseite und bewegen Sie den Körper so vor und zurück, dass der Oberschenkel zwischen Kniekehle und Gesäß massiert wird.

2. Das rechte Bein rotiert dabei auch nach rechts und links, um eine Massage der ganzen Oberschenkelrückseite zu garantieren.

3. Danach die Seite wechseln.

HINWEIS
Rollen Sie nicht die Kniekehle aus.

GESÄSS AUSROLLEN MIT BLACKROLL® BALL 12

Rückseitige Zuglinie

Ausgangsposition: sitzend, Beine angewinkelt, Hände hinten aufgestützt

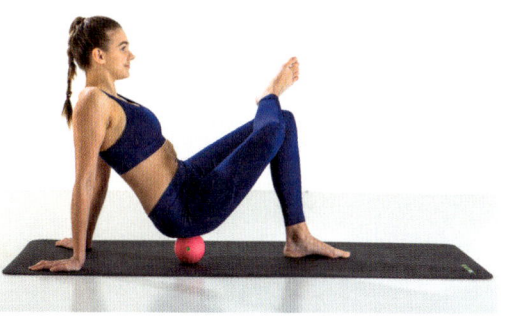

1. Legen Sie den Ball unter das Gesäß und verlagern Sie das Körpergewicht darauf.

2. Um den Druck zu erhöhen, legen Sie den rechten Unterschenkel vor das linke Knie. Rollen Sie langsam mit dem Gesäß auf dem Ball vor und zurück, hin und her. Achten Sie darauf, dass Sie nicht auf den knöchernen Bereichen (Sitzknochen, Steißbein) rollen. Kippen Sie Ihr Becken etwas zur Seite, sodass Sie auch die Oberschenkelaußenseite ausrollen.

3. Danach die Seite wechseln.

VORDEREN OBERSCHENKEL AUSROLLEN MIT BLACKROLL® STANDARD

Frontale Zuglinie

Ausgangsposition: Bretthaltung (s. S. 117)

1. Positionieren Sie die Rolle unter den Oberschenkeln. Strecken Sie die Beine aus und stützen Sie sich auf die Hände.

2. Schieben Sie nun den Oberkörper vor und zurück, um den Oberschenkel mit der Rolle zu massieren – vom Kniegelenk bis zur Hüfte. Achten Sie darauf, dass nach jedem Zyklus die Füße leicht nach außen oder innen gedreht werden, damit auch die inneren und äußeren Muskelpartien bearbeitet werden.

3. Um die Schwierigkeit beziehungsweise den Druck zu erhöhen, nur einen Oberschenkel bearbeiten. Dazu das andere Bein überschlagen oder anheben.

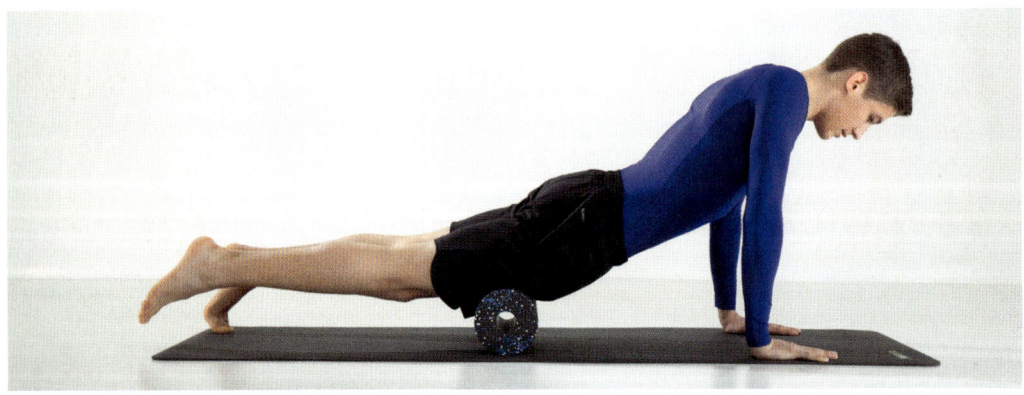

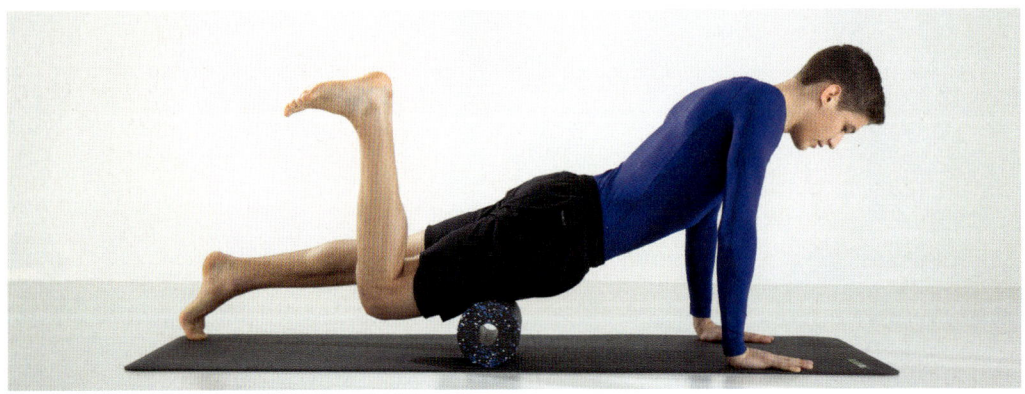

ÄUSSERE OBERSCHENKELMUSKULATUR AUSROLLEN MIT BLACKROLL® MED

Seitliche Zuglinie

Ausgangsposition: Seitstütz (s. S. 120)

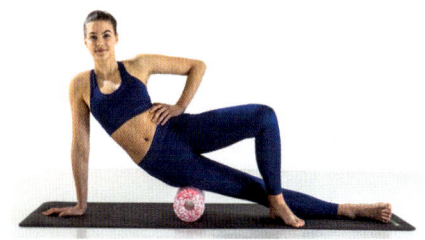

1. Legen Sie die Rolle unter den Oberschenkel. Strecken Sie die ganze rechte Körperseite, ohne in der Mitte abzuknicken. Stellen Sie den linken Fuß zum Stabilisieren vor das rechte Knie.

2. Rollen Sie den ganzen Bereich zwischen Hüfte und Kniegelenk ab. Kippen Sie das Becken leicht vor und zurück, damit auch die inneren und äußeren Muskelpartien massiert werden.

3. Danach die Seite wechseln.

VARIANTE Um den Schwierigkeitsgrad zu steigern, legen Sie das obere Bein parallel auf das untere.

UNTEREN RÜCKEN AUSROLLEN MIT BLACKROLL® MED

Seitliche Zuglinie

Ausgangsposition: Seitenlage

HINWEIS
Diese Übung eignet sich besonders beim Iliotibialen Bandsyndrom (ITBS/Läuferknie).

1. Legen Sie sich auf die rechte Seite. Stützen Sie den Unterarm auf und platzieren Sie die Rolle unter dem Rumpf knapp oberhalb der Hüfte. Verlagern Sie Ihr Gewicht leicht auf Ihre rechte Seite. Dabei halten Sie den unteren rechten Arm am Boden und schieben sich langsam auf der Rolle nach oben. Achten Sie darauf, dass die Rollbewegung langsam und kontrolliert durchgeführt wird, da der Bereich sehr sensibel ist. Versuchen Sie, den Bereich durch tiefes Atmen verstärkt zu entspannen.

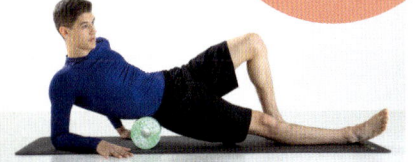

2. Danach die Seite wechseln.

UNTEREN RÜCKEN AUSROLLEN
MIT BLACKROLL® BALL 08

Seitliche Zuglinie

Ausgangsposition: Rückenlage

1. Legen Sie den Ball rechts unterhalb der Rippen und knapp oberhalb der Hüfte unter die Seite. Stellen Sie Ihr linkes Bein auf. Behutsam mehr Gewicht auf den Ball geben. Wenn Sie den Druck gut aushalten, winkeln Sie vorsichtig auch das rechte Bein an und ziehen es sanft zum Oberkörper. Achten Sie darauf, dass sich die Kompression auf den Ball konzentriert. Im Zweifel den Druck verringern, um auf dieser Stelle verweilen zu können.

2. Versuchen Sie, durch tiefes Atmen diesen Bereich verstärkt zu entspannen.

3. Danach die Seite wechseln.

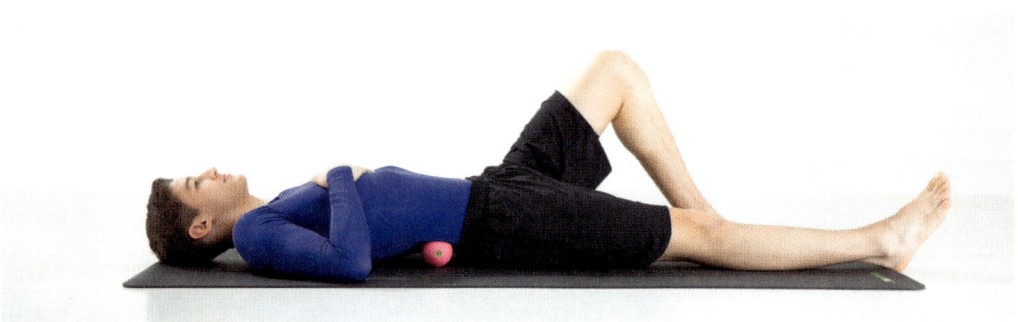

SEITLICHE FLANKE AUSROLLEN
MIT BLACKROLL® MED

Seitliche Zuglinie

Ausgangsposition: Seitenlage

1. Stützen Sie sich mit dem linken Arm vor dem Bauch auf und platzieren Sie die Rolle unter dem Körper, knapp oberhalb der Hüfte. Das rechte Bein ist ausgestreckt. Der linke Fuß ist vor dem rechten Knie aufgestellt.

2. Schieben Sie sich langsam auf der Rolle nach oben, dabei lösen Sie den unteren Arm vom Boden und strecken ihn nach vorn, um Ihr Gleichgewicht zu halten, den linken Arm führen Sie angewinkelt vor Ihrem Körper. In dieser Position rollen Sie langsam vor und zurück.

3. Atmen Sie die ganze Zeit tief ein und aus. Führen Sie die Bewegung langsam, konzentriert und kontrolliert durch. In sehr sensiblen Bereichen verringern Sie den Druck, um auf dieser Stelle verweilen zu können.

4. Danach die Seite wechseln.

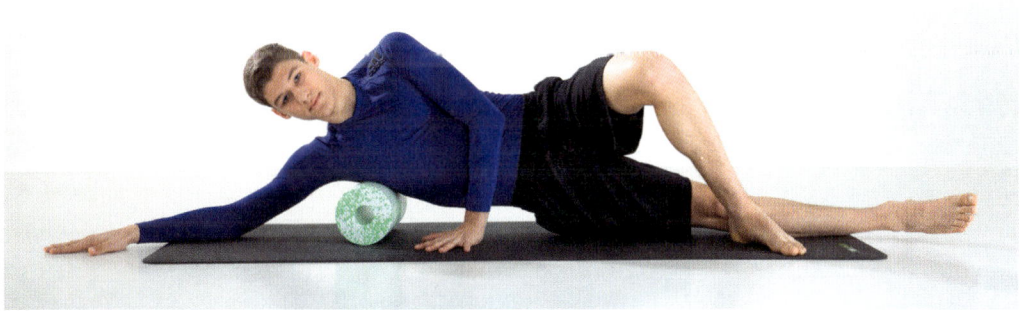

SCHULTERBRÜCKE
MIT BLACKROLL® BLOCK UND DUOBALL 08

Armlinie

Ausgangsposition: sitzend

1. Setzen Sie sich auf den Block, die Beine angewinkelt. Legen Sie den Duoball hinter sich auf die Matte. Schätzen Sie ab, wo später in der Rückenlage Ihre Schultern sind.

2. Senken Sie nun vorsichtig den Oberkörper und legen Sie sich auf den Duoball, der in Höhe der Schulterblätter sein soll – eventuell die Position korrigieren. Der Duoball drückt nicht auf die Wirbelsäule, sondern nur auf den Trapezmuskel und auf die langen Rückenmuskeln.

3. Die Arme liegen neben dem Körper. Mit der Einatmung führen Sie beide Arme gestreckt nach hinten.

4. Kurz ablegen und mit der Ausatmung wieder nach vorn führen, neben dem Oberkörper ablegen.

5. Mehrmals wiederholen, dann die Seite wechseln.

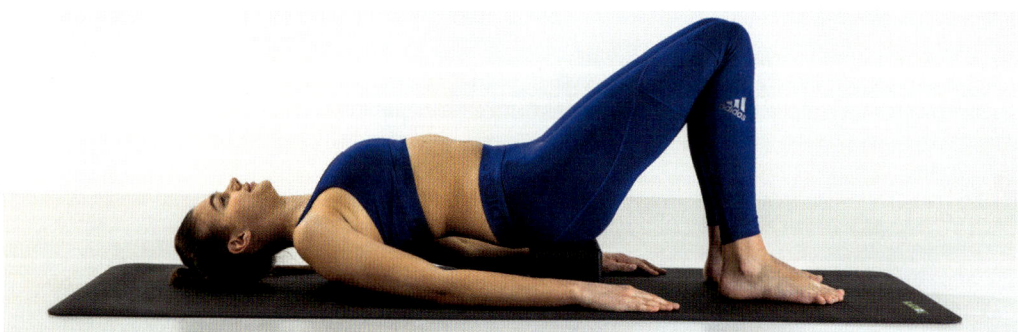

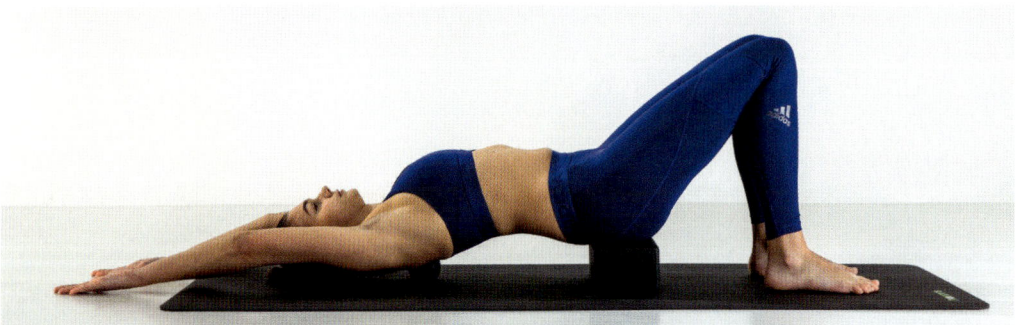

VARIANTE

SCHULTERMASSAGE MIT BLACKROLL® BALL 08

Armlinie

Ausgangsposition: sitzend, wie links

1. Legen Sie den Ball hinter sich auf die Matte. Senken Sie vorsichtig den Oberkörper und legen Sie sich auf den Ball, sodass er unter der rechten Schulter liegt. Der linke Arm liegt entspannt neben dem Körper. Halten Sie den Druck zunächst einige Atemzüge auf dem Ball.

2. Strecken Sie den rechten Arm nach rechts. Rollen Sie die Schulter über den Ball, indem Sie den rechten Arm etwas anwinkeln und nach oben und wieder zur Seite bewegen.

3. Wiederholen Sie die Bewegung einige Male und versetzen Sie den Ball leicht, bis Sie alle verspannten Regionen des Schultergürtels ausgerollt haben.

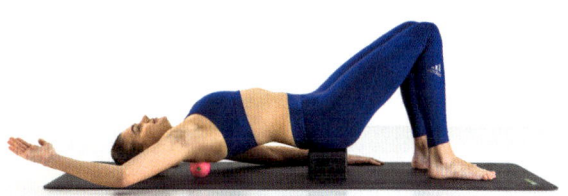

4. Die Seite wechseln.

NACKEN AUSROLLEN MIT BLACKROLL® DUOBALL 12

Rückwärtige Zuglinie

Ausgangsposition: Rückenlage

1. Legen Sie den Duoball in den Nacken. Drehen Sie den Kopf ein wenig zur rechten Seite und ziehen Sie gleichzeitig das Kinn Richtung Schlüsselbein. Zurück zur Mitte.

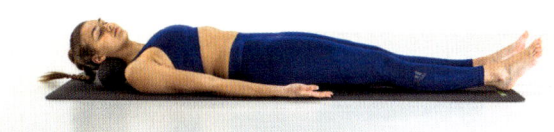

2. Die gleiche Bewegung zur linken Seite, dann bewegen Sie den Kopf leicht vor und zurück (Nicken).

RÜCKENMUSKULATUR AUSROLLEN MIT BLACKROLL® STANDARD

Rückseitige Zuglinie

Ausgangsposition: sitzend

1. Winkeln Sie Ihre Beine an, stellen Sie die Füße auf.

2. Legen Sie die Rolle hinter sich und senken Sie Ihren Oberkörper nach hinten ab – die Arme hinter dem Kopf verschränkt.

3. Heben Sie das Gesäß etwas an und rollen Sie den gesamten Rücken ab. Achten Sie darauf, dass Sie nicht ins Hohlkreuz fallen; der Rücken sollte so gerade wie möglich bleiben. Den Kopf mit den Händen nicht hochziehen, sondern nur stützen. Der Blick ist nach oben gerichtet.

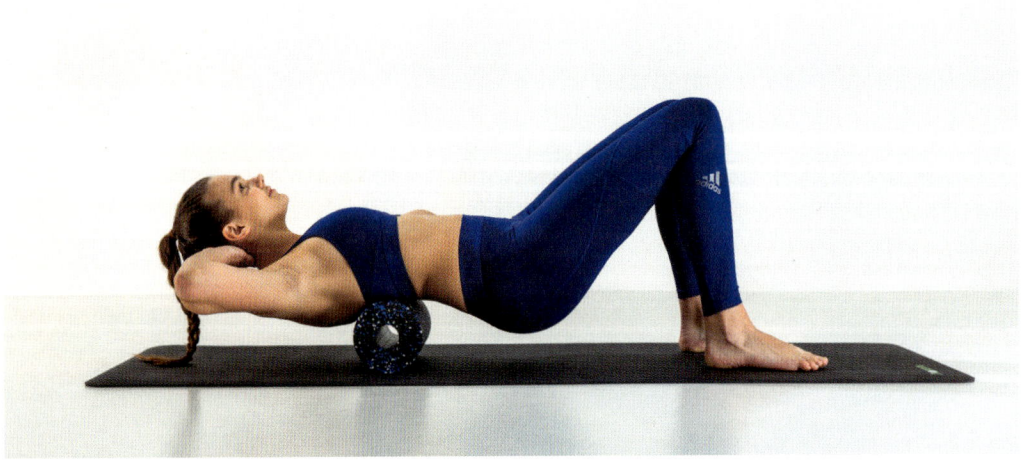

RÜCKENMUSKULATUR AUSROLLEN MIT BLACKROLL® BOOSTER

Rückseitige Zuglinie

Ausgangsposition: Rückenlage, Beine angewinkelt

1. Stellen Sie den Booster auf die niedrigste Schwingungsfrequenz ein (12–20 Hz). Legen Sie den Booster unter die Rückenmitte. Heben Sie Schultern und Gesäß an. Legen Sie den Kopf in die verschränkten Hände.

2. Rollen Sie langsam auf und ab, indem Sie die Beugung im Kniegelenk variieren. Der Rücken bleibt so gerade wie möglich; Hohlkreuz vermeiden. Ihr Blick ist nach oben gerichtet.

3. Verweilen Sie bewusst auf verspannten Stellen und lassen Sie den Booster mit seiner Vibration wirken.

HINWEIS
Bei einer sehr beanspruchten Rückenmuskulatur begünstigt das Ausrollen mit der Vibrationsrolle eine Schmerzreduktion und das Stimulieren tieferliegender Muskelpartien.

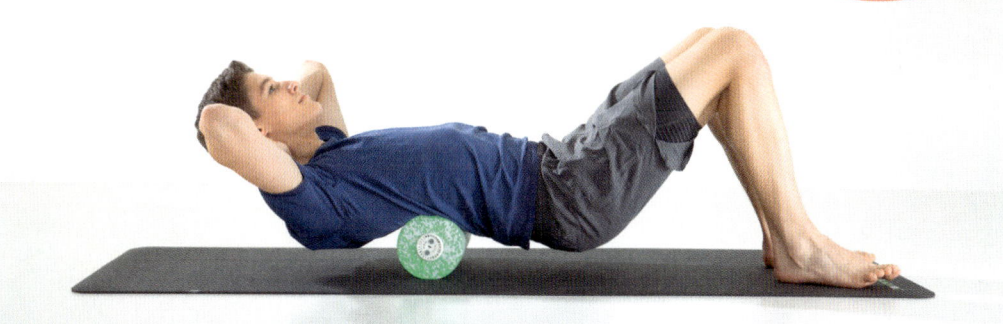

VORTEIL DER VIBRATION

Der Booster sollte für regenerative Zwecke auf einer sehr niedrigen Frequenz (12–20 Hz) eingestellt sein. Das Training mit der Vibrationsrolle führt zu einer noch schnelleren Regeneration, zu einer verbesserten Körperwahrnehmung und optimiert die schmerzreduzierenden Effekte.

ILIOSAKRALGELENK AUSROLLEN MIT BLACKROLL® DUOBALL 12

Rückseitige Zuglinie

Ausgangsposition: Rückenlage, Beine angewinkelt

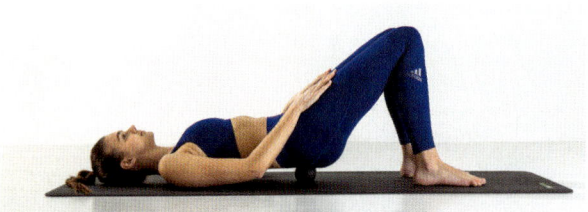

1. Legen Sie den Duoball unter das Iliosakralgelenk.

2. Rollen Sie minimal hoch und runter, indem Sie das Becken vor- und zurückkippen.

VARIANTE Sie können auch nur den Druck variieren, indem Sie die Beine anziehen, die Knie mit den Händen fassen und kreisförmig führen.

OBERARM AUSROLLEN MIT BLACKROLL® STANDARD

Armlinie

Ausgangsposition: Vierfüßlerstand

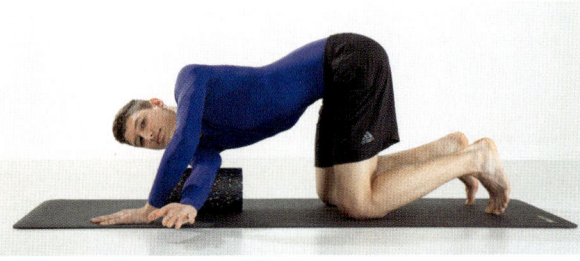

1. Legen Sie die äußere Seite des rechten Oberarms auf die Rolle. Der linke Arm bleibt aufgestützt. Senken Sie den Rumpf, um den Arm optimal auf der Rolle ablegen zu können.

2. Rollen Sie den Arm zwischen Ellenbogen und Schultergelenk ab. Wenn Sie eine verhärtete Stelle spüren, verweilen Sie hier für einige Atemzüge und fahren Sie dann mit dem Rollen fort.

3. Danach die Seite wechseln.

OBERARM AUSROLLEN MIT BLACKROLL® MINI AUF BLOCK

Armlinie

Ausgangsposition: Vierfüßlerstand

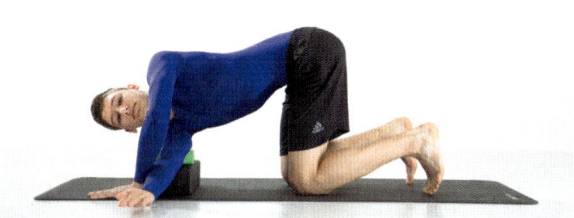

1. Legen Sie die Minirolle auf den Block. Positionieren Sie sich wie in der Übung davor. Der Block liegt quer zur Matte, die kleine Faszienrolle längs.

2. Rollen Sie den äußeren rechten Oberarm ab wie in der Übung davor. Durch die kleine Rolle ist der punktuelle Druck höher.

3. Danach die Seite wechseln.

UNTERARME AUSROLLEN MIT BLACKROLL® MED

Armlinie

Ausgangsposition: Vierfüßlerstand

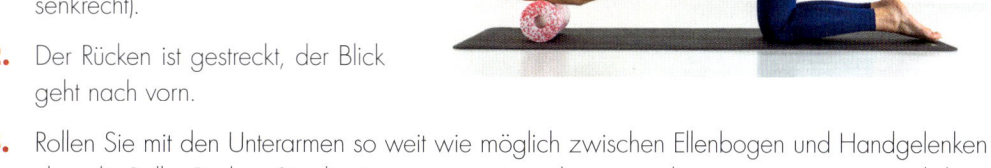

1. Legen Sie Ihre Unterarme auf die Rolle, Handflächen nach unten. Lehnen Sie den Oberkörper nach vorn. Ihr Becken befindet sich über den Knien (Oberschenkel senkrecht).

2. Der Rücken ist gestreckt, der Blick geht nach vorn.

3. Rollen Sie mit den Unterarmen so weit wie möglich zwischen Ellenbogen und Handgelenken über die Rolle. Drehen Sie die Arme etwas ein und aus, um die gesamte Unterarmmuskulatur auszurollen.

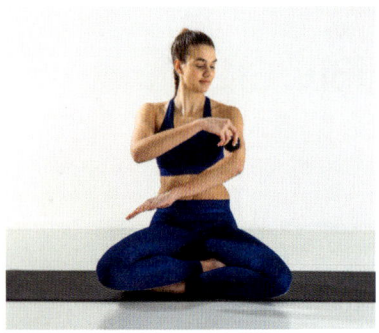

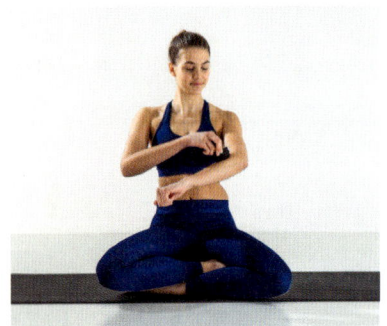

ARM AUSROLLEN MIT BLACKROLL® TWISTER

Armlinie

Ausgangsposition: bequem sitzend, zum Beispiel Schneidersitz (s. S. 32) oder Fersensitz

1. Greifen Sie den Twister mit der rechten Hand in den Auskerbungen. Setzen Sie ihn am linken Arm, knapp unterhalb des Ellenbogens auf.

2. Üben Sie Druck über den Twister auf den Unterarm aus und drehen Sie ihn unter konstantem Druck nach rechts und links. Halten Sie je in der Endposition der Drehung für etwa 10 Sekunden und lösen Sie dann den Druck. Bearbeiten Sie so den ganzen Arm.

3. Die Seite wechseln.

HANDFLÄCHEN AUSROLLEN MIT ZWEI BLACKROLL® TWISTERN

Armlinie

Ausgangsposition: Vierfüßlerstand

Arme und Oberschenkel stehen im rechten Winkel zum Rumpf. Legen Sie unter jede Handfläche einen Twister. Geben Sie nun etwas Druck darauf, indem Sie Ihr Gewicht leicht nach vorn verlagern.

VARIANTE Die Hände auch nach innen eindrehen (Finger zur Mitte). Den Druck variieren, dann die Hände nach außen drehen.

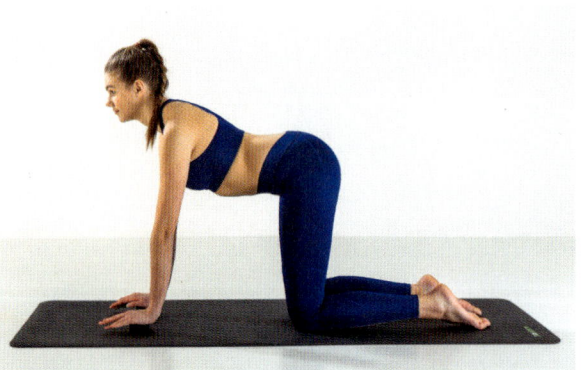

HANDFLÄCHE AUSROLLEN
MIT BLACKROLL® MICRO UND BLOCK

Armlinie

Ausgangsposition: Fersensitz, gerader Rücken

1. Legen Sie die Rolle quer auf den Block vor sich. Legen Sie Ihre linke Handfläche auf die Microrolle und rollen Sie Ihre Handfläche von der Handwurzel bis zu den Fingerkuppen aus.

2. Rollen Sie auch einzelne Finger aus, vor allem bei Sportarten, bei denen die Finger besonders belastet sind, zum Beispiel Klettern oder Volleyball. Auch die Handrückseite kann ausgerollt werden.

3. Die Seite wechseln.

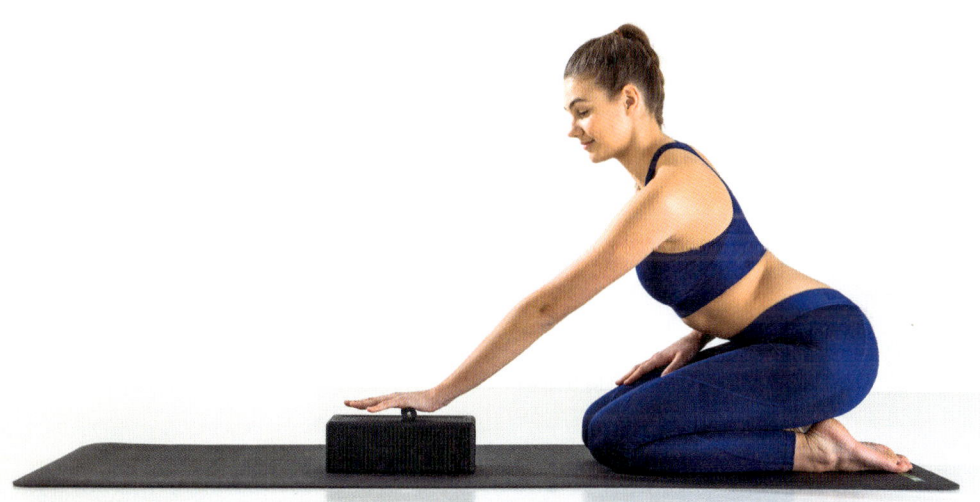

TIPP

Die Microrolle eignet sich auch, um den Kiefer auszurollen. Kieferverspannungen lösen nicht selten Kopf-, Zahn-, Ohren-, Rücken- oder Knieschmerzen aus. Das liegt daran, dass der Kiefer über Faszien, Muskeln und Nerven mit unserem gesamten Körper in Verbindung steht. Viele Sportler pressen oft unbewusst bei großer Anspannung, permanentem Leistungsdruck und mentalen Blockaden die Zähne zusammen, was zu Kieferstress führt. Diese Verspannungen beeinträchtigen die Leistungsfähigkeit. Zu einer optimalen Regeneration zählt somit auch eine Entspannung des Kiefers.

BRUSTWANDFASZIE AUSROLLEN MIT BLACKROLL® BALL 08 UND BLOCK

Frontale Zuglinie

Ausgangsposition: Kniestand

1. Nehmen Sie den Block in beide Hände – die Öffnung zeigt nach vorn. Klemmen Sie den Ball mittig zwischen Block und oberem Brustkorb ein, sodass er unterhalb des Schlüsselbeins liegt.

2. Rollen Sie den Ball nun mithilfe des Blocks kreuz und quer über Ihre Brustmuskulatur. Atmen Sie tief und langsam, so dringt die Massage tiefer ins Gewebe der Brustmuskulatur ein.

3. Verweilen Sie für einige Atemzüge auf einem Punkt und erhöhen Sie den Druck, wenn Sie eine besonders verhärtete Stelle spüren. Anschließend rollen Sie den Bereich erneut aus.

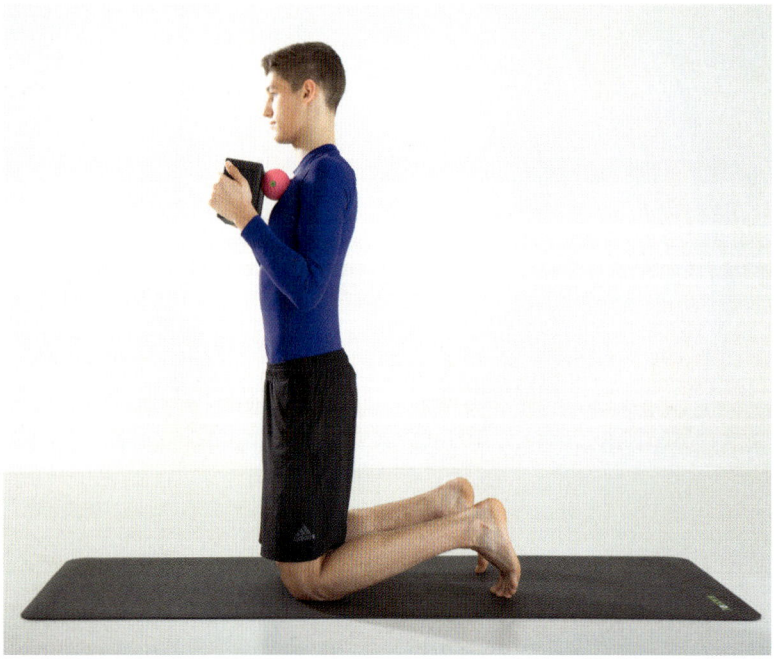

VARIANTE Halten Sie den Block gegen eine Wand und klemmen Sie den Ball ebenso zwischen Brustmuskel und Block. Lehnen Sie sich nun mit Ihrem Eigengewicht gegen den Ball und bewegen Sie den Oberkörper hoch und runter, kreuz und quer. Den Druck erhöhen Sie, indem Sie mehr Gewicht gegen den Ball pressen.

BRUSTWANDFASZIE AUSROLLEN MIT ZWEI BLACKROLL® BALLS 08 UND ZWEI BLÖCKEN

Frontale Zuglinie

Ausgangsposition: Bauchlage

1. Legen Sie zwei Blöcke mit etwas Abstand längs zur Matte. Der Abstand zwischen den Blöcken sollte etwa so breit sein, dass Sie Ihren Kopf später dazwischen ablegen können. Legen Sie auf jeden Block einen Ball. Legen Sie sich so auf die Bälle, dass sie in der Mulde unterhalb Ihres Schlüsselbeines, Oberarmkopfes und Ihrer ersten Rippen aufliegen, sodass auch der kleine Brustmuskel mitbearbeitet wird.

2. Legen Sie Ihre Stirn entweder zwischen oder vor den Blöcken ab. Die Arme liegen neben Ihrem Körper, die Handflächen zeigen nach oben.

3. Mit jeder Einatmung heben Sie die Arme gestreckt an und geben somit Zug auf den kleinen Brustmuskel.

4. Mit jeder Ausatmung entspannen Sie die Arme und legen sie wieder neben dem Körper ab. Einige Male wiederholen.

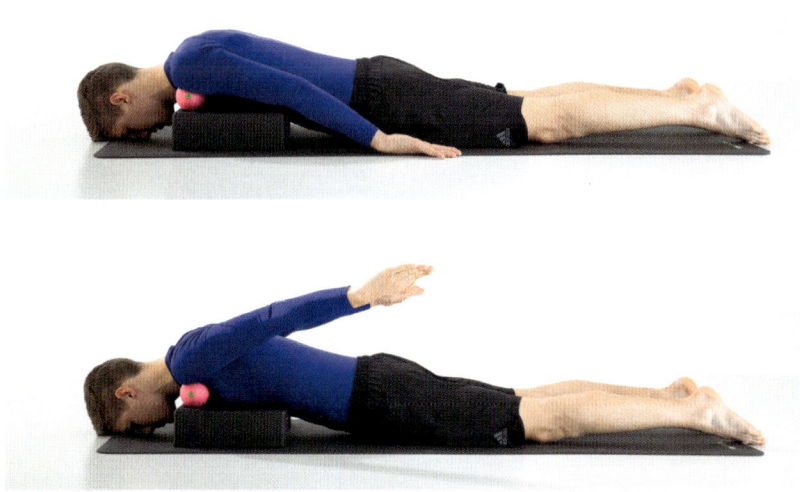

VARIANTE Halten Sie die Spannung für einige Atemzüge und erhöhen Sie so die Kompression.

HÜFTBEUGER AUSROLLEN
MIT BLACKROLL® BALL 08 UND BLOCK

Frontale Zuglinie

Ausgangsposition: Bauchlage

1. Legen Sie einen Block mit dem Ball darauf unter den linken Hüftbeuger.

2. Stützen Sie sich auf Ihre Ellenbogen auf, legen Sie die Stirn auf den verschränkten Händen ab und verlagern Sie Ihr Rumpfgewicht auf den Ball. Verweilen Sie so für einige tiefe Atemzüge. Sie können den Druck regulieren, aber Ziel ist es, möglichst viel Gewicht auf den Ball zu verlagern und dabei trotzdem zu entspannen. Um den Druck zu erhöhen, heben Sie das Bein der belasteten Seite gestreckt etwas an und senken es wieder ab oder winkeln es an.

3. Danach die Seite wechseln.

HINWEIS
Diese Übung verlangt etwas Überwindung, denn der punktuelle Druck könnte sich schmerzhaft anfühlen.

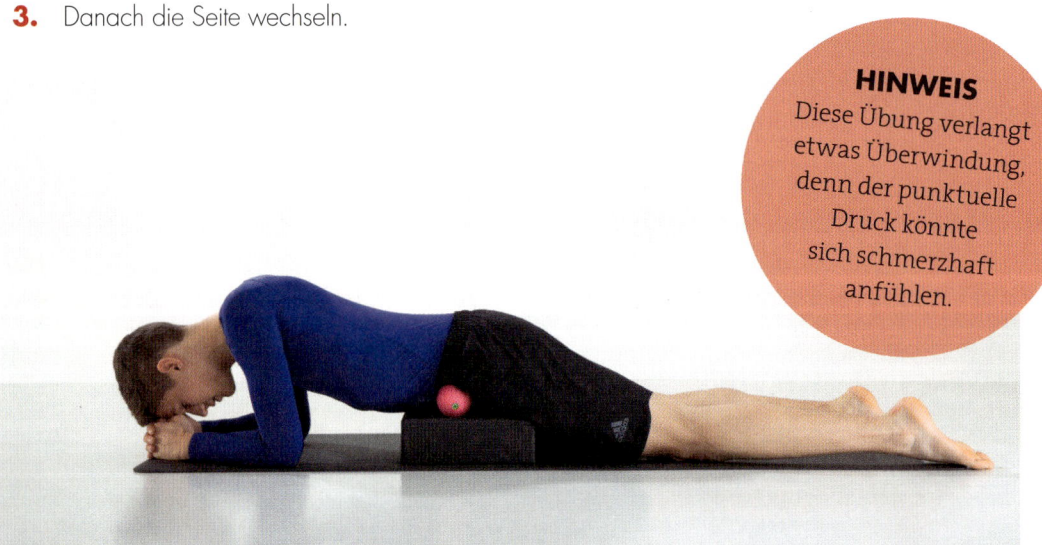

WICHTIG

Atmen Sie ruhig, denn der Hüftbeuger und unser Zwerchfell sind faszial miteinander verbunden. Durch eine tiefe Bauchatmung werden die Faszien zwischen dem Hauptatemmuskel, dem Zwerchfell und dem Hüftbeuger verschoben, gleiten besser aneinander vorbei und werden dadurch wieder beweglicher. Viele Sportler haben verkürzte Hüftbeuger – wie Radfahrer durch eine permanente gedrungene Haltung oder Fußballer durch einseitige Trainingsautomatismen.

ZWERCHFELL AUSROLLEN MIT BLACKROLL® BALL 08

Tiefe frontale Zuglinie

Ausgangsposition: Bauchlage

1. Legen Sie den Ball unter den linken Rippenbogen. Er sollte nicht auf Knochen drücken.

2. Legen Sie sich flach auf den Ball und atmen Sie ganz ruhig – die Stirn auf den Händen ablegen.

3. Sinken Sie mit Ihrem Rumpf immer weiter Richtung Matte. Verweilen Sie hier für 1 bis 2 Minuten und beobachten Sie, wie Ihre Atmung sich verändert.

4. Legen Sie anschließend den Ball unter den rechten Rippenbogen und versuchen Sie wahrzunehmen, ob sich die beiden Seiten unterschiedlich anfühlen. Bewusst atmen, entspannen und fühlen.

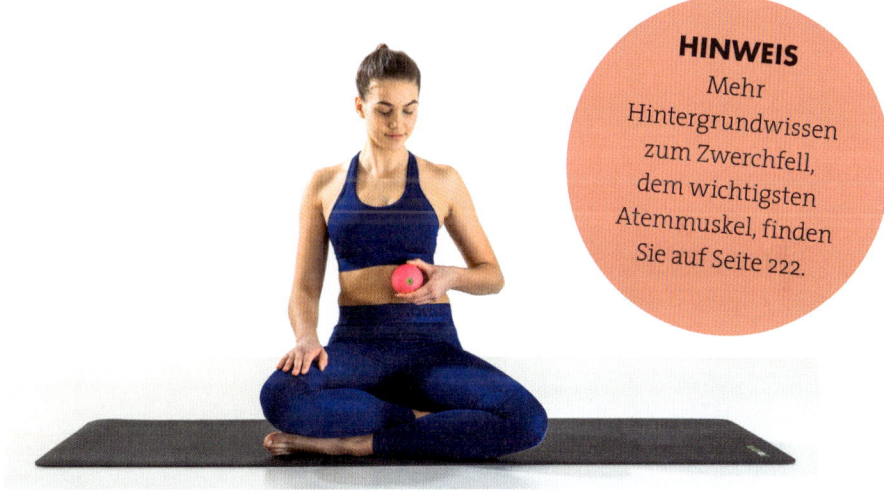

HINWEIS
Mehr Hintergrundwissen zum Zwerchfell, dem wichtigsten Atemmuskel, finden Sie auf Seite 222.

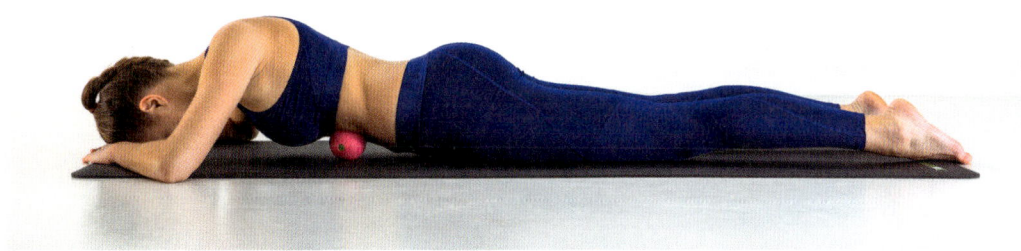

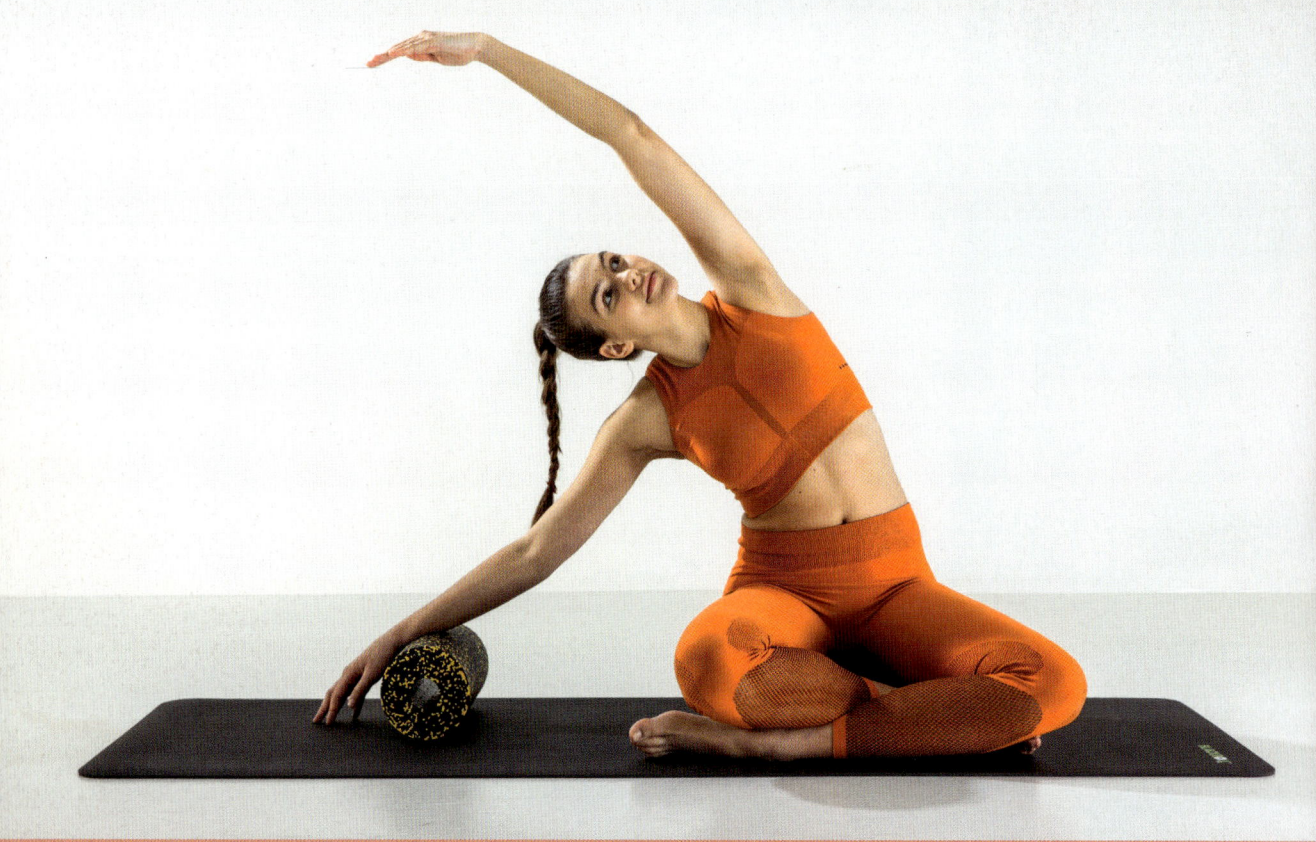

MOBILISATIONSÜBUNGEN

Viele Sportler bereiten sich auf eine Trainingseinheit vor, indem sie einige Dehnübungen durchführen. Bitte bedenken Sie, dass Dehnen die statische Flexibilität verbessert, den Körper aber nicht so gut darauf vorbereitet, sich während des Trainings schnell und effizient zu bewegen.

RANGE OF MOTION

Durch das Mobilisationstraining werden die Bewegungsumfänge der Gelenke (Range of Motion – auch ROM genannt) verbessert. Mobile Gelenke sind gut beweglich und die Gliedmaßen, die das Gelenk verbindet, können effektiver und funktioneller arbeiten. Kurz: Je besser der volle Bewegungsradius eines Gelenks genutzt werden kann, umso mehr Kraft kann auch entwickelt werden. Das bedeutet im Umkehrschluss allerdings auch, dass eine eingeschränkte Mobilität direkte Auswirkungen auf die Bewegungsqualität hat.

Sie werden bei den Übungsausführungen sicherlich die eine oder andere Asymmetrie in den Körperseiten feststellen. Auch diese Erkenntnisse sind wichtig, um an den Defiziten arbeiten zu können. Bei regelmäßiger Durchführung der Mobilitätsübungen werden Sie feststellen, dass die Symmetrie nach und nach besser wird.

MOTORISCHE KONTROLLE

Mobilitätstraining erfolgt immer aktiv und mit motorischer Kontrolle, da Muskeln gezielt aktiviert werden, um eine Bewegung im Gelenk zu erzeugen. Für die athletische Leistungsfähigkeit, also den aktiven Krafteinsatz, ist das Mobilitätstraining von großer Bedeutung, denn so gut wie alle Bewegungsabläufe im Sport unterliegen einer enormen motorischen Kontrolle. Als Beispiel sei der Überkopfwurf beim Handball genannt. Der Wurfarm wird aktiv in eine maximale Außenrotationsstellung gebracht, um daraus maximal beschleunigen zu können. Je größer die Außenrotation, desto höher die Beschleunigung und umso mehr Leistung ist abrufbar. Ziel ist es hier, durch gezielte Mobilisationsübungen die Außenrotationsfähigkeit der Schulter zu erhöhen, um mehr Wurfkontrolle und Bewegungsradius zu erzeugen.

MOBILITÄT VS. STRETCHING

»Mehr dehnen!« – vor allem Sportler mit belastungsabhängigen Verkürzungen hören diesen Satz wahrscheinlich immer wieder. Fakt ist: Nur ein in seiner vollen Länge beweglicher Muskel, kann auch optimale Leistung bringen. Nicht selten lautet der fachkundige Rat des Trainers bei Verletzungen oder Muskelbeschwerden: Dehnen.

Stretching, beziehungsweise Dehnen, ist allerdings nicht mit Mobilitätstraining gleichzusetzen. Beide Methoden verfolgen das Ziel, den Bewegungsumfang zu vergrößern. Dehnen, wie es in den Yogahaltungen der Fall ist, wirkt in erster Linie auf das myofasziale Gewebe, während beim aktiven und dynamischen Mobilitätstraining primär Muskeln durch dynamische und rhythmische Bewegungsabläufe aktiviert werden.

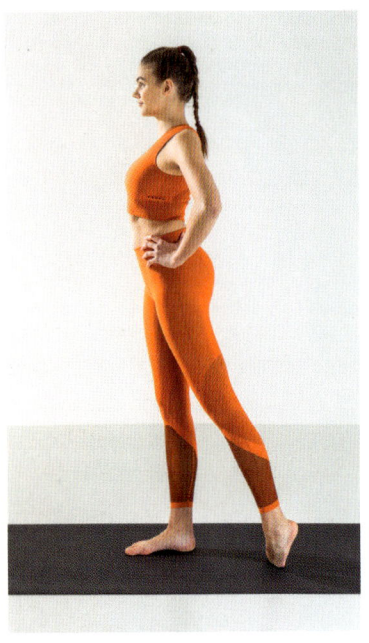

MOBILISATION DER ZEHEN

Mobilisation: Füße
Frontale Zuglinie

Ausgangsposition: Berghaltung (s. S. 33)

1. Das linke Bein etwas nach hinten strecken, das Gewicht bleibt auf dem rechten Bein. Stützen Sie die Hände in die Hüften und halten Sie so das Becken gerade. Kreisen Sie den linken Fuß, sodass die Zehen von allen Seiten sanft (!) auf den Boden gedrückt werden. Wechseln Sie nach einigen Runden die Richtung.

2. Zum Schluss krallen Sie die Zehen ein und spannen das Bein an, sodass die Fußoberseite gedehnt wird. Halten Sie die Dehnung für einige Atemzüge.

3. Das Ganze mit dem anderen Fuß wiederholen.

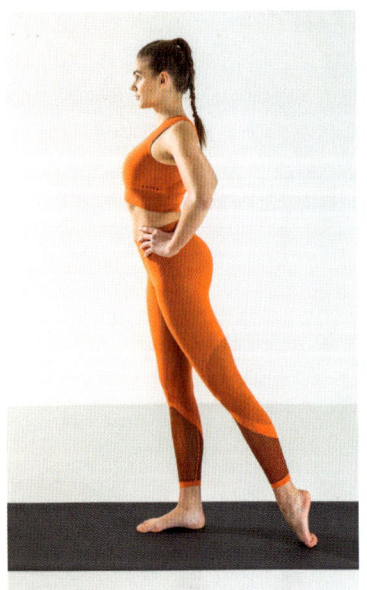

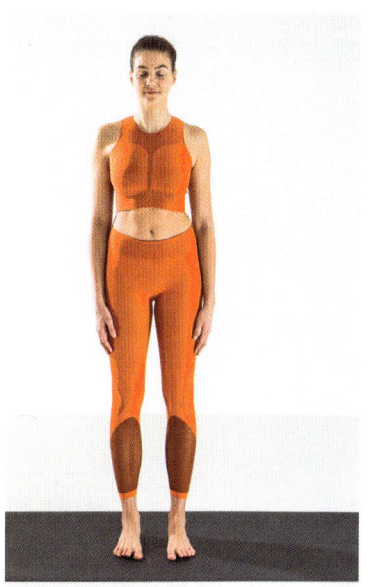

MOBILISATION DER ZEHEN 2

Mobilisation: Füße
Frontale und rückseitige Zuglinie

Ausgangsposition: Berghaltung (s. S. 33), Augen geschlossen

1. Lassen Sie Arme und Hände ganz locker und richten Sie Ihre Aufmerksamkeit auf Ihre Zehen. Spüren Sie den Boden unter allen Zehen. Heben Sie dann alle Zehen vom Boden, sodass Sie nur noch auf Ferse und Ballen stehen.

2. Legen Sie nur die kleinen Zehen von beiden Füßen auf den Boden ab, alle anderen bleiben oben. Heben Sie wieder alle Zehen vom Boden. Nun legen Sie nur die beiden großen Zehen ab. Achten Sie darauf, dass Ihre Finger entspannt bleiben. Heben Sie wieder alle Zehen vom Boden.

3. Legen Sie die kleinen und die großen Zehen gleichzeitig auf der Matte ab und halten Sie die mittleren Zehen oben. Zum Schluss spreizen Sie alle Zehen und drücken Sie sie in die Matte. Spüren Sie jedem Zeh nach.

TIPP
Wenn Ihnen diese Übung nicht auf Anhieb gelingt, können Sie Ihre Zehen prima beim morgendlichen Zähneputzen trainieren.

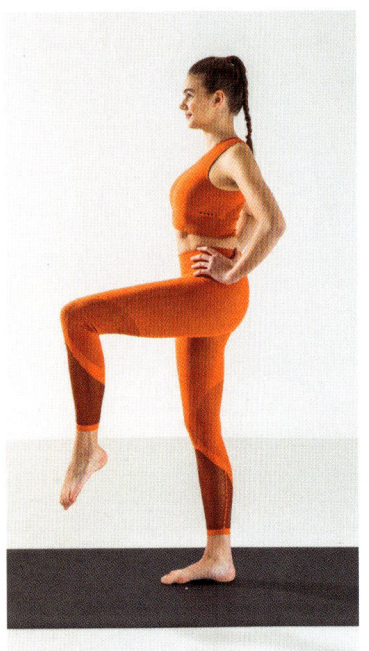

FUSSKREISEN AUF EINEM BEIN

Mobilisation: Füße
Frontale und rückseitige Zuglinie

Ausgangsposition: Berghaltung (s. S. 33)

1. Verlagern Sie das Gewicht auf Ihr rechtes Bein. Heben Sie das linke Bein im rechten Winkel an und lassen Sie den ganzen Fuß mehrmals kreisen.

2. Wechseln Sie die Richtung.

3. Anschließend die Zehen im Wechsel einkrallen und spreizen. Nach einigen Wiederholungen den Fuß wieder absetzen und nachspüren.

4. Das Ganze mit dem anderen Fuß wiederholen.

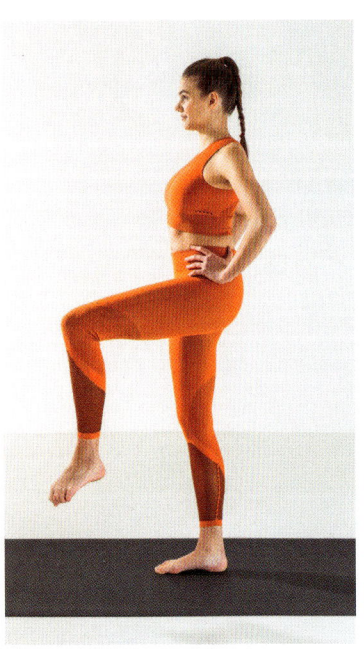

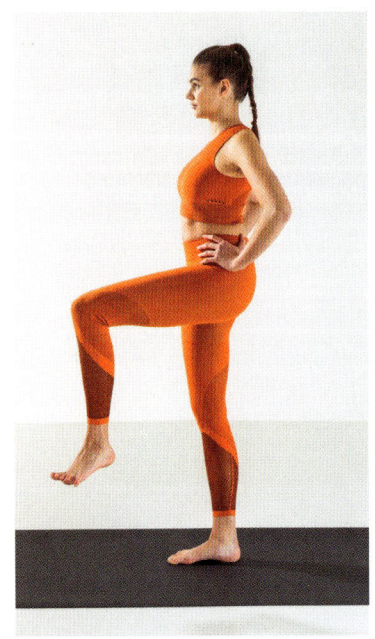

KNIE KREISEN

Mobilisation: Sprunggelenke und Knie
Alle Zuglinien

Ausgangsposition: Berghaltung (s. S. 33)

1. Beugen Sie leicht Ihre Knie und klemmen Sie Ihre gefalteten Hände zwischen den Knien ein. Beschreiben Sie mit den Knien Kreise. Die Füße bleiben dabei flach auf dem Boden. Nach einer Weile die Richtung wechseln.

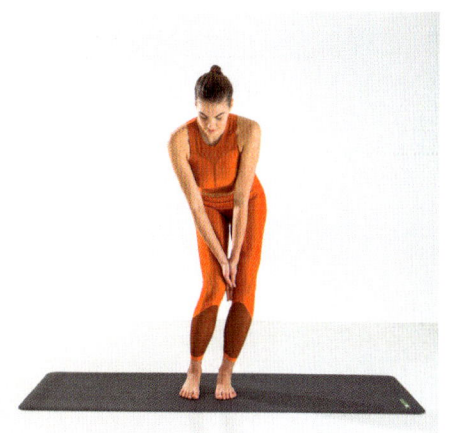

HÜFTKREISEN

Mobilisation: Hüfte
Tiefe frontale Zuglinie

Ausgangsposition: Berghaltung (s. S. 33)

1. Stützen Sie die Hände in die Hüften und lassen Sie Ihr Becken im Uhrzeigersinn kreisen.

2. Nach einigen Kreisen die Richtung wechseln. Die Füße bleiben immer flach auf dem Boden.

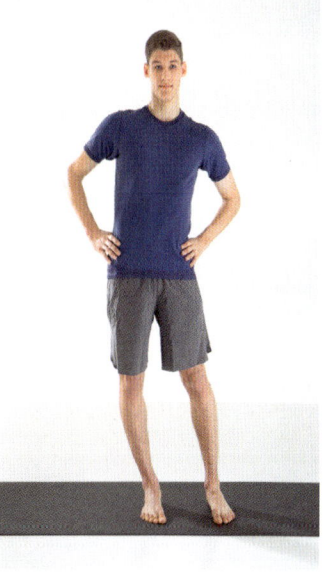
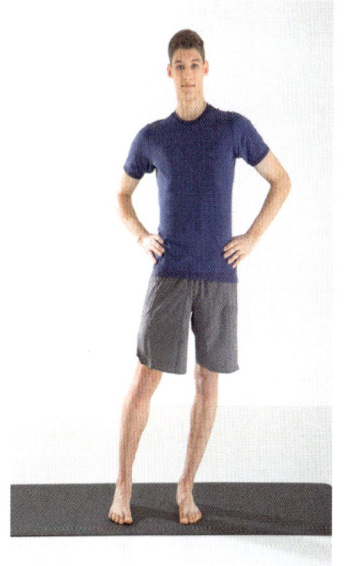

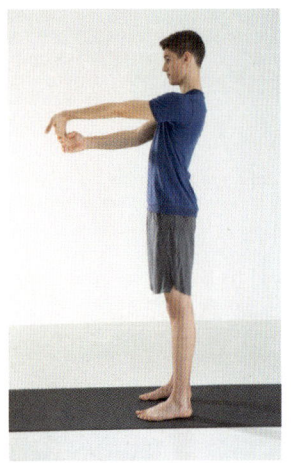

UNTERARME DEHNEN

Mobilisation: Handgelenke und Unterarme
Armlinien

Ausgangsposition: Berghaltung (s. S. 33)

1. Greifen Sie mit der rechten Hand nach der ausgestreckten linken Hand. Dabei zeigen die Innenseite des linken Armes nach oben und die Finger zum Boden.

2. Halten Sie die Dehnung für einige Atemzüge, dann die Seite wechseln.

HÄNDE UND FINGER MOBILISIEREN

Armlinien

Ausgangsposition: Berghaltung (s. S. 33) oder sitzend

1. Halten Sie beide Unterarme parallel zum Boden nach vorn und halten Sie sie während der Übung ruhig. Lassen Sie die Hände im Handgelenke kreisen. Nach einer Weile die Richtung wechseln.

2. Halten Sie beide Hände in Verlängerung des Unterarms, Handflächen nach unten. Machen Sie Fäuste und spreizen Sie die Finger maximal – immer im Wechsel.

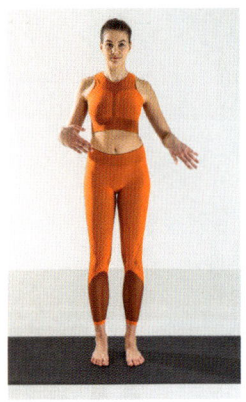
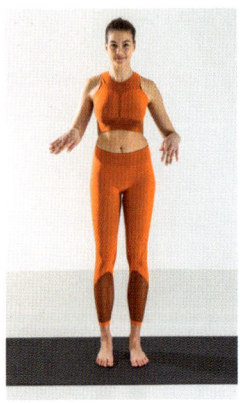
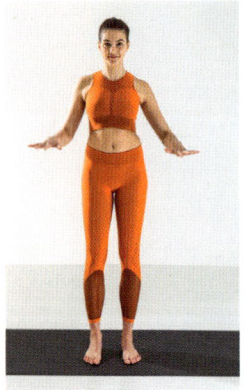
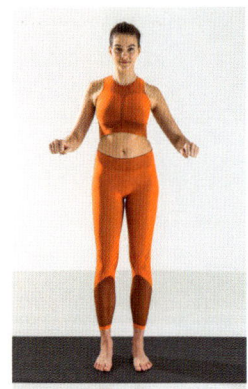

SCHULTERKREISEN

Mobilisation: Schultern
Armlinien

Ausgangsposition: Berghaltung (s. S. 33)

1. Legen Sie die gespreizten Finger auf die Schultern. Rotieren Sie nun in den Schultern, indem die Ellbogen große Kreise beschreiben.

2. Bei der Ausatmung berühren sich die Ellenbogen vorn, beim Einatmen beschreiben sie einen großen Kreis nach hinten, sodass sich die Schulterblätter zusammenziehen.

3. Langsam mehrere Kreise beschreiben, dann die Richtung wechseln.

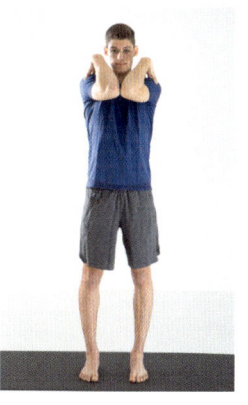 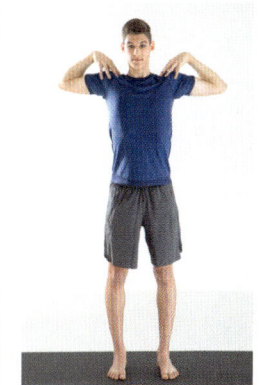

DYNAMISCHER RUMPFTWIST

Mobilisation: Brustwirbelsäule
Spirale Zuglinie

Ausgangsposition: Berghaltung (s. S. 33)

1. Rotieren Sie den Oberkörper in Höhe der Brustwirbelsäule um Ihre eigene, senkrechte Achse. Das Becken bleibt dabei immer stabil und nach vorn ausgerichtet.

2. Die Arme »fliegen« schwungvoll mal in die eine, mal in die andere Richtung und klopfen vor dem Richtungswechsel gegen Po und Hüfte. Lassen Sie die Arme ganz locker.

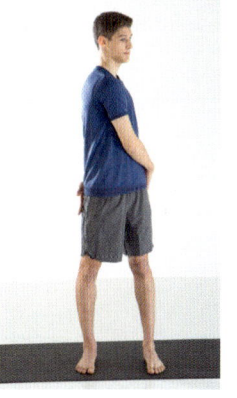 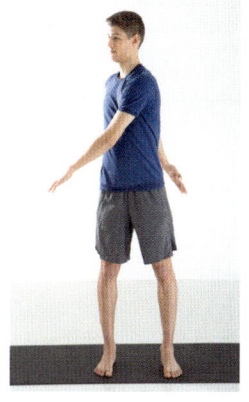

LIEGENDE ACHT

Mobilisation: Hüfte
Balance
Tiefe frontale Zuglinie

Ausgangsposition: Berghaltung (s. S. 33)

1. Heben Sie das rechte Bein gebeugt im rechten Winkel an. Stützen Sie die Hände in die Hüften.

2. Beschreiben Sie nun mit dem angehobenen Knie eine flache, liegende Acht – der Unterschenkel hängt locker herab. Nutzen Sie die gesamte Range of Motion Ihres Hüftgelenks. Beobachten Sie, auf welchem Bein Sie nebenbei stabiler stehen und ob sich beide Seiten gleich anfühlen.

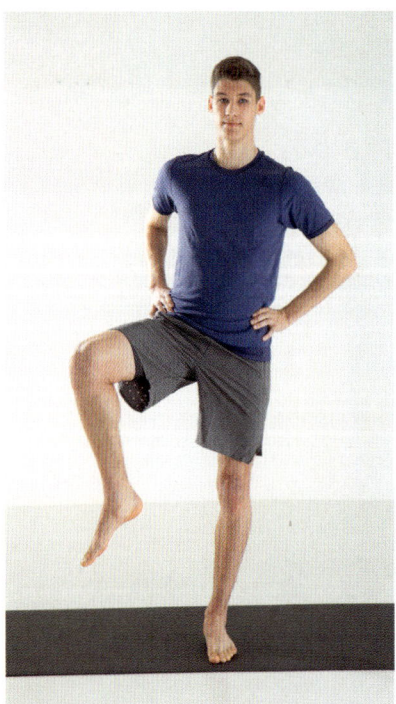 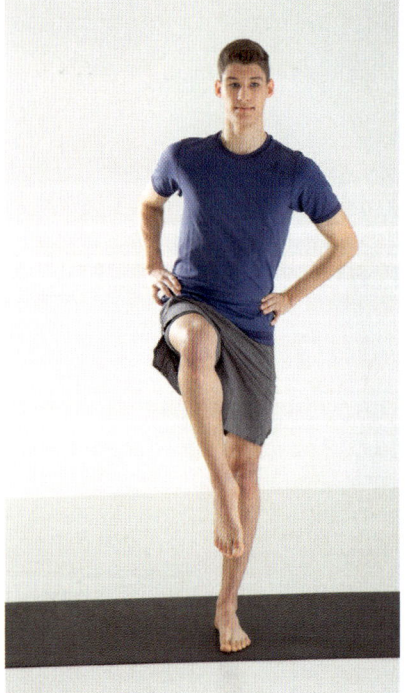

VARIANTE Wer (noch) nicht gut auf einem Bein stehen kann, stellt einen Stuhl auf die Standbeinseite und hält sich dort fest.

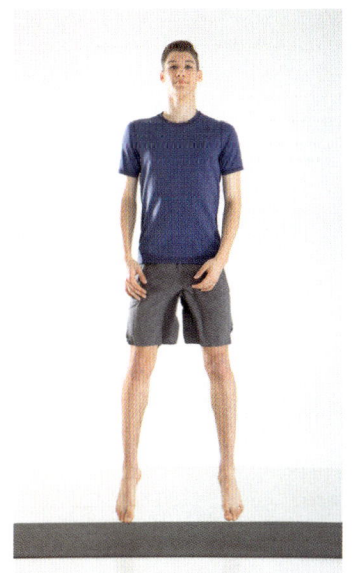

SPRINGEN

Mobilisation: Gesamter Körper
Alle Zuglinien

Ausgangsposition: Berghaltung (s. S. 33)

Springen Sie auf der Stelle, wobei immer beide Füße vom Boden abheben. Landen Sie möglichst weich federnd. Die Arme hängen locker herab und schwingen natürlich mit der Bewegung.

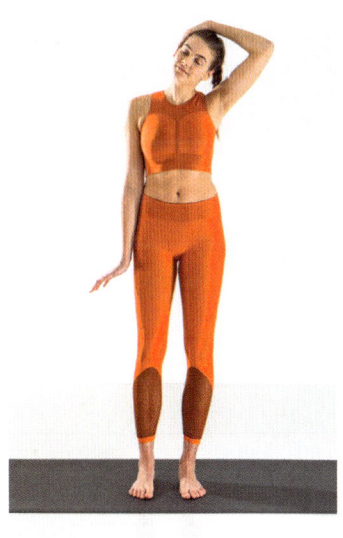

HALSDEHNUNG

Mobilisation: Halswirbelsäule
Seitliche Zuglinie

Ausgangsposition: Berghaltung (s. S. 33) oder sitzend

1. Heben Sie den linken Arm über den Kopf und legen Sie die Hand auf das rechte Ohr. Ziehen Sie den Kopf sanft (!) Richtung linke Schulter. Einige Atemzüge halten.

2. Mit der anderen Seite wiederholen.

WIRBELSÄULENFLOW

Mobilisation: Wirbelsäule
Rückseitige und frontale Zuglinie

Ausgangsposition: Berghaltung (s. S. 33), Hände im Nacken verschränkt

1. Mit der Einatmung lehnen Sie sich leicht in eine Rückbeuge, dabei ziehen die Ellenbogen weit nach hinten; den Brustkorb dehnen, Beckenboden anspannen.

2. Mit der Ausatmung ziehen Sie Ihre Ellenbogen nach vorn und das Kinn zum Brustbein – Beckenboden lösen. Mit der nächsten Einatmung kommen Sie wieder in die Berghaltung mit leichter Rückbeuge – Beckenboden anspannen.

3. Mit der nächsten Ausatmung machen Sie eine weitere, etwas tiefere Vorbeuge: Der Kopf senkt sich bis auf Brustkorbhöhe. Mit der nächsten Einatmung kommen Sie wieder in die Berghaltung mit leichter Rückbeuge – Beckenboden anspannen.

4. Mit der nächsten Ausatmung machen Sie eine weitere, noch tiefere Vorbeuge: Der Kopf senkt sich bis auf Höhe des Bauchnabels. Mit der nächsten Einatmung kommen Sie wieder in die Berghaltung mit leichter Rückbeuge – Beckenboden anspannen.

5. Mit der nächsten Ausatmung machen Sie eine weitere, noch tiefere Vorbeuge: Der Kopf senkt sich bis auf Höhe des Schambeins. Mit der nächsten Einatmung kommen Sie wieder in die Berghaltung mit leichter Rückbeuge – Beckenboden anspannen.

6. Mit der nächsten Ausatmung machen Sie eine weitere, noch tiefere Vorbeuge: Der Kopf senkt sich bis auf Höhe des Knies. Mit der nächsten Einatmung kommen Sie wieder in die Berghaltung mit leichter Rückbeuge – Beckenboden anspannen.

7. Mit der nächsten Ausatmung beugen Sie Ihren Oberkörper so weit nach unten, wie es für Sie möglich ist. Die Füße bleiben flach auf dem Boden.

8. Zum Schluss beugen Sie leicht die Knie und richten sich Wirbel für Wirbel wieder achtsam auf.

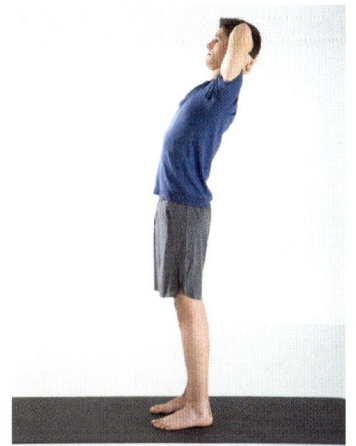

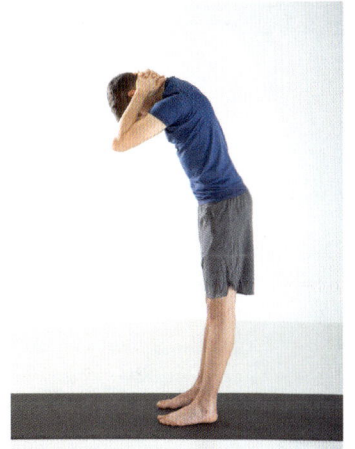

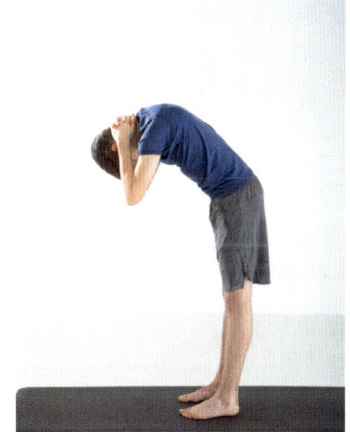

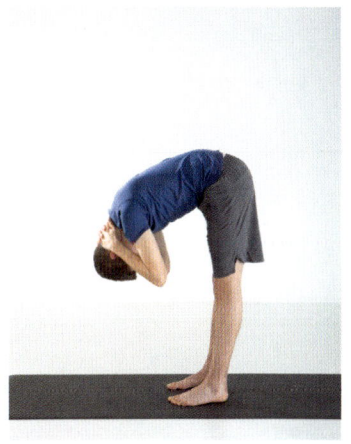

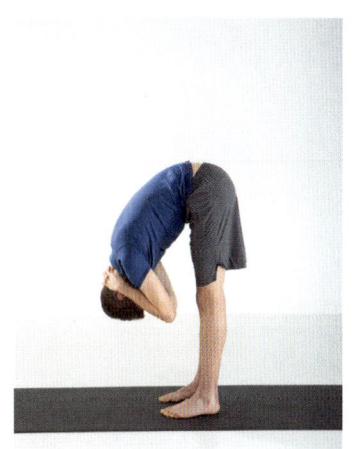

GEGRÄTSCHTE STEHENDE VORBEUGE

Mobilisation: Füße und Oberschenkelinnenseite
Rückseitige Zuglinie

Ausgangsposition: Berghaltung (s. S. 33)

1. Grätschen Sie Ihre Beine. Kommen Sie mit dem Oberkörper in eine tiefe Vorbeuge. Wenn Sie mit den Händen nicht den Boden berühren können, legen Sie sie auf einem Block ab – zur Not auf zweien.

2. Verlagern Sie Ihr Gewicht vor und zurück, indem Sie von den Ballen auf die Fersen wippen – und zurück.

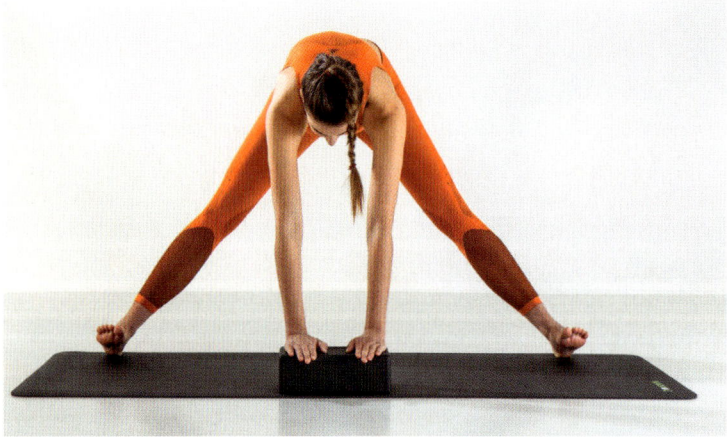

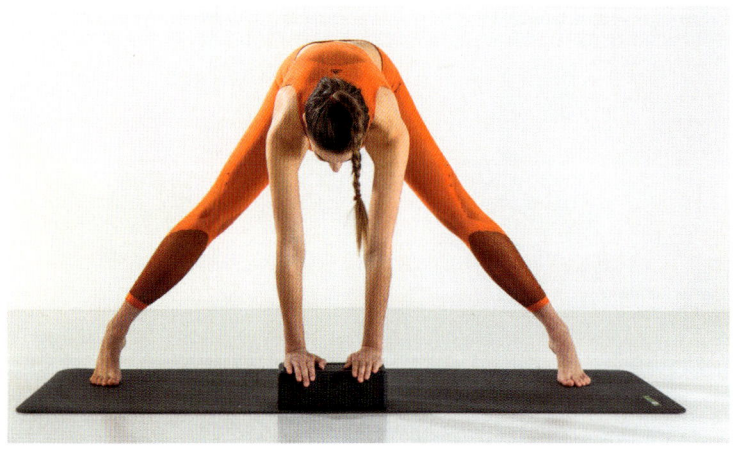

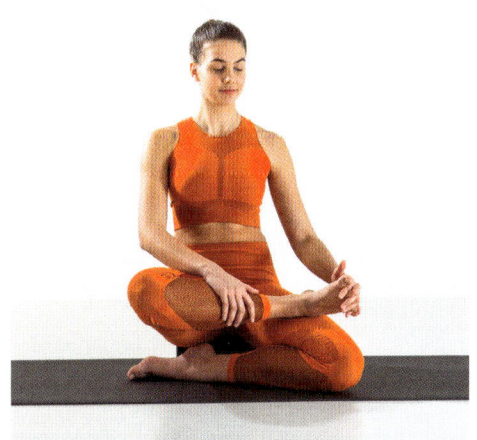

FUSSMASSAGE UND ZEHEN AUSSTREICHEN

Mobilisation: Füße und Zehen
Rückseitige Zuglinie

Ausgangsposition: sitzend, eventuell auf einem Block oder einem Kissen

1. Verschränken Sie die Finger der linken Hand mit den Zehen des rechten Fußes. Bewegen Sie die Hand, sodass die Zehen kreisen.

2. Streichen Sie die Zehen aus: Die Zehen krallen sich ein und klemmen so die Finger ein. Gegen diesen Druck ziehen Sie die Hand heraus.

3. Umfassen Sie den rechten Fuß nun mit beiden Händen und pressen Sie den Fuß so aus, als würden Sie ein Tuch auswringen.

4. Mit der anderen Seite wiederholen.

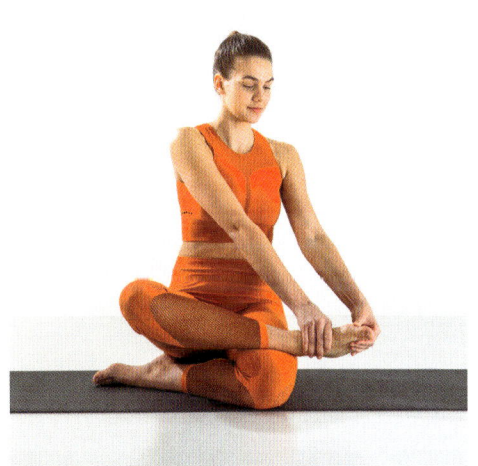

MOBILISATION DER BRUSTWIRBELSÄULE MIT BLACKROLL® STANDARD

Mobilisation: Brustwirbelsäule und Flankendehnung
Frontale, rückseitige und seitliche Zuglinie

Ausgangsposition: sitzend, eventuell auf einem Block oder einem Kissen

1. Legen Sie die Rolle rechts neben sich und legen Sie die rechte Hand locker darauf. Die Gesäß-knochen heben während der gesamten Übung nicht von der Unterlage ab. Mit der Einatmung heben Sie den linken Arm und neigen den Oberkörper nach rechts. Der Blick geht unter dem linken Arm schräg nach oben. Der Nacken bleibt lang.

2. Mit jeder Einatmung nehmen Sie die intensive Flankendehnung wahr und mit jeder Ausatmung versuchen Sie, ein wenig weiter nach rechts zu sinken.

3. Mit der anderen Seite wiederholen.

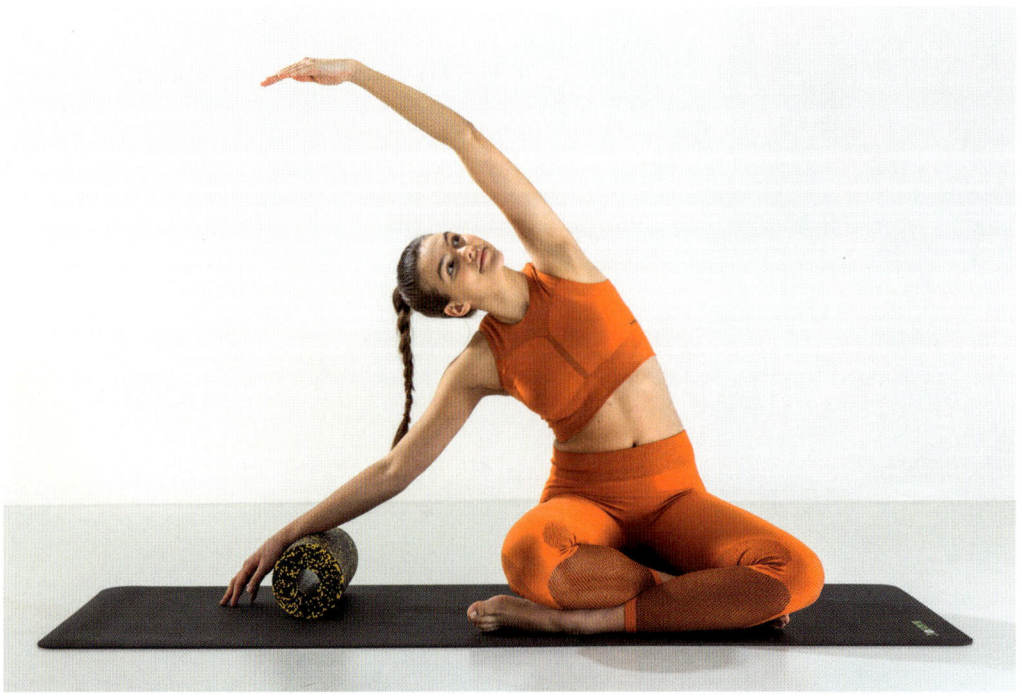

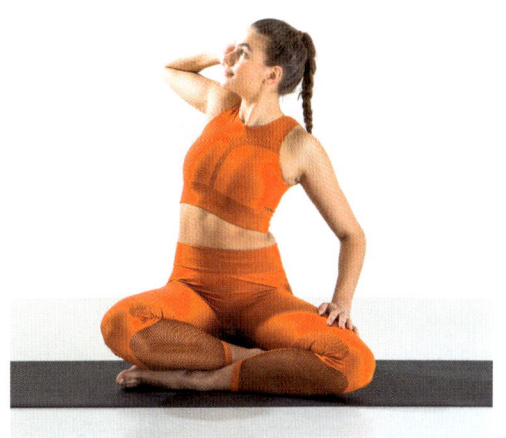

MOBILISATION DER BRUSTWIRBELSÄULE MIT TWIST

Frontale, rückseitige und seitliche Zuglinie

Ausgangsposition: sitzend, eventuell auf einem Block oder einem Kissen

1. Ziehen Sie die Wirbelsäule lang nach oben. Legen Sie die rechte Hand in den Nacken, die linke Hand liegt locker auf dem linken Oberschenkel. Mit der Einatmung zieht Ihr rechter Ellenbogen weit nach hinten, dabei dreht sich der Oberkörper leicht mit. Der Blick geht nach oben und hinten. Das Becken bleibt nach vorn ausgerichtet, die Gesäßknochen bleiben auf der Unterlage.

2. Mit der Ausatmung zieht der rechte Ellenbogen zum linken Knie. Dabei runden Sie Ihren Rücken und ziehen Ihren Bauchnabel Richtung Wirbelsäule.

3. Versuchen Sie mit jeder Einatmung den Brustkorb etwas mehr zu öffnen und zu drehen. Spüren Sie, wie die bewusste Atmung die Dehnung verstärkt.

4. Mehrmals wiederholen, dann die Seite wechseln.

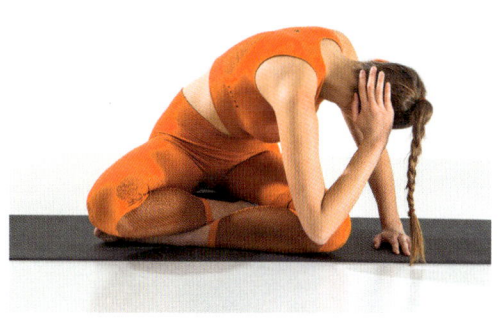

BEINWIEGEN

Mobilisation: Hüfte
Seitliche Zuglinie

Ausgangsposition: sitzend, eventuell auf einem Block oder einem Kissen

1. Legen Sie Ihr rechtes Bein angewinkelt in die Ellenbogenbeuge des linken Unterarmes und fassen mit dem anderen Arm unter dem Fuß, sodass die Hände sich berühren. Bleiben Sie dabei aufrecht sitzen. Wiegen Sie das Bein wie ein Baby in Ihrem Arm.

2. Zehen Sie das Bein mit der Ausatmung sanft zum Brustkorb. Mit der Einatmung drückt der Bauch gegen das Bein und die Bauchorgane werden massiert. Sie spüren die Dehnung in Ihrer Hüfte und in Ihrem Gesäß. Atmen Sie mehrmals gegen den Widerstand.

3. Seite wechseln und zuerst das Bein »wiegen«, dann anziehen und atmen.

TIPP
Wer den Unterschenkel (noch) nicht in die Armbeugen legen kann, greift Knie und Fuß mit den Händen.

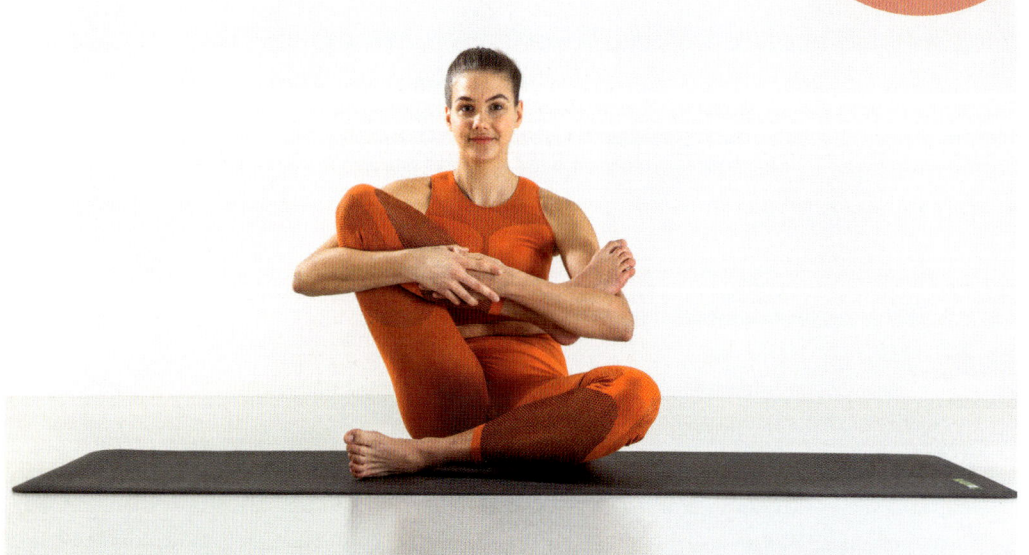

EINFACHER DREHSITZ

Mobilisation: Brustwirbelsäule
Spirale Zuglinie

Ausgangsposition: Schneidersitz (s. S. 32), eventuell auf einem Block oder einem Kissen

1. Strecken Sie mit der Einatmung beide Arme nach oben, um die Wirbelsäule lang zu ziehen. Mit der Ausatmung drehen Sie den Brustkorb nach rechts, legen die linke Hand auf das rechte Knie und legen die rechte Hand locker hinter dem Gesäß ab. Der Oberarm berührt leicht die Rippenbögen, um wahrzunehmen, ob ihr Rücken aufrecht ist. Ziehen Sie dabei die Schultern nach unten und hinten. Das Becken bleibt nach vorn ausgerichtet, die Gesäßknochen bleiben während der ganzen Übung auf dem Boden.

2. Strecken Sie sich mit jeder Einatmung nach oben in die Länge und drehen Sie sich mit jeder Ausatmung noch ein wenig weiter nach hinten. Der Blick geht nach rechts und hinten. Achten Sie auf einen langen und entspannten Nacken.

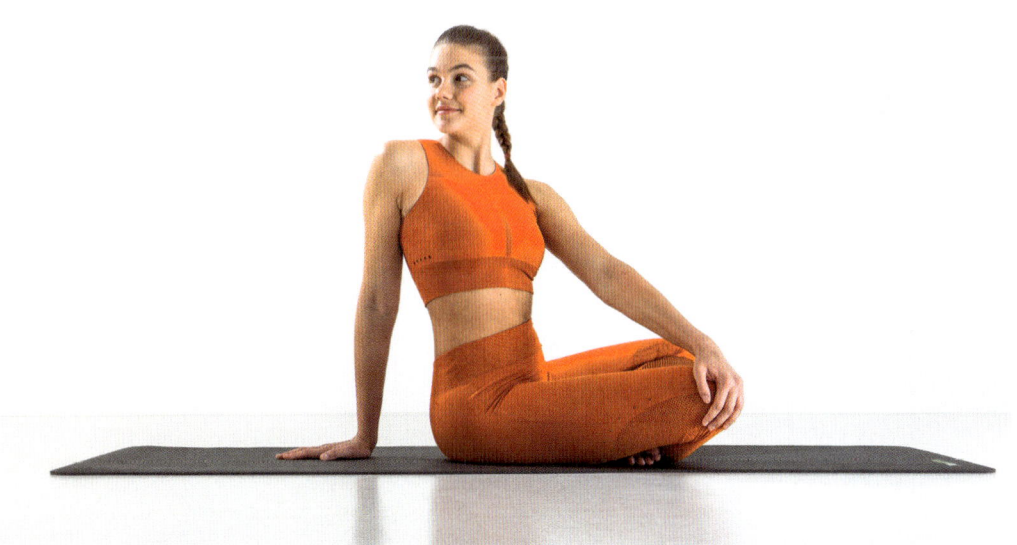

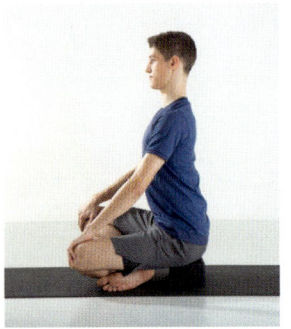

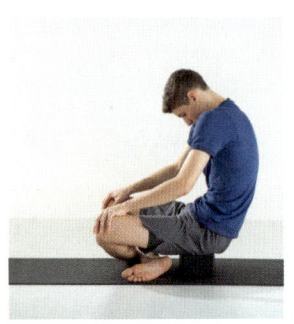

MOBILISATION DER WIRBELSÄULE

Mobilisation: Wirbelsäule
Rückseitige und frontale Zuglinie

Ausgangsposition: Schneidersitz (s. S. 32), mit oder ohne Block

1. Legen Sie Ihre Hände auf ihre Knie. Mit der Einatmung ziehen Bauch und Brust nach vorn, der Blick geht leicht nach oben. Mit Ihren Händen können Sie Zug aufbauen und sich noch mehr nach vorn schieben.

2. Mit der Ausatmung runden Sie den Rücken wie in der Position Katze (s. S. 87, Schritt 2) und ziehen den Bauchnabel Richtung Wirbelsäule. Mit den Armen wegschieben, sodass der Rücken sich noch mehr rundet. Mehrmals synchron zur Atmung wiederholen.

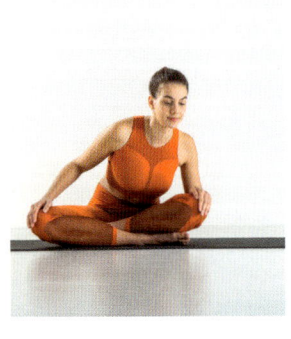

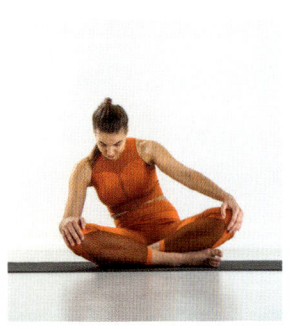

SUFIKREISE

Mobilisation: Wirbelsäule und Hüfte
Tiefe frontale Zuglinie

Ausgangsposition: sitzend, eventuell auf einem Block oder einem Kissen

1. Legen Sie die Hände auf die Knie. Kreisen Sie mit dem Oberkörper, dabei bleiben die Gesäßknochen immer auf der Unterlage. Während des hinteren Halbkreises atmen Sie ein, beim Vorbeugen atmen Sie aus, drücken alle Luft aus der Lunge und ziehen den Bauchnabel Richtung Wirbelsäule.

2. Mehrmals kreisen, dann die Richtung wechseln.

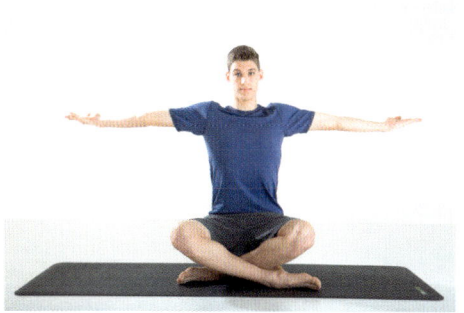

GESTRECKTE ARME DREHEN

Mobilisation: Schultern, Arme
Armlinien

Ausgangsposition: bequeme Sitzposition, zum Beispiel Schneidersitz (s. S. 32) oder Fersensitz, eventuell auf einem Block

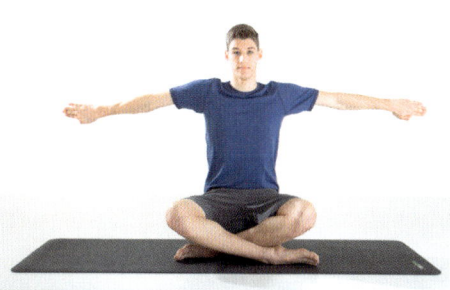

1. Strecken Sie Ihre Arme in Schulterhöhe zur Seite. Ziehen Sie die Schulterblätter leicht nach hinten und unten, sodass Ihr Nacken lang bleibt.

2. Rotieren Sie Ihre Arme so weit nach hinten, dass die Handflächen nach oben zeigen. Verweilen Sie hier für einige Atemzüge und spüren Sie in die Dehnung hinein.

3. Rotieren Sie die Arme in die entgegengesetzte Richtung – Handflächen nach hinten oder, wenn Sie es schaffen, nach oben. Auch hier für einige Atemzüge verweilen.

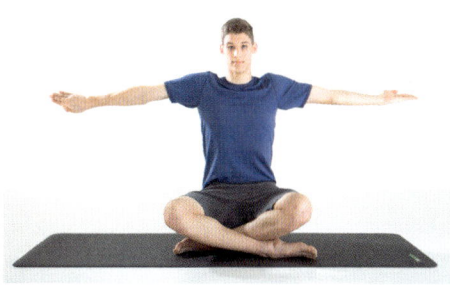

VARIANTE Ein Arm rotiert nach hinten, der andere Arm nach vorn. Einige Atemzüge halten, dann Richtungen wechseln.

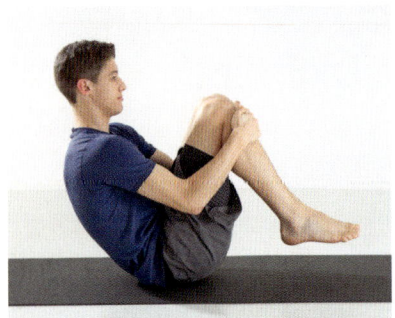

RÜCKENSCHAUKELN

Mobilisation: Wirbelsäule
Rückseitige Zuglinie

Ausgangsposition: sitzend, Beine angezogen

1. Umfassen Sie die Schienbeine mit Ihren Händen, heben Sie die Füße vom Boden und balancieren Sie einen Moment.

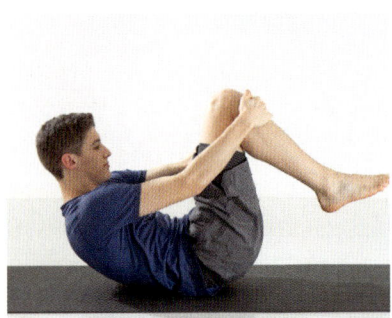

2. Mit rundem Rücken und etwas Schwung rollen Sie nach hinten ab und wieder nach vorn. Mehrmals wiederholen.

HINWEIS
Diese Übung eignet sich auch vor einer Meditation oder Tiefenentspannung.

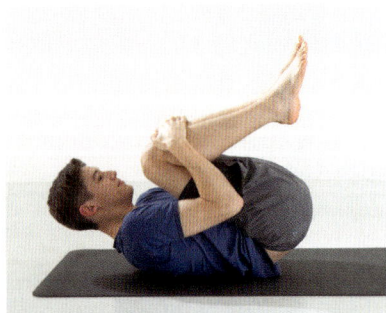

KREUZBEINMASSAGE

Mobilisation: Unterer Rücken, Iliosakralgelenk
Rückseitige Zuglinie

Ausgangsposition: Rückenlage

1. Ziehen Sie die Knie zum Körper und fassen Sie die Knie oder Schienbeine mit den Händen. Beschreiben Sie mit den Händen Kreise, sodass sich die Bewegung auf den unteren Rücken überträgt. Nach mehreren Kreisen die Richtung wechseln.

2. Wer einen größeren Bereich des Rückens massieren möchte, legt die Arme neben dem Körper ab und beschreibt mit angewinkelten Beinen und geschlossenen Knien größere Kreise.

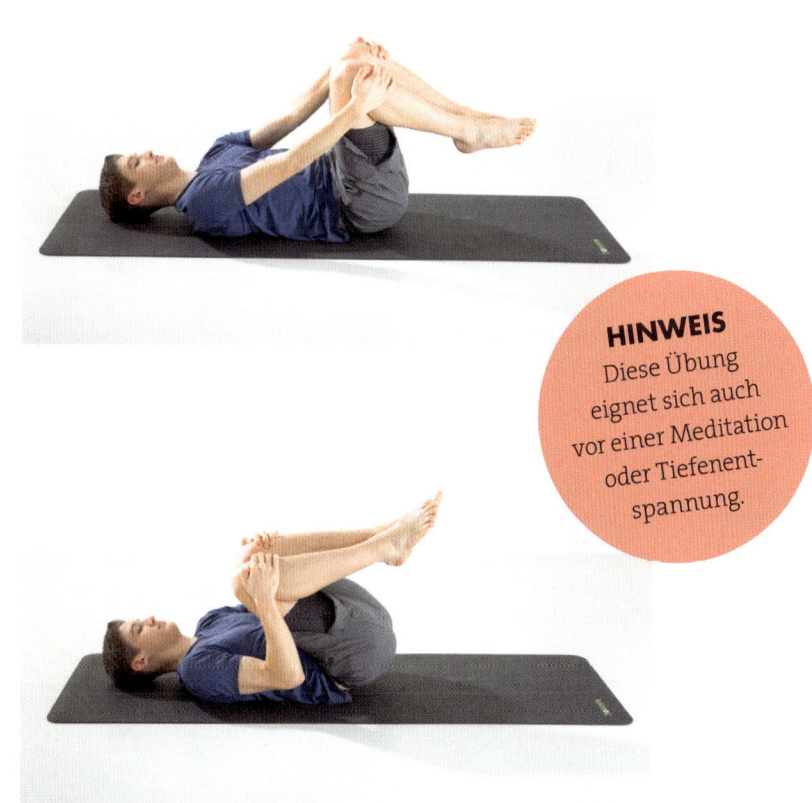

HINWEIS
Diese Übung eignet sich auch vor einer Meditation oder Tiefenentspannung.

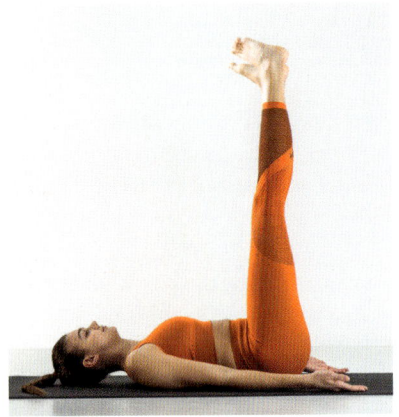

FUSSKREISEN IM LIEGEN

Mobilisation: Füße
Vordere und rückseitige Zuglinie

Ausgangsposition: Rückenlage

1. Strecken Sie die Beine senkrecht in die Luft. Beide Füße kreisen eine Weile synchron, zuerst im Uhrzeigersinn, dann die Richtung wechseln.

2. Nun kreisen beide Füße eine Weile gegenläufig nach außen, dann die Richtung wechseln.

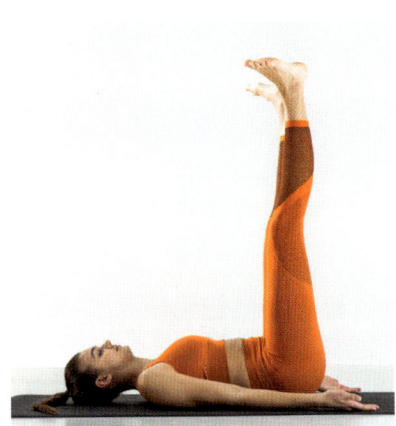

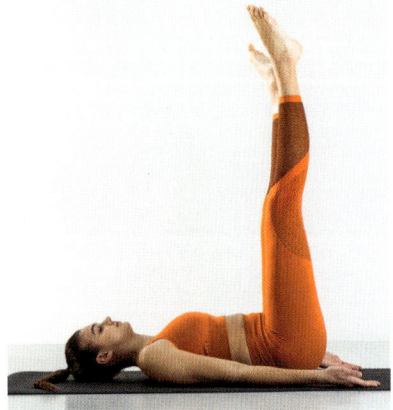

KATZE-KUH MIT BLACKROLL® STANDARD

Mobilisation: Wirbelsäule
Balance
Tiefe frontale Zuglinie

Ausgangsposition: Vierfüßlerstand

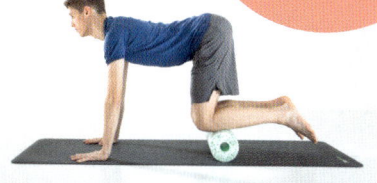

HINWEIS
Wenn es Ihnen so zu schwierig ist, können Sie die Übung ohne Faszienrolle ausführen.

1. Legen sie die Rolle unter die Schienbeine, etwas unterhalb der Knie. Arme und Oberschenkel sind im rechten Winkel zum Rumpf. Ziehen Sie die Wirbelsäule in die Länge. Der Kopf befindet sich in Verlängerung der Wirbelsäule, Blick zum Boden.

2. Mit der Ausatmung runden Sie den Rücken, der Kopf hängt entspannt nach unten (Position Katze). Drücken Sie den Rücken aus den Schultern, der komplette Rücken zieht Richtung Decke.

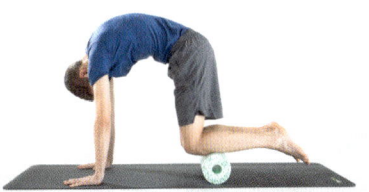

3. Für die Position Kuh zieht der Bauch beim Einatmen Richtung Boden, Po rausschieben, Kopf heben und Blick nach vorn und oben. Die Bewegung folgt streng der Atmung. Sechs Mal im Fluss wiederholen.

VARIANTE

BLICK ZUM FUSS

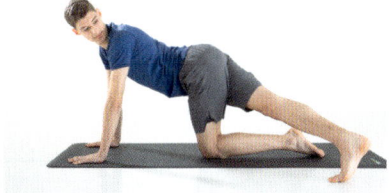

Mobilisation: Wirbelsäule und Hüfte
Seitliche Zuglinie

Ausgangsposition: Vierfüßlerstand

1. Strecken Sie das rechte Bein gerade nach hinten und dann über den linken Unterschenkel nach links.

2. Schauen Sie über die linke Schulter nach dem rechten Fuß. Der Rücken fällt nicht ins Hohlkreuz. Die Wirbelsäule wird seitwärts mobilisiert.

3. Einige Atemzüge so verweilen, dann die Seite wechseln.

ARMINNENSEITEN DEHNEN

Zusätzliche Mobilisation für die Armlinien
Armlinie

Ausgangsposition: Vierfüßlerstand

1. Rotieren Sie Ihre Arme nach außen, sodass Ihre Fingerspitzen zu den Beinen zeigen. Die Handflächen liegen flach auf der Matte.

2. Verlagern Sie das Gewicht jeweils mit der Ausatmung leicht nach hinten, um die Dehnung der Arminnenseiten zu intensivieren.

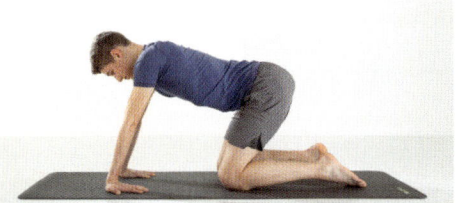

DYNAMISCH HERABSCHAUENDER HUND MIT TIEFER HOCKE

Mobilisation: Hüfte, Beine
Dehnung: Körperrückseite und Hüfte
Rückseitige und frontale tiefe Zuglinie

HINWEIS
Die Übung eignet sich zum Aufwärmen, da sie alle Gelenke öffnet, den Kreislauf in Schwung bringt und erwärmend wirkt.

Ausgangsposition: Herabschauender Hund (s. S. 35)

1. Stellen Sie die Füße mattenweit auseinander und etwa 30 cm näher zu den Händen. Versuchen Sie, die Fersen am Boden zu halten. Beim Ausatmen gehen Sie in die tiefe Hocke, dabei bleiben die Hände an Ort und Stelle und die Fersen heben vom Boden ab.

2. Beim Einatmen drücken Sie das Gesäß nach oben in den kleinen herabschauenden Hund.

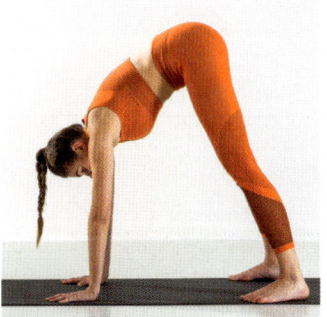 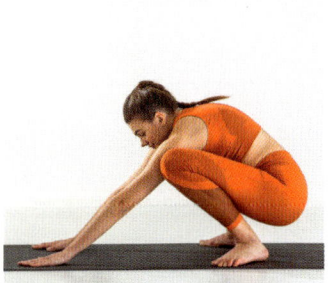

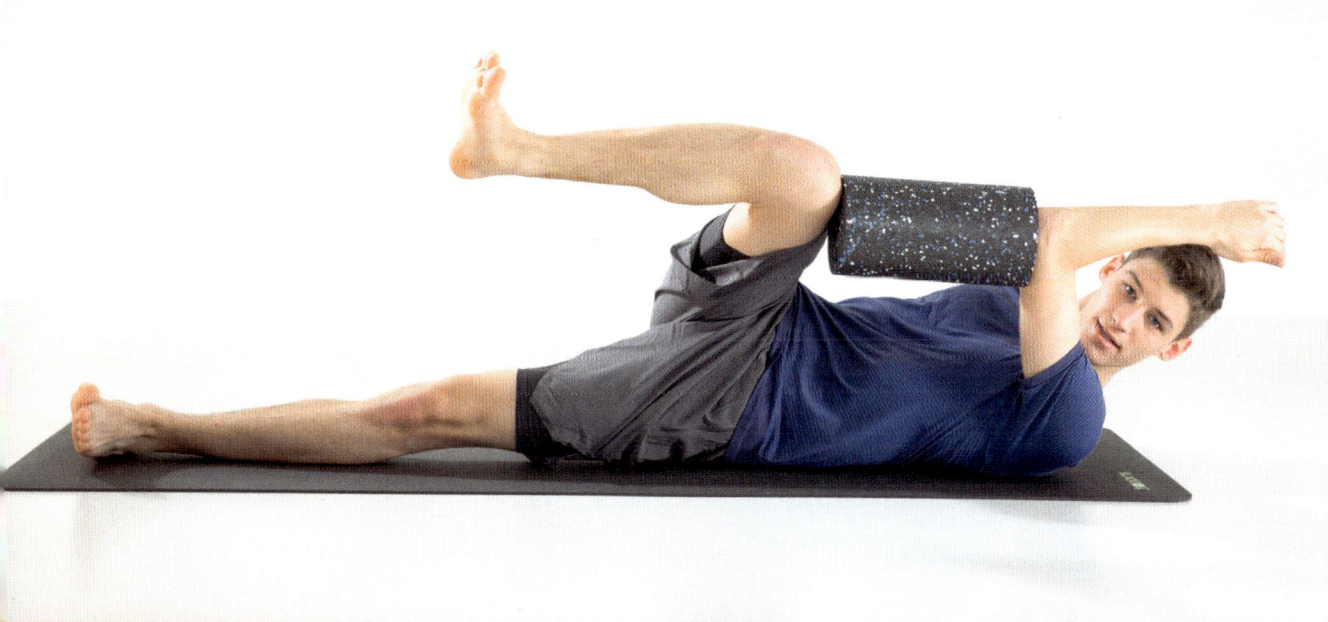

STABILISIERENDE UND KRÄFTIGENDE YOGAHALTUNGEN

»Neuen Studien zufolge lindern vor allem lang anhaltende Dehnungen, wie sie zum Beispiel im Yin Yoga üblich sind, chronische, immer wieder aufflackernde Entzündungen«, so Faszienexperte Dr. Robert Schleip. Er empfiehlt, den betroffenen Bereich täglich fünf bis zehn Minuten sanft zu dehnen und die Spannung möglichst lange aufrechtzuerhalten. Durch die Dehnung kommt es zunächst zu einem Sauerstoffmangel; beim Auflösen der Körperstellung strömt dann umso mehr sauerstoffhaltiges Blut nach und die Gefäße weiten sich, was eine antientzündliche Wirkung hat.

Doch Yoga ist mehr als Dehnen. Bei vielen Yogaübungen arbeitet der Körper aktiv gegen die Schwerkraft. Der Rumpf als Verbindung von Wirbelsäule, Brustkorb, Kopf und Extremitäten bildet die aufrechte und stabile Körpermitte. Zur Rumpfmuskulatur zählen neben Bauch- und Rückenmuskulatur auch die Beckenbodenmuskulatur und das Zwerchfell. Bei oft einseitiger Körperhaltung oder fokussierten Muskelbelastungen, wie sie beim Schwimmen, Radfahren und Laufen oft auftreten, kann es zu Haltungsproblemen und in der Folge zu Schmerzen kommen. Zu Beginn sind das oft Rückenprobleme, bis die muskulären Dysbalancen zu Verletzungen führen.

Die folgenden Standpositionen bilden die physische Basis für die Praxis. Nur bei sicherem Stand lassen sich die Beine, das Becken, die Wirbelsäule und der Kopf korrekt ausrichten. Für lauf- und sprungbetonte Sportarten ist das besonders interessant, da durch die Balanceübungen die gesamte Beinachse und der Beckengürtel gekräftigt werden. Die Konzentration wird geschult und das Gleichgewicht gefördert. Insbesondere für Basketballer ist das eine super Möglichkeit, etwas für die Stabilität und Kräftigung der Sprunggelenke zu tun.

ZUORDNUNG DER ÜBUNGEN NACH ZUGLINIEN

Im ersten Kapitel haben Sie die langkettigen Muskel-Faszien-Ketten bereits kennengelernt (s. S. 15). Anhand dieser Zugbahnen lassen sich nicht nur Muskelgruppen klassifizieren, sondern auch die Yogahaltungen. Alle Yogaübungen sind einer oder mehreren Faszienketten zugeordnet. So kann das Wissen über den Verlauf der Ketten und der Gedanke über die Einheit des Körpers von der Theorie in die Praxis übertragen werden.

Vorbeugen wirken zum Beispiel immer auf die hintere Faszienkette, während sämtliche Rotationsbewegungen die spiralen Ketten ansprechen. So kann auch bei Problemen oder Überbelastungen einer bestimmten Kette gezielt mit Yogahaltungen der jeweiligen »Kategorie« trainiert werden. Die Tabelle zeigt Übungen nach Zuglinien kategorisiert.

FASZIALE ZUGLINIEN	YOGAÜBUNGEN (ASANAS)
Rückseitige Zuglinie	Stehende Vorbeuge mit BLACKROLL® STANDARD (s. S. 137) Herabschauender Hund (s. S. 35) Pyramide mit zwei BLACKROLL® BLÖCKEN (s. S. 141) Half Monkey mit zwei BLACKROLL® BLÖCKEN (s. S. 142) Kopf-zu-Zehen-Haltung (s. S. 106) Hand-Fuß-Haltung mit BLACKROLL® MULTI BAND (s. S. 168) Angewinkelter Sitz mit BLACKROLL® MULTI BAND und BLOCK (s. S. 163) Stellung des Kindes (s. S. 197) Umkehrhaltung im Liegen mit BLACKROLL® STANDARD (s. S. 195)
Frontale Zuglinie	Oberschenkeldehnung im Einbeinstand (s. S. 138) Krieger 1 mit BLACKROLL® MULTI BAND (s. S. 103) Kniender Krieger mit BLACKROLL® STANDARD (s. S. 143) Heraufschauender Hund mit BLACKROLL® MED (s. S. 166) Kobra (s. S. 132) Kamel (s. S. 155) Schulterbrücke mit BLACKROLL® MED 45 (s. S. 129) Dynamische Heuschrecke mit BLACKROLL® MED 45 (s. S. 133) Fisch aktiv und relaxed mit BLACKROLL® STANDARD (s. S. 172) Schwimmer (s. S. 134) Brustschwimmer mit zwei BLACKROLL® BLÖCKEN (s. S. 135) Passive Hüftbeugerdehnung mit BLACKROLL® MED (s. S. 170) Schiefe Ebene mit zwei BLACKROLL® BLÖCKEN (s. S. 158)

	Tisch mit zwei BLACKROLL® BLÖCKEN (s. S. 130)
	Heldensitz auf BLACKROLL® MED 45 (s. S. 32)
	Gebundener Tiger mit BLACKROLL® LOOP BAND (s. S. 154)
	Tänzer mit BLACKROLL® MULTI BAND (s. S. 188)
Seitliche Zuglinie	Palme mit BLACKROLL® MULTI BAND und STANDARD (s. S. 139 und 140)
	Friedvoller Krieger mit BLACKROLL® MULTI BAND (s. S. 110)
	Baum mit Seitneigung (s. S. 98)
	Torhaltung mit BLACKROLL® STANDARD (s. S. 145)
	Gestreckter seitlicher Winkel mit BLACKROLL® BLOCK (s. S. 114)
	Banane mit BLACKROLL® DUOBALL 12 (s. S. 175)
Spirale Zuglinie	Gedrehter seitlicher Winkel mit BLACKROLL® BLOCK (s. S. 113)
	Dreieck mit BLACKROLL® STANDARD (s. S. 107)
	Dreibeiniger Hund (s. S. 151)
	Krokodil mit BLACKROLL® DUOBALL 12 (s. S. 173)
	Halbe Taube (s. S. 167)
	Einfacher Drehsitz (s. S. 81)
	Tiefe Sprinterhaltung mit BLACKROLL® STANDARD (s. S. 146)
	Wild Thing (s. S. 122)
Armlinie	Adlerarme im Stehen (s. S. 179)
	Kreuzgriff im Sitzen mit BLACKROLL® BLOCK und im Liegen mit zwei BLACKROLL® BLÖCKEN und MULTI BAND (s. S. 182 und 183)
	Rückwärtige Gebetshaltung (s. S. 181)
	Welpenhaltung mit BLACKROLL® MED (s. S. 180)
	Liegender Skorpion (s. S. 184)
	Liegende Umarmung (s. S. 182)
	Schulterzirkel mit BLACKROLL® MULTI BAND (s. S. 177)
Tiefe frontale Zuglinie	Bretthaltung mit BLACKROLL® STANDARD unter den Schienbeinen (s. S. 117) und unter den Händen (s. S. 118)
	Boot mit BLACKROLL® MULTI BAND (s. S. 126)
	Kraftvolle Haltung, alle Varianten (s. S. 93–94)
	Delfin mit BLACKROLL® BLOCK (s. S. 116)
	Halbmond mit BLACKROLL® MED 45 (s. S. 111)
	Berghaltung (s. S. 33)
	Seitstütz (s. S. 120)
	Stabhaltung, alle Varianten (s. S. 123–125)
	Baum mit BLACKROLL® STANDARD (s. S. 97)
	Tiefe Hocke mit zwei BLACKROLL® BLÖCKEN (s. S. 152)

BERGHALTUNG MIT BLACKROLL® BALL 08

Stabilisation: Fuß und Sprunggelenk
Rückseitige Zuglinie

Ausgangsposition: Berghaltung (s. S. 33)

Klemmen Sie den Ball zwischen die Sprunggelenke. Heben Sie beide Fersen gleichzeitig und stehen Sie nur auf den Ballen. Halten Sie den Ball weiterhin eingeklemmt. Senken Sie die Fersen wieder und wiederholen Sie das einige Male.

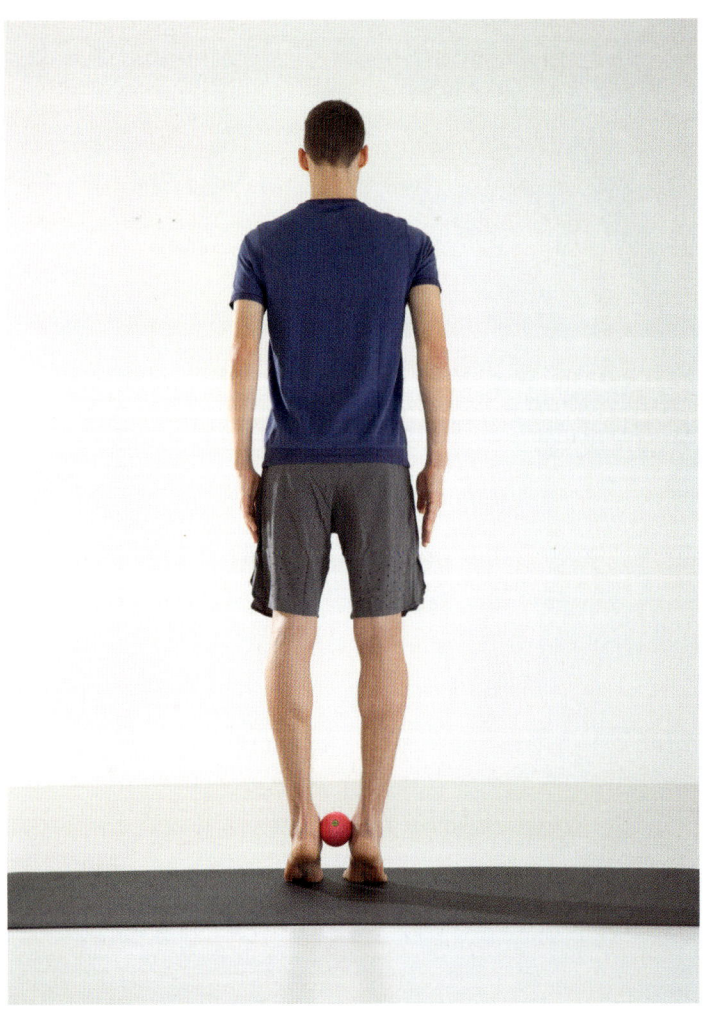

KRAFTVOLLE HALTUNG
MIT BLACKROLL® STANDARD

Stabilisation: Fuß, Oberschenkelvorderseite, Gesäß, Rücken, Bauch, Schultern
Dehnung: Arme, Brust, Rücken, Waden
Tiefe frontale Zuglinie

Ausgangsposition: Berghaltung (s. S. 33), BLACKROLL® STANDARD mit den Händen gehalten

1. Das Gesäß absenken wie zu einer tiefen Kniebeuge, die Fußsohlen bleiben flach auf dem Boden.

2. Strecken Sie die Arme mit der Rolle nach oben in Verlängerung des Oberkörpers aus, die Oberarme befinden sich neben den Ohren. Ziehen Sie bewusst Ihre Schultern nach hinten und unten. Aktivieren Sie Ihre Bauchmuskeln, indem Sie den Bauchnabel Richtung Wirbelsäule ziehen. Der Oberkörper bleibt relativ aufrecht, der Rücken gerade.

3. Versuchen Sie, das Gesäß noch weiter abzusenken, ohne die Knie (von der Seite gesehen) über die Füße hinauszuschieben. Atmen Sie flüssig und ruhig weiter. Halten Sie die Stellung für einige Atemzüge. Die Rolle hält die Arme im optimalen Abstand.

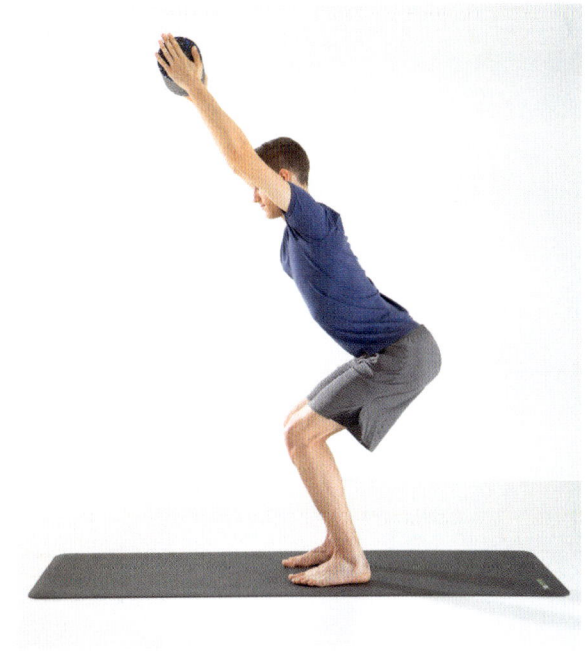

VARIANTEN

KRAFTVOLLE HALTUNG MIT BLACKROLL® SLIM

Stabilisation und Dehnung: wie zuvor,
außerdem wird Oberschenkelinnenseite aktiviert
Tiefe frontale Zuglinie

Ausgangsposition: Berghaltung (s. S. 33), BLACKROLL® SLIM
mit den Oberschenkeln eingeklemmt

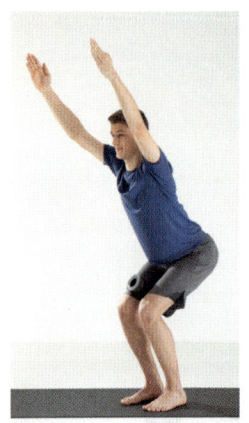

Die Übung ausführen wie oben, nur dass Sie die Arme ohne Rolle parallel ausgetreckt halten. Die Oberschenkelinnenseiten pressen Sie gegen die Rolle. Wenn so viele Muskeln angespannt sind, neigt man zu einer gepressten Atmung. Atmen Sie daher flüssig und ruhig weiter. Halten Sie die Haltung für einige Atemzüge.

KRAFTVOLLE HALTUNG MIT TWIST

Stabilisation: Fuß, Oberschenkelvorderseite, Gesäß, Rücken, Bauch
Dehnung: Rücken, Brust, Arme
Mobilisation: Brustwirbelsäule
Tiefe frontale Zuglinie und spirale Zuglinie

Ausgangsposition: Berghaltung (s. S. 33)

1. Nehmen Sie die Position wie in der Übung zuvor beschrieben ein. Wenn Sie stabil stehen, drehen Sie den Rumpf zur linken Seite, dabei bleibt das Becken möglichst gerade und nach vorn ausgerichtet, ebenso sollen die Knie nebeneinander bleiben. Legen Sie den rechten Arm an die linke Außenseite Ihres Beines und strecken Sie den linken Arm senkrecht nach oben. Wenn Ihre rechte Hand den Boden nicht berührt, stützen Sie Ihre Hand auf einen Block. Der Blick folgt dem ausgestreckten Arm nach oben und der Nacken bleibt lang.

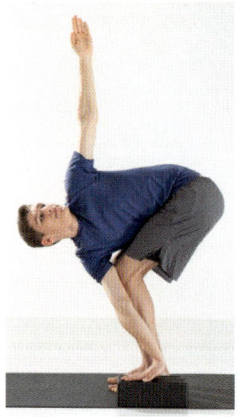

2. Versuchen Sie, Ihre Wirbelsäule bei der Einatmung noch mehr zu strecken. Mit der Ausatmung versuchen Sie, den Oberkörper noch weiter zu drehen und abzusenken. Mehrere Atemzüge halten, dann die Seite wechseln.

TEMPELSITZ

Stabilisation: Fuß, Oberschenkelvorderseite, Gesäß, Rücken, Bauch
Dehnung: Gesäß, Hüfte, Oberschenkelinnenseite, Rücken, Arme, Brust, Waden
Balance
Tiefe frontale Zuglinie

Ausgangsposition: Berghaltung (s. S. 33)

1. Senken Sie das Gesäß wie zuvor mit geradem Rücken, als wollten Sie sich auf einen Stuhl setzen, Füße flach auf dem Boden. Die Hände vor dem Brustbein falten. Legen Sie nun den linken Unterschenkel über dem rechten Knie ab.

2. Halten Sie den Rücken gestreckt, lassen Sie das Becken nach vorn ausgerichtet und ziehen Sie Ihren Bauchnabel Richtung Wirbelsäule, um Spannung in der Körpermitte zu erzeugen. Wenn Sie stabil stehen, beugen Sie das rechte Bein noch etwas mehr und halten die Position mehrere Atemzüge lang.

3. Mit der anderen Seite wiederholen.

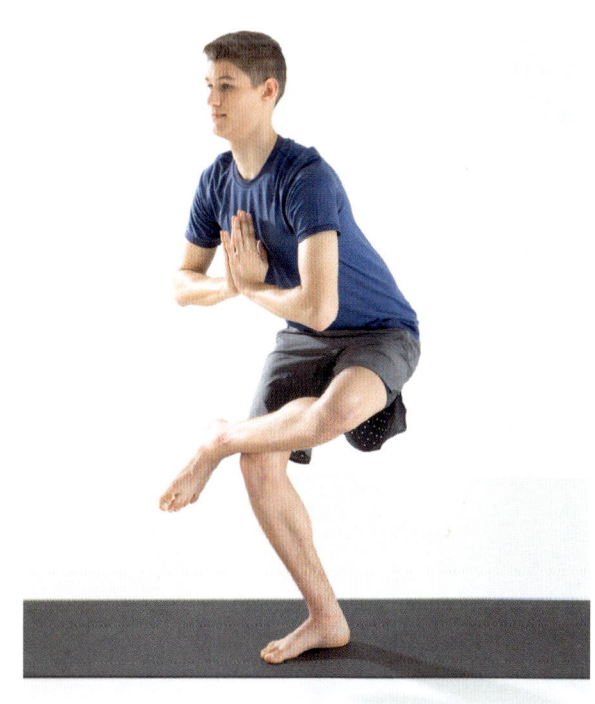

DYNAMISCHE ZEHENSPITZENÜBUNG MIT BLACKROLL® BALL 08

Stabilisation: Fuß, Sprunggelenk
Rückseitige Zuglinie

Ausgangsposition: Berghaltung (s. S. 33)

1. Klemmen Sie den Ball zwischen die Sprunggelenke. Kommen Sie auf die Ballen und strecken Sie die Arme mit der Einatmung nach oben aus.

2. Mit der Ausatmung beugen Sie die Knie und kommen mit geradem Rücken in eine Hocke – die Fersen bleiben in der Luft. Die Arme parallel zum Boden nach vorn ausstrecken. Achten Sie darauf, dass die Knie parallel und der Ball fixiert bleibt.

3. Die Übung über mehrere Atemzüge ausführen.

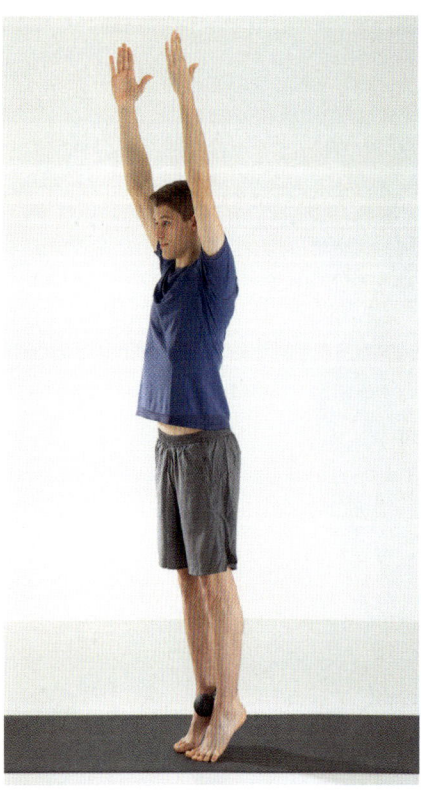
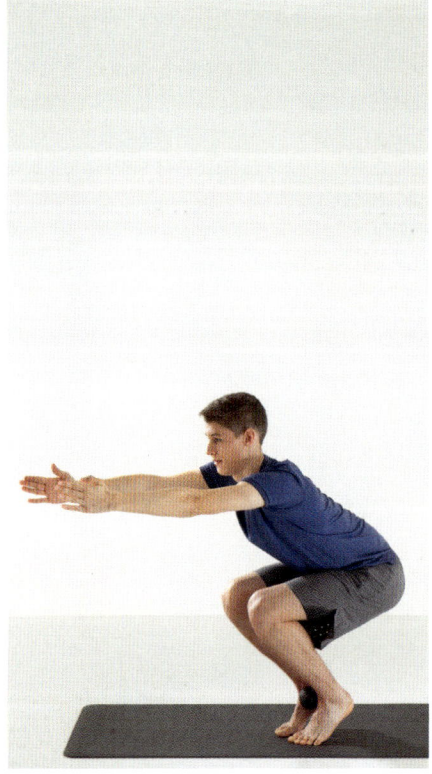

BAUM MIT BLACKROLL® STANDARD

Stabilisation: Fuß, Hüfte, Bauch, Arme
Balance
Tiefe frontale Zuglinie

Ausgangsposition: Berghaltung (s. S. 33)

1. Halten Sie die Rolle zwischen den Handflächen. Verlagern Sie Ihr Gewicht auf das linke Bein und lösen Sie den rechten Fuß vom Boden. Setzen Sie den Fuß oberhalb des Knies an die Innenseite des linken Oberschenkels – oder noch etwas höher oder tiefer.

2. Das Becken bleibt gerade und nach vorn ausgerichtet. Der Bauchnabel zieht Richtung Wirbelsäule und der Beckenboden ist angespannt. Mit der Einatmung strecken Sie die Arme nach oben. Die Rolle hält die Arme im optimalen Abstand. Verweilen Sie in dieser Position für einige Atemzüge. Wenn Sie stabil stehen, schließen Sie die Augen.

3. Mit der anderen Seite wiederholen.

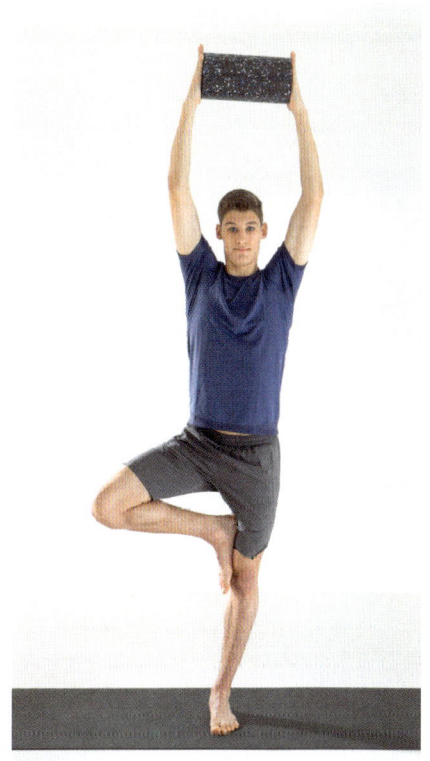

BAUM MIT SEITNEIGUNG

Stabilisation: Fuß, Hüfte, Bauch, Arme
Balance
Seitliche und tiefe frontale Zuglinie

Ausgangsposition: Berghaltung (s. S. 33)

1. Kommen Sie in die Baumhaltung wie bei der Übung auf Seite 97: Fester Stand auf einem Bein, den anderen Fuß anlegen.

2. Mit der Einatmung strecken Sie den linken Arm nach oben. Daumen und Zeigefinger berühren einander, das erhöht die Konzentration.

3. Dann legen Sie den rechten Handrücken auf den rechten Oberschenkel und überstrecken die ganze linke Seite vom Bein bis zur Hand. Atmen Sie bewusst in die linke Flanke und nehmen Sie die Dehnung der Zwischenrippenmuskulatur beim Einatmen wahr. Durch die Seitneigung ist noch mehr Standfestigkeit gefordert.

4. Mit der anderen Seite wiederholen.

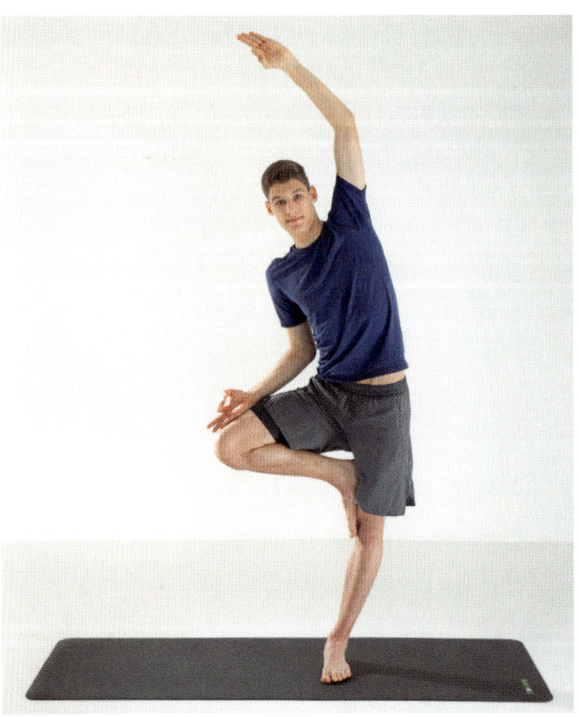

BAUM MIT TWIST

Stabilisation: Fuß, Hüfte, Bauch, Arme
Mobilisation: Brustwirbelsäule
Balance
Tiefe frontale Zuglinie und spirale Zuglinie

Ausgangsposition: Berghaltung (s. S. 33)

1. Kommen Sie in die Baumhaltung wie bei der Übung auf Seite 97: Fester Stand auf einem Bein, den anderen Fuß anlegen.

2. Strecken Sie die Arme auf Schulterhöhe zu den Seiten aus. Mit der Ausatmung drehen Sie den Oberkörper nach links, dabei bleibt das Becken nach vorn ausgerichtet, die Rotation erfolgt ausschließlich aus der Brustwirbelsäule. Der Nacken bleibt lang und gerade; ziehen Sie die Schulterblätter stets nach hinten und unten. Mit jeder Einatmung wird Ihre Wirbelsäule etwas länger und mit jeder Ausatmung drehen Sie den Brustkorb ein kleines bisschen weiter nach links.

3. Einige Atemzüge halten, dann die Seite wechseln.

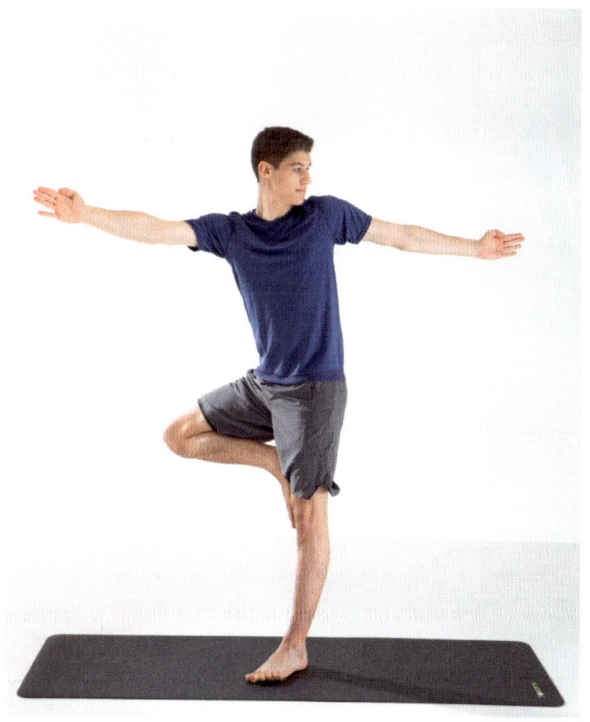

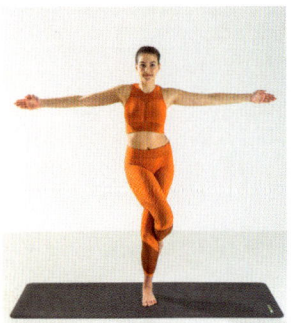

ADLER

Stabilisation: Füße, Knie, Hüfte, Gesäß, Schultern, Arme
Dehnung: Rücken
Balance
Tiefe frontale Zuglinie

Ausgangposition: Berghaltung (s. S. 33)

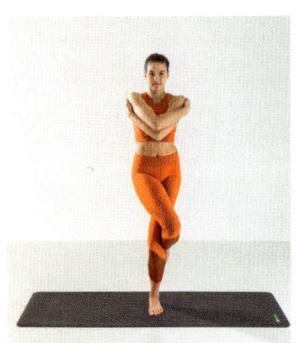

1. Verlagern Sie Ihr Gewicht auf das linke Bein und beugen Sie es leicht an. »Wickeln« Sie das rechte Bein von vorn um das linke herum. Der rechte Fuß klemmt sich im besten Fall hinter der linken Wade ein. Das klappt am besten, je stärker das Standbein gebeugt ist.

2. Die Arme strecken Sie gerade zu den Seiten hin aus, dann umarmen Sie sich: rechter Arm über dem linken und die Ellenbogen liegen übereinander.

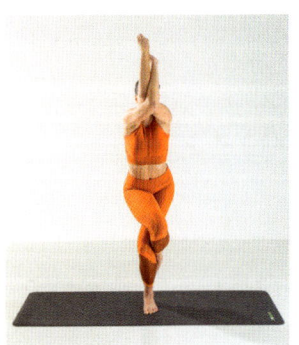

3. Klappen Sie nun die Unterarme nach oben, während die Oberarme an Ort und Stelle bleiben. Die Oberseiten der Unterarme berühren sich, ebenso die Handoberflächen, aber etwas versetzt. Die Daumen zeigen zum Gesicht. Nun »wickeln« die Unterarme sich weiter umeinander, bis die Handflächen (!) sich – versetzt – berühren.

4. Mit der Einatmung strecken Sie Ihren Rücken lang, schieben die Ellenbogen etwas von sich weg, indem Sie die Oberarme etwas heben. Schließlich sind die Unterarme vor Ihrem Gesicht. Die Schulterblätter werden gedehnt.

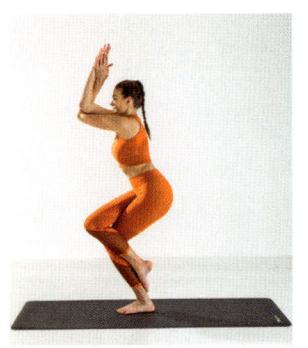

5. Mit der Ausatmung kippen Sie das Becken, sodass das Steißbein Richtung Boden weist. Beugen Sie die Knie noch mehr. Der Oberkörper bleibt immer gerade und aufrecht. Halten Sie die Position, so lange Sie können.

6. Den Körper lockern, Gliedmaßen ausschütteln und die Seite wechseln. Achtung, auch die Arme wechseln: Rechtes Standbein, linker Arm oben.

ADLER MIT BLACKROLL® BLOCK

Stabilisation: Füße, Knie, Hüfte, Gesäß, Schultern, Arme
Dehnung: Rücken
Tiefe frontale Zuglinie

Ausgangposition: wie links

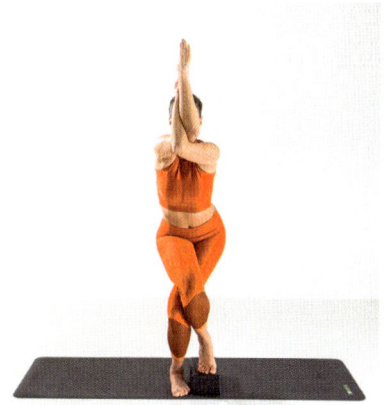

Falls es Ihnen nicht gelingt, den Fuß hinter der Standbein-
wade festzuklemmen, stellen Sie den Fußballen auf einen
Block neben dem Standbein. So ist es auch einfacher, das
Gleichgewicht zu halten.

GÖTTINNENSTELLUNG

Stabilität: Füße, Waden, Hüfte,
Oberschenkelrückseite, Rücken
Dehnung: Oberschenkelinnenseite, Brust
Balance
Rückseitige Zuglinie

Ausgangsposition: breite Grätsche

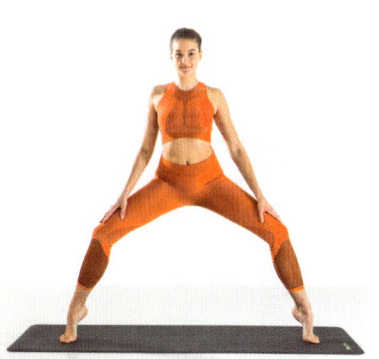

1. Senken Sie das Gesäß ab, indem Sie die Knie beugen.
Stellen Sie abwechselnd die Ballen und den ganzen
Fuß auf. Halten Sie Ihr Becken gerade, spannen Sie
den Beckenboden an und ziehen Sie den Bauchnabel
Richtung Wirbelsäule, um nicht zu stark ins Hohlkreuz
zu fallen.

2. Wenn Sie zu sehr wackeln, können Sie alternativ
immer nur eine Ferse heben und senken. Mehrmals
wiederholen, bis Sie die Kräftigung in den Waden
deutlich wahrnehmen.

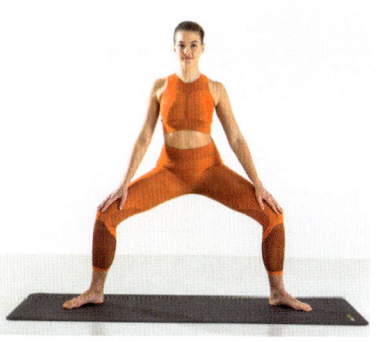

KRIEGER 3 (WAAGE) MIT BLACKROLL® STANDARD

Stabilisation: Füße, Knie, Hüfte, Rücken, Flanke, Oberschenkelrückseite
Balance
Tiefe frontale, spirale und rückseitige Zuglinie

Ausgangsposition: Berghaltung (s. S. 33)

1. Verlagern Sie das Gewicht auf das rechte Bein. Halten Sie die Rolle zwischen den Handflächen. Mit der Einatmung ziehen Sie Ihre Wirbelsäule lang. Mit der Ausatmung senken Sie langsam den Oberkörper und bringen die ausgestreckten Armen nach vorn.

2. Gleichzeitig heben Sie das linke Bein an und bringen es langsam in die Waagerechte. Der Blick geht Richtung Matte, Kopf und Hals sind in Verlängerung der Wirbelsäule. Die Rolle hält Ihre Arme im optimalen Abstand. Die Schulterblätter wie immer Richtung Becken ziehen. Das Becken sollte parallel zum Boden ausgerichtet bleiben.

TIPP
Wenn Sie (noch) nicht mit ausgestrecktem Bein die Balance halten können, hilft es, das Standbein ein wenig zu beugen oder mit dem hinteren Fuß eine Wand zu berühren.

KRIEGER 1 MIT BLACKROLL® MULTI BAND

Stabilisation: Füße, Oberschenkelrückseite, Hüfte, Schulter, Rücken
Dehnung: Füße, Oberschenkelvorderseite, Hüftbeuger, Bauch, Brust, Nacken, Arme
Frontale Zuglinie

Ausgangsposition: Berghaltung (s. S. 33)

1. Setzen Sie den linken Fuß in die letzte Schlaufe des Multibandes. Machen Sie mit links einen großen Ausfallschritt nach hinten. Halten Sie das Multiband fest in den Händen. Beugen Sie das rechte Bein, sodass der Unterschenkel waagerecht ist. Das Becken bleibt nach vorn ausgerichtet.

2. Nehmen Sie die Arme nach oben und winkeln Sie Ihre Ellenbogen an. Hangeln Sie sich mit den Händen am Multiband Richtung Fuß, bis Sie eine Schlaufe fassen, in der Sie eine angenehme Dehnung im Trizeps wahrnehmen. Der Zug des Multibandes zwischen Fuß und Händen verleiht Ihnen Stabilität.

3. Spannen Sie den Beckenboden an, um nicht zu stark ins Hohlkreuz zu fallen. Bei der Einatmung nehmen Sie die Dehnung im Hüftbeuger, Bauch, Brustkorb und Trizeps wahr und mit der Ausatmung spüren Sie die Kraft und Stabilität von Fußgewölbe, Beinrückseite, Rücken, Schultern und Armen.

4. Einige Atemzüge halten, dann die Seite wechseln.

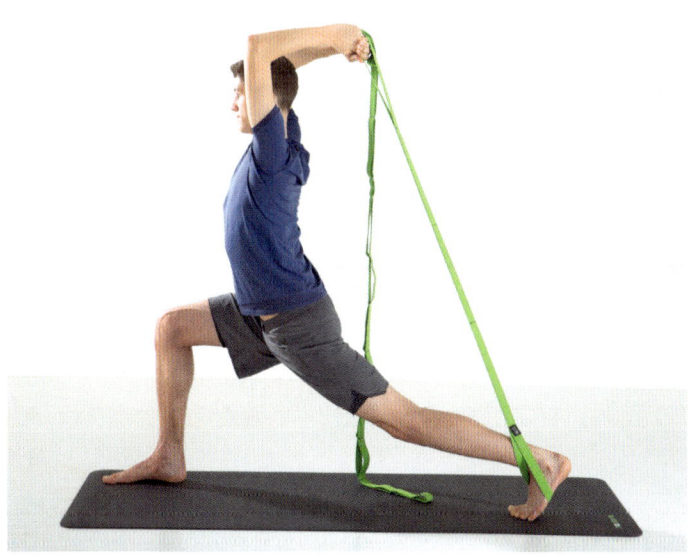

KRIEGER 1 MIT BLACKROLL® MED 45

Stabilisation: Füße, Oberschenkelrückseite, Hüfte, Schulter, Rücken
Dehnung: Füße, Oberschenkelvorderseite, Hüftbeuger, Bauch, Brust, Nacken, Arme
Spirale und frontale Zuglinie

Ausgangsposition: Berghaltung (s. S. 33)

1. Machen Sie mit dem rechten Bein einen Ausfallschritt nach hinten. Beide Füße zeigen nach vorn. Beugen Sie das linke Bein, sodass der Unterschenkel waagerecht ist. Positionieren Sie die Rolle unter der linken Gesäßseite. Richten Sie Ihr Becken gerade und nach vorn aus und spannen Sie den Beckenboden an.

2. Mit der Einatmung strecken Sie beide Arme senkrecht nach oben. Das Brustbein zieht nach vorn. Strecken Sie das hintere Bein so weit wie möglich aus, sodass die Ferse näher zur Matte zieht. Nehmen Sie die spirale Zuglinie vom rechten Fuß über Oberschenkel, Hüftbeuger, Bauch und Brustkorb bis zu den Händen wahr.

3. Mit der Ausatmung tiefer in die Position sinken, hinteren Fuß wieder etwas aufrichten, Knie stabilisieren und das Becken nach vorn ausrichten.

4. Die Position mehrere Atemzüge halten. Die Rolle gibt Ihnen einen festen Stand, sodass Sie sich voll auf die korrekte Ausrichtung und die Atmung konzentrieren können. Seite wechseln.

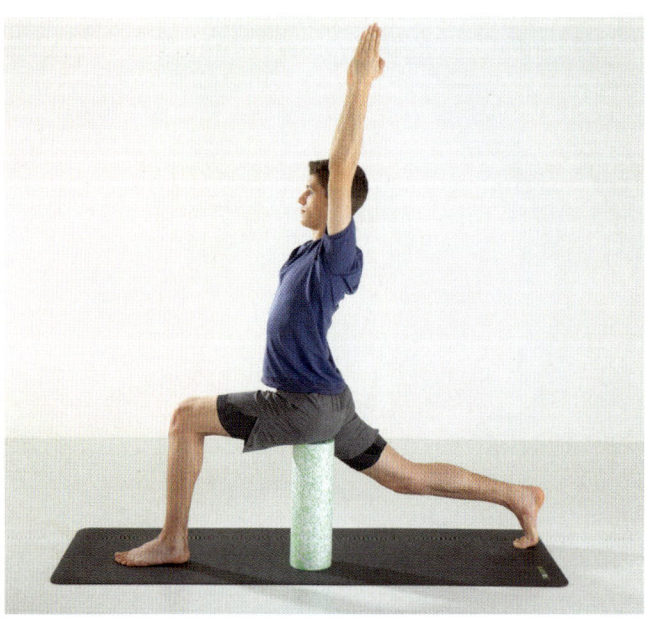

KRIEGER 1 MIT TWIST

Stabilisation: Füße, Oberschenkelrückseite, Hüfte, Schulter, Rücken
Dehnung: Füße, Oberschenkelvorderseite, Hüftbeuger, Bauch, Brust, Nacken, Arme
Mobilisation: Brustwirbelsäule
Vordere und spirale Zuglinie

Ausgangsposition: Berghaltung (s. S. 33)

1. Ausfallschritt und Ausrichtung wie links.

2. Mit der Ausatmung falten Sie die Hände vor dem Brustbein und mit der Einatmung strecken Sie die Arme nach rechts und links zur Seite aus. Die Schulterblätter ziehen dabei nach hinten und unten, der Nacken bleibt lang. Der Brustkorb dehnt sich. Strecken Sie das hintere Bein stärker, sodass die Ferse zur Matte zieht.

3. Nehmen Sie die Dehnung vom rechten Fuß über Oberschenkel, Hüftbeuger, Bauch und Brustkorb bis zu den Händen wahr. Mit der Ausatmung drehen Sie den Oberkörper nach links (zum gebeugten Bein hin) und kontrollieren ansonsten die Ausrichtung nach vorn. In der Drehung einige Atemzüge verweilen.

4. Seite wechseln.

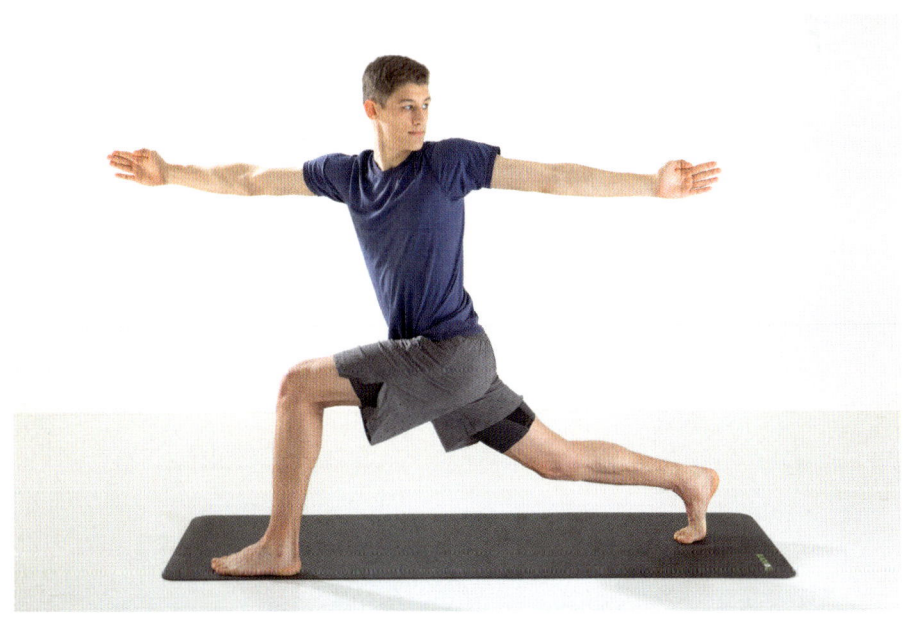

KOPF-ZU-ZEHEN-HALTUNG

Stabilisation: Fuß, Knie, Hüfte, Oberschenkelrückseite
Dehnung: Arme, Rücken, Oberschenkelrückseite
Balance
Rückwärtige Zuglinie

Ausgangsposition: Krieger 1 (s. S. 36)

1. Ausfallschritt und Ausrichtung wie zuvor.

2. Verschränken Sie die Hände hinter dem Rücken, die Handflächen berühren sich möglichst (nicht zwingend). Erst, wenn Sie stabil stehen, geht es weiter.

3. Mit der Einatmung wölbt sich der Brustkorb vor. Mit der Ausatmung senken Sie Ihren Oberkörper mit geradem Rücken nach vorn. Bewegen Sie sich langsam, sodass Sie jederzeit stabil stehen.

4. Strecken Sie das hintere Bein weiter, die Ferse zieht Richtung Matte. Die Arme ziehen Sie vom Körper weg Richtung Decke. Sie helfen dem Rumpf, noch weiter in die Vorbeuge zu gelangen. Die Position mehrere Atemzüge halten.

5. Seite wechseln.

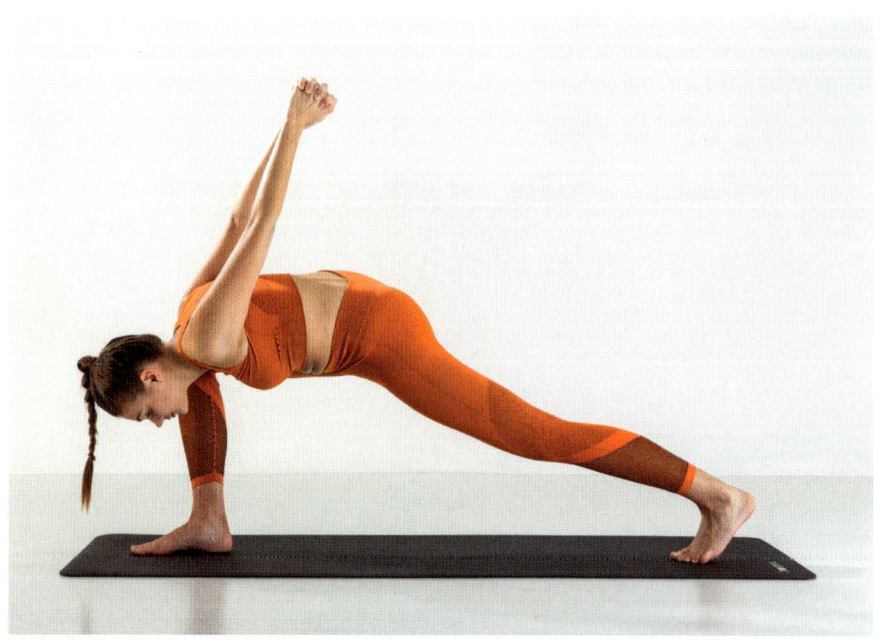

DREIECK MIT BLACKROLL® STANDARD

Stabilität: Füße, Knie, Hüfte, Rücken, Schulter, Arme
Dehnung: Oberschenkelinnenseite, Brust, Hüfte, Bauch, Flanke
Seitliche und tiefe frontale Zuglinie

Ausgangsposition: Krieger in Heldenpose (s. S. 109)

1. Der rechte Fuß zeigt nach vorn, der linke Fuß steht quer zur Matte. Ihr Becken ist nach vorn ausgerichtet, der Rücken ist lang und gerade, der Bauchnabel zieht zur Wirbelsäule. Stellen sie die Rolle aufrecht außen neben den vorderen Fuß. Beide Beine sind gestreckt.

2. Strecken Sie die Arme in Schulterhöhe aus, den rechten nach vorn, den linken nach hinten in eine Linie. Die Schulterblätter ziehen nach hinten und unten. Der Blick folgt dem rechten Arm nach vorn. Mit der Einatmung zieht Ihr Rumpf in Richtung des vorderen Beines. Mit der Ausatmung senkt sich der Oberkörper gerade, die Arme bleiben ausgestreckt. Die rechte Hand stützt sich auf der Rolle ab. Der linke Arme zeigt senkrecht nach oben, der Blick folgt diesem Arm. Das Gewicht verteilt sich gleichmäßig auf beide Beine und minimal auf Ihre abgestützte Hand. Mit jeder Einatmung öffnen Sie das Brustbein etwas mehr zur Decke.

3. Mehrere Atemzüge halten, dann Seite wechseln.

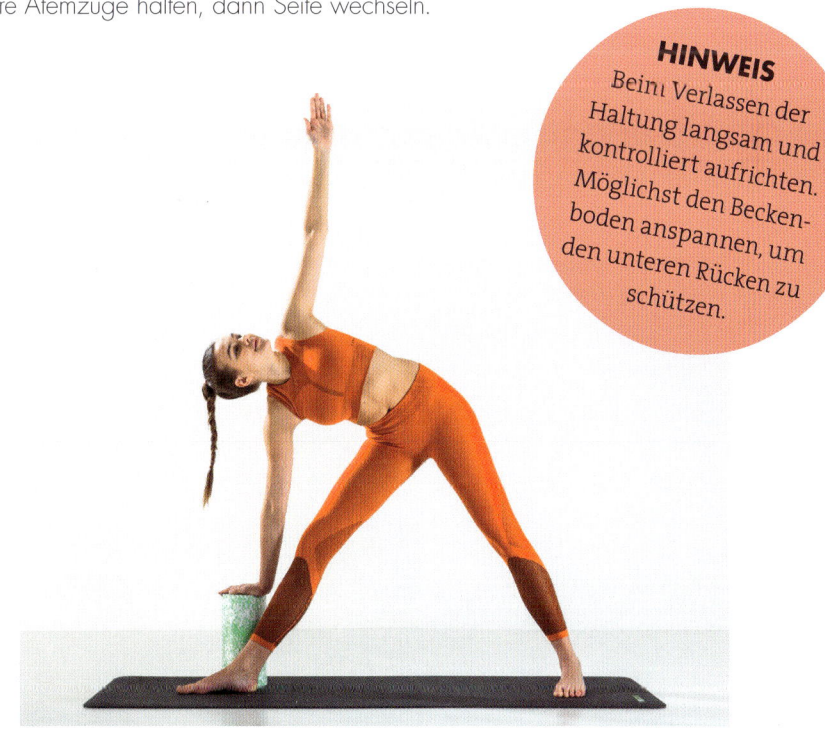

HINWEIS
Beim Verlassen der Haltung langsam und kontrolliert aufrichten. Möglichst den Beckenboden anspannen, um den unteren Rücken zu schützen.

VARIANTEN

DREIECK MIT BLACKROLL® STANDARD UND MULTI BAND

Stabilität/Kräftigung: Füße, Knie, Hüfte, Rücken, Schultern, Arme
Dehnung: Oberschenkelinnenseiten, Brust, Hüfte, Bauch, Flanken
Balance
Seitliche und tiefe frontale Zuglinie

Ausgangsposition: wie Seite 107

1. Stecken Sie den hinteren Fuß in die erste Schlaufe und die Hand der gleichen Seite in eine mittlere Schlaufe des Bandes. Das Band ist noch locker. Wenn der Oberkörper sich absenkt, wird das Band durch das Anheben des Arms gespannt und die Dehnung in Flanke und Arm verstärkt sich. Der Arm weist in Verlängerung von Bein und Rumpf schräg nach vorn.

2. Mehrere Atemzüge halten, dann Seite wechseln.

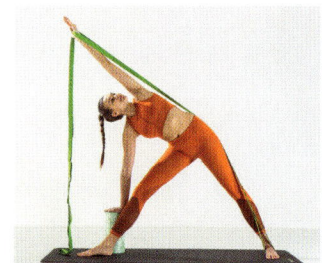

GEDREHTES DREIECK MIT BLACKROLL® STANDARD

Stabilität/Kräftigung: Füße, Knie, Hüfte, Rücken, Arme , Schultern
Dehnung: Oberschenkelrückseiten, Gesäß, Brust, Bauch, Flanken
Balance
Spirale und rückwärtige Zuglinie

Ausgangsposition: Sprinterhaltung (s. S. 34)

1. Der hintere Fuß zeigt nun auch nach vorn. Strecken Sie die Arme auf Schulterhöhe aus, hier zeigt der rechte Arm nach vorn und der linke nach hinten. Mit der Einatmung strecken Sie Ihre Wirbelsäule lang und mit der Ausatmung senkt sich der Oberkörper vor. Die Arme bleiben ausgestreckt, die rechte Hand landet auf der Rolle.

2. Strecken Sie den linken Arm senkrecht nach oben, der Blick folgt ihm. Atmen Sie tief in die Drehung hinein und rotieren Sie mit jeder Ausatmung ein wenig mehr. Mehrere Atemzüge halten, dann Seite wechseln.

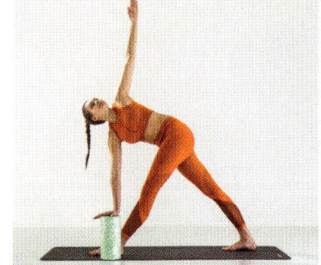

KRIEGER IN HELDENPOSE

Stabilisation: Arme, Schultern, Rücken, Gesäß und Oberschenkelrückseite
Dehnung: Oberschenkelinnenseiten und -außenseiten, Brust, Schultern
Vordere und spirale Zuglinie

Ausgangsposition: Krieger 1 (s. S. 36)

1. Der rechte Fuß zeigt nach vorn, den linken Fuß drehen Sie quer zur Matte. Ihr Becken ist nach vorn ausgerichtet, der Rücken ist lang und gerade, der Bauchnabel zieht zur Wirbelsäule. Stellen Sie die Rolle außen neben den vorderen Fuß.

2. Strecken Sie die Arme in Schulterhöhe parallel zum Boden aus. Arm und Bein einer Seite zeigen nach vorn beziehungsweise nach hinten. Der Oberkörper ist aufgerichtet, der Nacken ist lang, Schultern tief. Korrigieren Sie die Position des vorderen Beins; es neigt dazu, nach innen zu kippen. Wenn das nicht gelingt, drehen Sie den hinteren Fuß leicht nach außen.

3. Der Blick schweift »heldenhaft« am vorderen Arm entlang in die Ferne. Verweilen Sie in dieser Position einige Atemzüge, dabei die Körperspannung und Dehnung bewusst wahrnehmen und mit jeder Ausatmung ein wenig tiefer in die Dehnung gehen.

4. Seite wechseln.

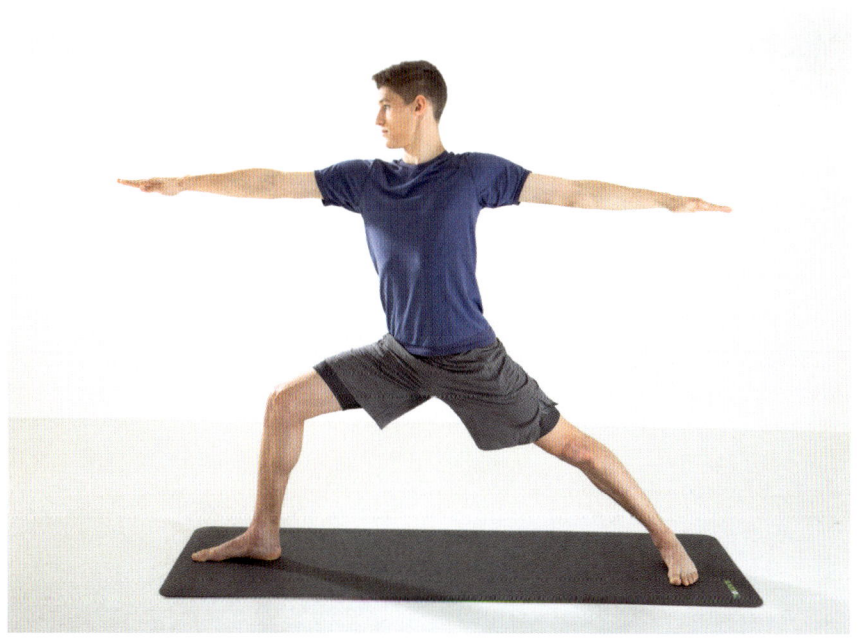

FRIEDVOLLER KRIEGER
MIT BLACKROLL® MULTI BAND

Stabilisation: Arme, Schultern, Rücken, Brust, Gesäß, Oberschenkelrückseiten
Dehnung: Flanken, Arme, Oberschenkelinnenseiten und -außenseiten
Seitliche und spirale Zuglinie

Ausgangsposition: Krieger in Heldenpose (s. S. 109)

1. Ausfallschritt und Ausrichtung wie auf Seite 109. Schlüpfen Sie mit dem vorderen Fuß in die erste Schlaufe des Multibandes und mit der rechten Hand in eine der mittleren Schlaufen. Strecken Sie nun diesen Arm weit über Ihren Kopf aus. Die linke Hand liegt locker auf dem linken Bein. Die Position des vorderen Beins korrigieren; es neigt dazu, nach innen zu kippen.

2. Strecken Sie mit jeder Einatmung den rechten Arm und Ihre ganze rechte Flanke und ziehen Sie das Multiband noch weiter über sich.

3. Mit der Ausatmung versuchen Sie, eine Leichtigkeit in der Haltung wahrzunehmen und tiefer in die Position zu sinken. Atmen Sie bewusst in die Flanke und nehmen Sie durch die Atmung die Dehnung im Zwerchfell und in der Zwischenrippenmuskulatur wahr.

4. Einige Atemzüge halten, dann die Seite wechseln.

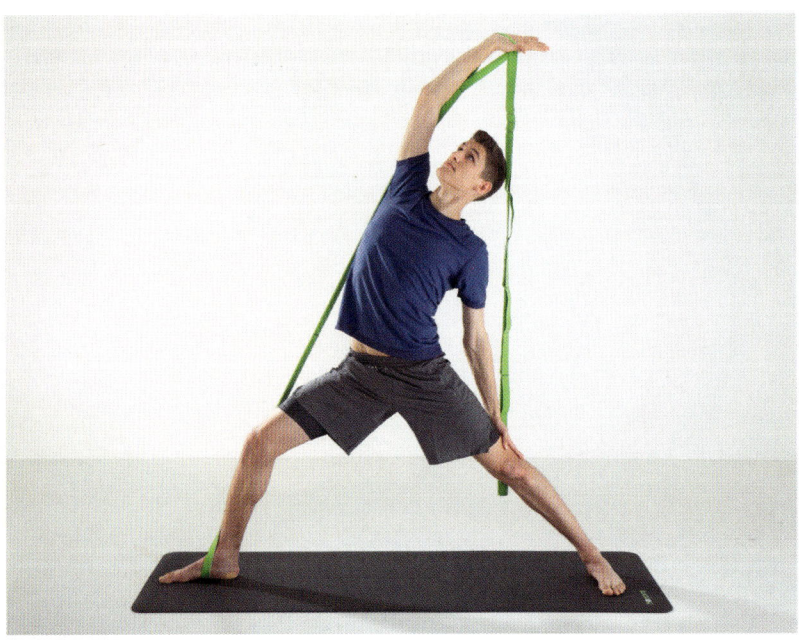

HALBMOND MIT BLACKROLL® MED 45

Stabilität: Füße, Knie, Hüfte, Oberschenkelaußenseite und -innenseite, Rücken, Flanke, Arme
Dehnung: Oberschenkelinnenseite, Brust, Arme
Balance
Seitliche und tiefe frontale Zuglinie

Ausgangsposition: Krieger in Heldenpose (s. S. 109)

1. Stellen Sie die Rolle etwa 40 cm vor dem rechten Fuß hochkant ab.

2. Senken Sie den Oberkörper und heben Sie gleichzeitig das linke Bein, als wollten Sie in die »Waage« kommen. Die rechte Hand findet Halt auf der Rolle. Oberkörper und Bein bilden eine Linie, parallel zum Boden.

3. Wenn Sie stabil stehen, dreht der linke Arm gestreckt Richtung Decke. Der ganze Körper öffnet sich nach links. Das angehobene Bein gewinnt an Spannung, wenn Sie die Zehen anziehen und die Ferse rausdrücken.

4. Schließlich folgt der Blick dem linken Arm.

5. Einige Atemzüge halten, dann die Seite wechseln.

HINWEIS
Diese Haltung ist besonders herausfordernd.

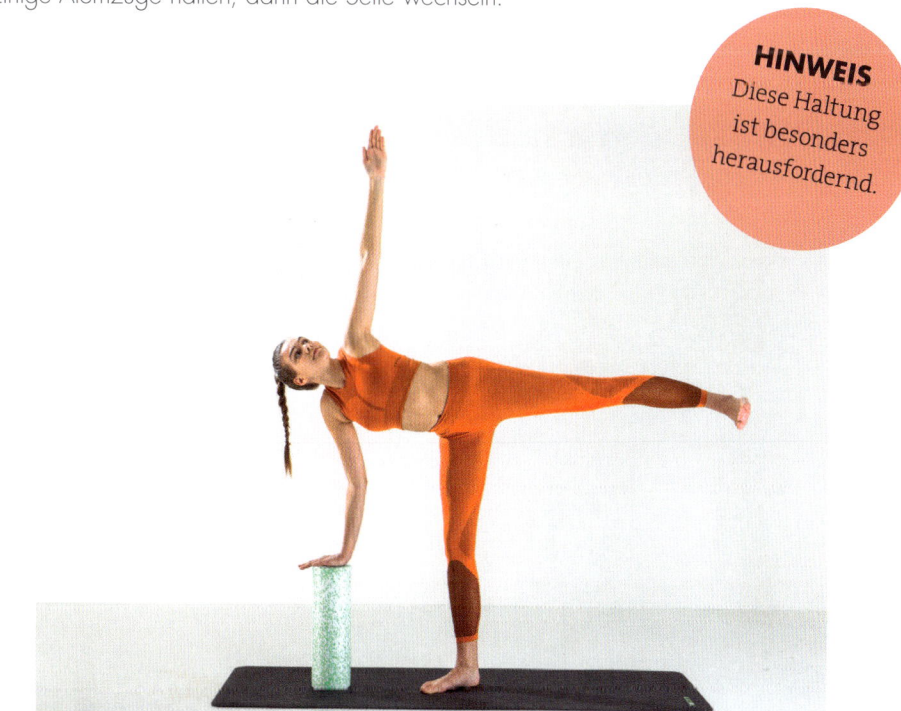

SPRINTERHALTUNG MIT LANG GESTRECKTEM OBERKÖRPER

Stabilisation: Fuß, Oberschenkelrückseite, Rücken, Gesäß, Brustkorb, Flanke
Dehnung: Füße, Oberschenkelrückseite, Gesäß, Rücken, Arme
Spirale Zuglinie und Armlinien

Ausgangsposition: Sprinterhaltung (s. S. 34)

1. Wenn Sie stabil in der Sprinterhaltung stehen, lösen Sie Ihre Hände vom Boden beziehungsweise von den Blöcken und strecken Sie Ihre Arme mit der Einatmung nach vorn, in Verlängerung von Rumpf und Beinen. Die Oberarme befinden sich neben den Ohren, aber die Schultern ziehen weiterhin Richtung Hüfte. Atmen sie tief in den Bauch gegen den Oberschenkel.

2. Mit der Ausatmung schwingen die Arme über unten nach hinten. Wechseln Sie zwischen diesen beiden Positionen im Atemrhythmus.

3. Seite wechseln.

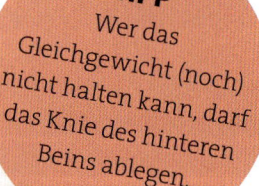

TIPP
Wer das Gleichgewicht (noch) nicht halten kann, darf das Knie des hinteren Beins ablegen.

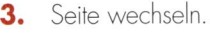

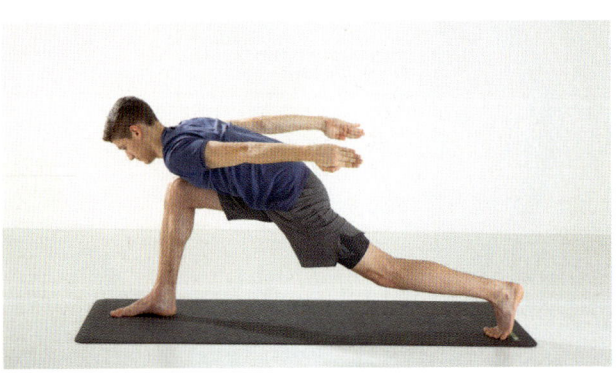

GEDREHTER SEITLICHER WINKEL MIT BLACKROLL® BLOCK

Stabilisation: Füße, Knie, Hüfte, Rücken, Flanke
Dehnung: Oberschenkelrückseite, Gesäß, Brust, Arme
Spirale Zuglinie

Ausgangsposition: Sprinterhaltung (s. S. 34)

1. Legen Sie den Block in der Sprinterhaltung an die Innenseite des vorderen Fußes. Legen Sie die rechte Hand auf den Block und rotieren Sie den Oberkörper zum vorderen Bein hin. (Achtung, nicht die Drehrichtung verwechseln! Das wäre dann die folgende Übung.) Den linken Arm strecken Sie senkrecht Richtung Decke. Der Blick folgt diesem Arm.

2. Mit jeder Einatmung strecken Sie die Wirbelsäule, den oberen Arm und das hintere Bein etwas weiter und weiten den Brustkorb. Atmen Sie in den unteren Bauch, der dabei gegen den Oberschenkel drückt und die Organe massiert.

3. Mit jeder Ausatmung sinken Sie in die Position hinein.

4. Einige Atemzüge halten, dann die Seite wechseln.

TIPP
Wenn Ihnen die Übung leichtfällt, können Sie den Block weglassen und die Hand auf dem Boden ablegen.

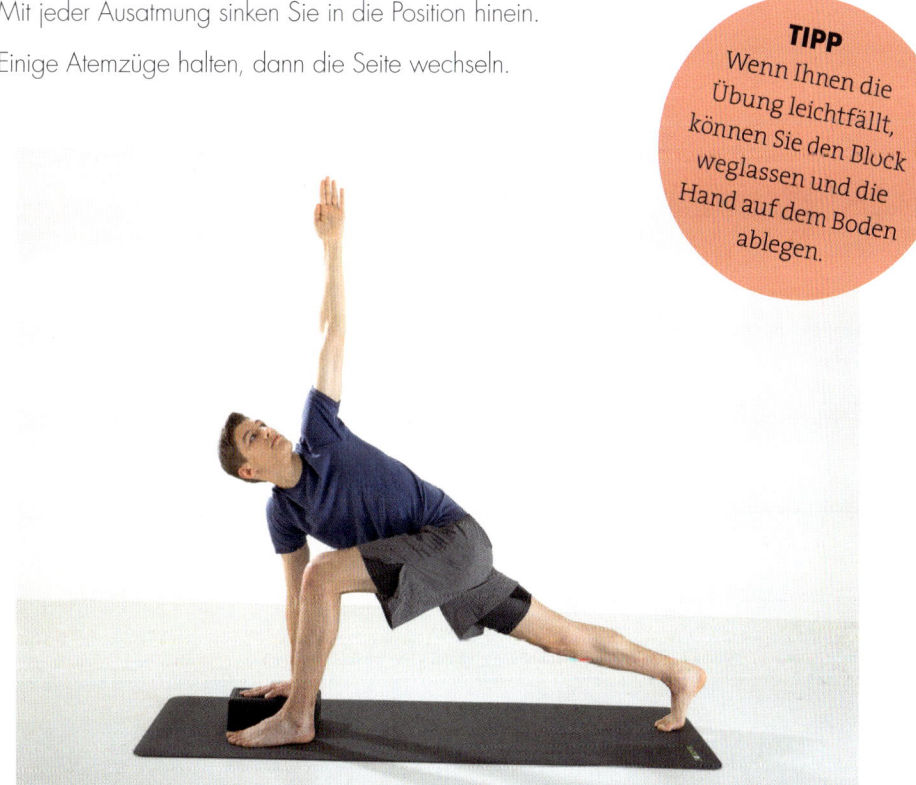

GESTRECKTER SEITLICHER WINKEL MIT BLACKROLL® BLOCK

Stabilisation: Füße, Knie, Hüfte, Rücken, Flanke
Dehnung: Oberschenkelrückseite, Gesäß, Brust, Arme
Seitliche und spirale Zuglinie

Ausgangsposition: Sprinterhaltung (s. S. 34)

1. Legen Sie den Block in der Sprinterhaltung an die Außenseite des vorderen Fußes. Legen Sie die rechte Hand auf den Block. Den linken Arm führen Sie gestreckt und senkrecht nach oben. Der Blick folgt diesem Arm. Die Position des vorderen Beins korrigieren; es neigt dazu, nach innen zu kippen.

2. Mit jeder Einatmung nehmen Sie die seitliche Dehnung vom hinteren Fuß über die gesamte Flanke bis zum oberen Arm wahr.

3. Mit der Ausatmung rotieren Sie den Oberkörper noch etwas mehr zur offenen Seite hin.

4. Einige Atemzüge halten, dann die Seite wechseln.

TIPP
Wenn die Hüfte es erlaubt, den hinteren Fuß ausdrehen und die ganze Fußsohle ablegen.

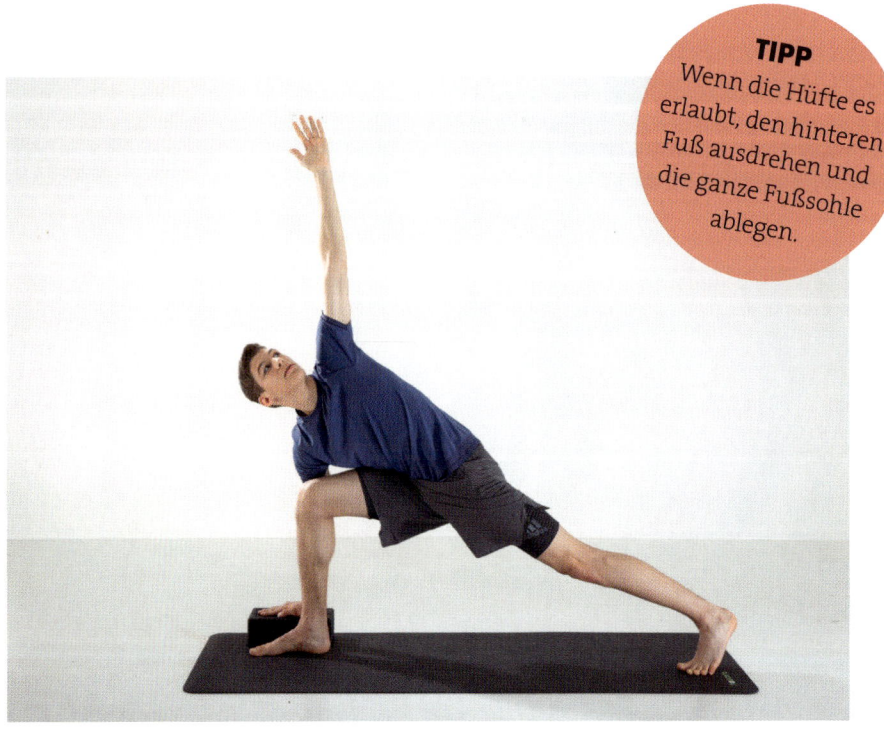

BIRD-DOG-HALTUNG MIT BLACKROLL® MED 45

Stabilisation: Bauch, Beine, Arme, Hüfte, Gesäß, Rücken
Mobilisation: Wirbelsäule, Hüfte
Balance
Frontale und rückseitige Zuglinie

Ausgangsposition: Vierfüßlerstand auf BLACKROLL® MED 45

1. Strecken Sie gleichzeitig das linke Bein nach hinten und den rechten Arm nach vorn. Die beiden Gliedmaßen bilden mit dem Rumpf eine Gerade oder eine leichte Rückbeuge.

2. Mit der Einatmung strecken Sie sich bewusst in die Länge.

3. Mit der Ausatmung führen Sie den rechten Ellenbogen und das linke Knie unter dem Körper zusammen. Die Wirbelsäule wird dabei rund.

4. Bei der nächsten Einatmung gehen sie wieder in die Streckung.

5. Mehrmals wiederholen, dann die Seite wechseln.

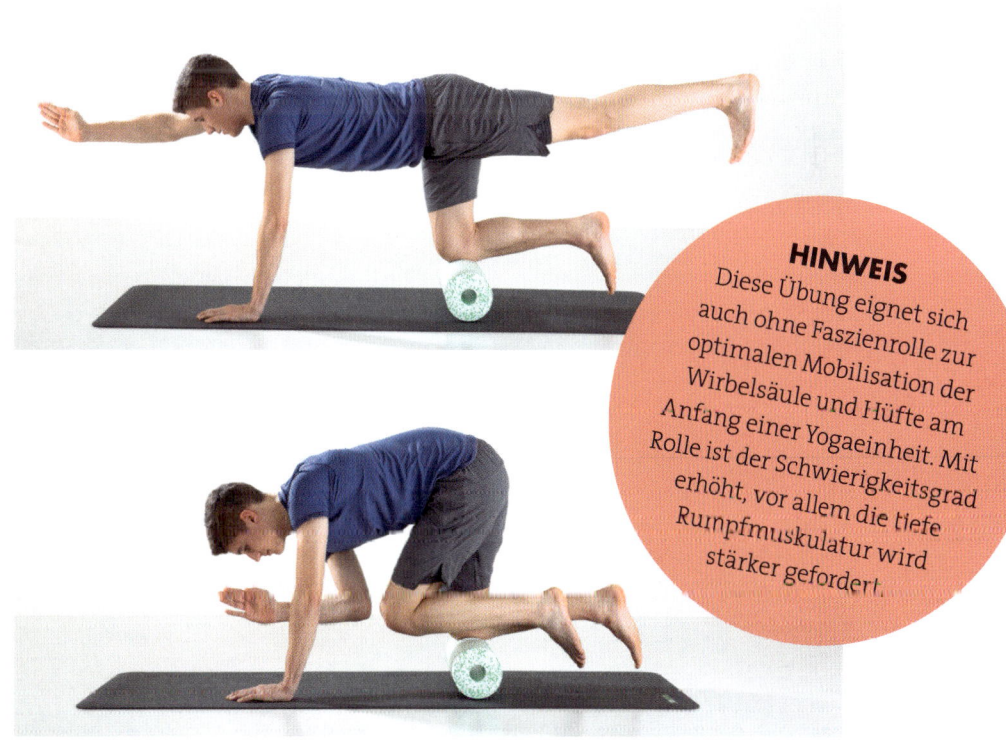

HINWEIS
Diese Übung eignet sich auch ohne Faszienrolle zur optimalen Mobilisation der Wirbelsäule und Hüfte am Anfang einer Yogaeinheit. Mit Rolle ist der Schwierigkeitsgrad erhöht, vor allem die tiefe Rumpfmuskulatur wird stärker gefordert.

DELFIN MIT BLACKROLL® BLOCK

Stabilisation: Arme, Schultern, Bauch
Dehnung: Füße, Beinrückseite, Rücken, Oberarme, Schultern
Tiefe frontale und rückseitige Zuglinie

Ausgangsposition: Vierfüßlerstand

1. Legen Sie die Unterarme auf dem Boden ab und umfassen Sie die Ellenbogen mit den Händen – so wird der optimale Abstand der Arme eingerichtet. Nun falten Sie die Hände weiter vorn, ohne die Position der Ellenbogen zu verändern.

2. Stellen Sie die Zehen auf, lösen Sie die Knie vom Boden und schieben Sie das Gesäß nach oben (wie im herabschauenden Hund, s. S. 35), bis die Beine gestreckt sind. Der Kopf ist locker in Verlängerung des geraden Rückens.

3. Mit der Ausatmung senken Sie das Gesäß; die Beine bleiben gestreckt. Den Bauchnabel ziehen Sie Richtung Wirbelsäule. Das Brustbein befindet sich jetzt über den Handgelenken. Heben Sie den Kopf, sodass das Kinn über die Hände hinausragt. Sie fürchten vermutlich, nach vorn zu kippen. Das ist der Punkt der maximalen Körperspannung. Vermeiden Sie ein Hohlkreuz.

4. Mit der nächsten Einatmung drücken Sie sich wieder kraftvoll und kontrolliert hoch. Unterarme und Fußballen bleiben an Ort und Stelle. Wiederholen Sie die Bewegungen mehrmals. Zur anschließenden Entspannung gehen Sie in die Stellung des Kindes (s. S. 197).

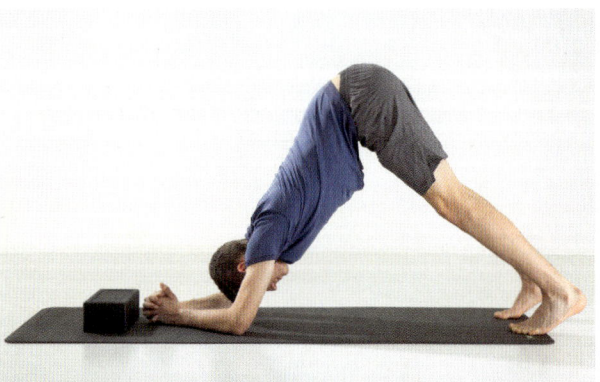

TIPP
Noch fordernder und korrekter wird die Übung, wenn Sie Ihr Kinn über den Block schieben.

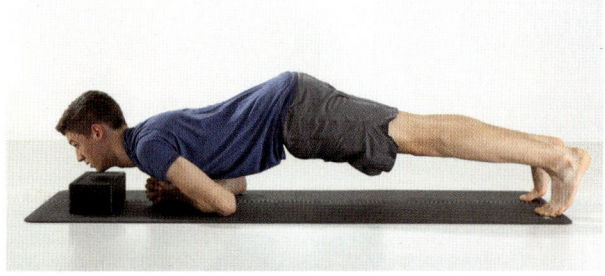

BRETTHALTUNG MIT BLACKROLL® STANDARD UNTER DEN SCHIENBEINEN

Stabilität: Bauch, Arme, Schultern, Rücken
Balance
Tiefe frontale Zuglinie

Ausgangsposition: Bauchlage

1. Positionieren Sie die Rolle unter den Schienbeinen, knapp oberhalb der Füße, sodass die Zehen den Boden nicht berühren. Drücken Sie sich mit den Armen hoch, Rumpf und Beine sollen eine Linie bilden. Ihre Handgelenke sind unterhalb der Schultern, die Schulterblätter ziehen Sie bewusst weg von den Ohren und schmiegen diese an die Rippenbögen, sodass der Nacken lang bleibt. Der Blick geht nach unten. Den Bauchnabel ziehen Sie bewusst nach innen Richtung Wirbelsäule. Spüren Sie eine komplette Spannung von den Füßen bis zum Scheitel. Rücken, Beine und Arme sind gestreckt.

2. Einige Atemzüge in dieser Position verweilen.

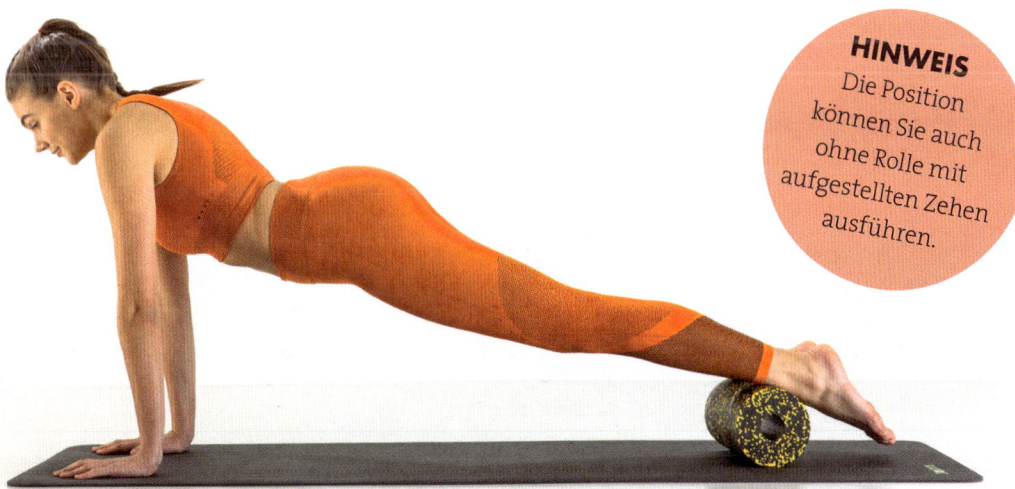

HINWEIS
Die Position können Sie auch ohne Rolle mit aufgestellten Zehen ausführen.

TIPP
Wenn sich Ihr unterer Rücken krümmt, dann beugen Sie die Knie minimal und ziehen Sie Ihr Becken noch mehr Richtung Decke, sodass sich Ihr Rücken und Ihre Arme auf einer Linie befinden.

BRETTHALTUNG MIT BLACKROLL® STANDARD UNTER DEN HÄNDEN

Stabilität: Bauch, Arme, Schultern, Rücken
Balance
Tiefe frontale Zuglinie

Ausgangsposition: Vierfüßlerstand

Stützen Sie sich mit den Händen auf die Rolle und strecken Sie ein Bein nach dem anderen nach hinten aus – stellen Sie dabei Ihre Zehen auf. Komplette Körperspannung wie zuvor. Versuchen Sie ruhig zu atmen, fixieren Sie einen Punkt etwa einen Meter vor sich auf dem Boden und gleichen Sie die Instabilität mit Ihren Armen gut aus.

HINWEIS
Diese Variante entlastet die Handgelenke, weil diese nicht so stark abgewinkelt werden wie auf dem Boden.

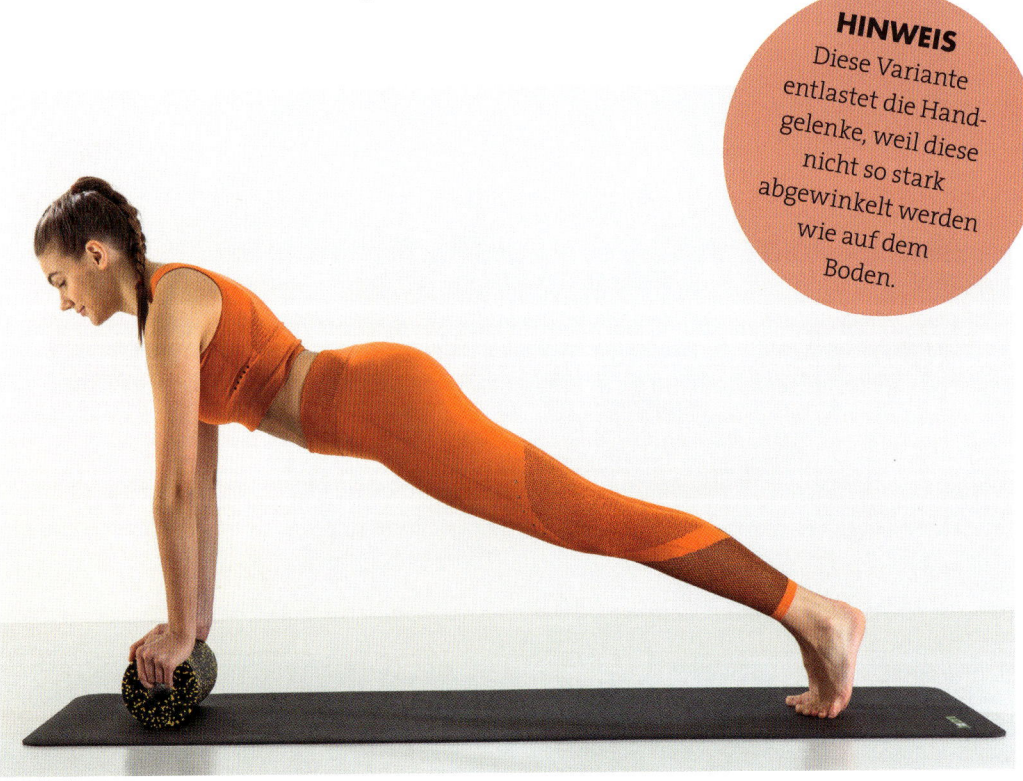

BERGSTEIGER-VARIATIONEN

Stabilität: Arme, Schultern, Hüfte, Gesäß, Oberschenkel, Bauch, Rücken
Frontale tiefe Zuglinie

Ausgangsposition: Dreibeiniger Hund (s. S. 151), linkes Bein nach oben ausgestreckt

1. Verlagern Sie das Gewicht aus dem dreibeinigen Hund in die Bretthaltung.

2. Ziehen das linke Knie mit einer Ausatmung unter den Körper. Mit der Einatmung ziehen Sie dieses Bein wieder gestreckt nach hinten und oben und schieben das Gesäß hoch in den dreibeinigen Hund. Mit der Ausatmung ziehen Sie das Bein wieder unter den Körper und senken das Gesäß. Wiederholen Sie diesen Ablauf insgesamt dreimal mit links, dann dreimal mit dem rechten Bein.

3. Variieren Sie diesen Bewegungsablauf nun, indem Sie das Knie nicht unter den Körper ziehen, sondern links neben den linken Arm. Mit der Einatmung das Bein nach hinten und oben in den dreibeinigen Hund ziehen und so weiter. Dreimal mit links und dreimal mit rechts.

4. Variieren Sie den Bewegungsablauf noch einmal, indem Sie das linke Knie unter dem Körper nach rechts raus ziehen. Dabei dreht sich der Rumpf etwas nach rechts. Mit der Einatmung das Bein nach hinten und oben in den dreibeinigen Hund ziehen und so weiter. Dreimal mit links und dreimal mit rechts.

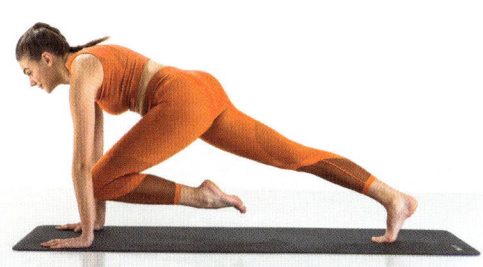

LOB
Wenn Sie diese Übung durchhalten, sind Sie schon richtig gut! Zu Beginn genügt auch je eine Wiederholung, später zwei, dann drei.

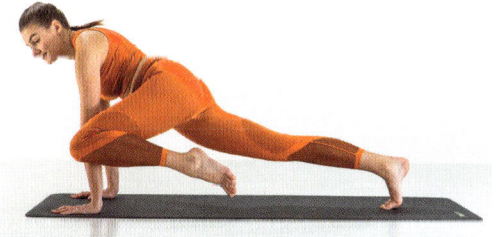

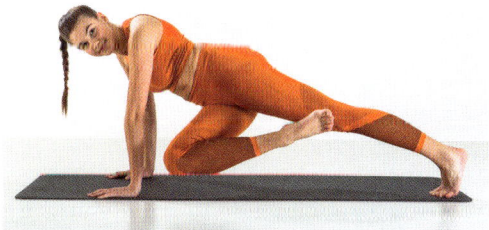

SEITSTÜTZ

Stabilität: schräge Bauchmuskeln, Flanken, Arme, Schultern, Hüfte, Füße
Balance
Tiefe frontale Zuglinie

Ausgangsposition: Bretthaltung (s. S. 117)

1. Verlagern Sie Ihr Gewicht etwas auf die rechte Hand, drehen Sie das rechte Bein, sodass die äußere Fußkante auf dem Boden liegt.

2. Drehen Sie sich noch weiter, legen Sie das linke Bein auf das rechte und strecken Sie den linken Arm senkrecht nach oben. Achten Sie darauf, dass sich die Schulter genau über dem stützenden Handgelenk befindet. Ziehen Sie das Becken leicht nach oben. Der Blick folgt dem linken Arm nach oben.

3. Einige Atemzüge halten, dann Seite wechseln.

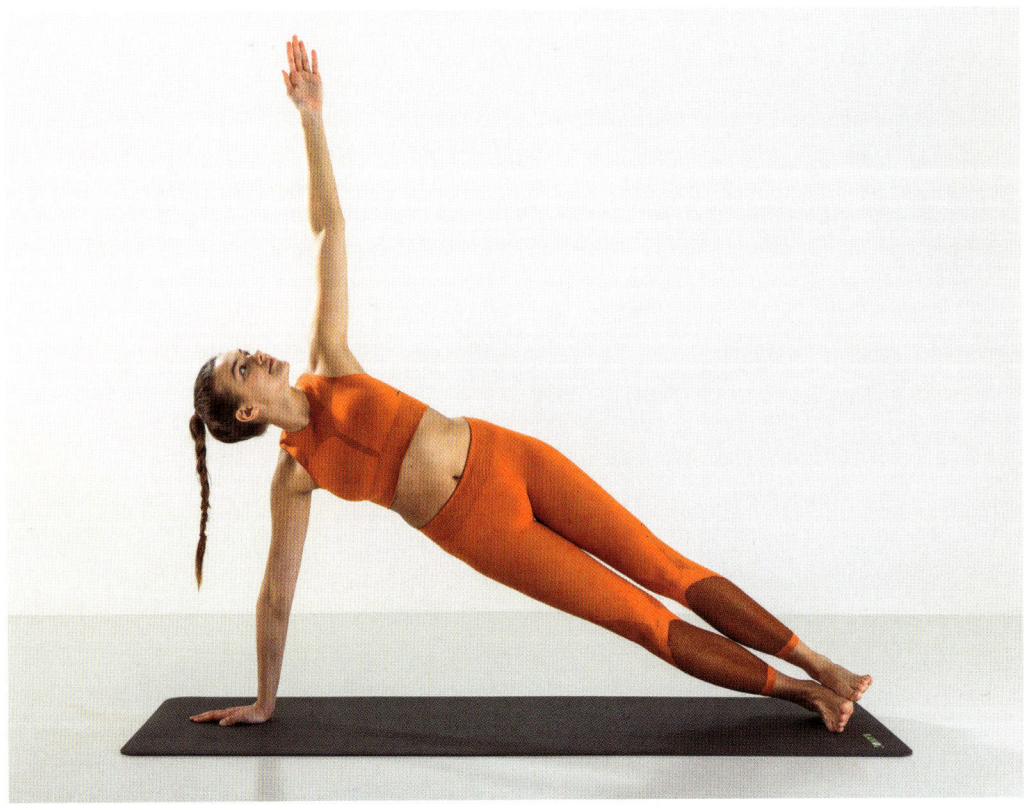

VARIANTEN

REBHUHN

Stabilität: schräge Bauchmuskeln, Flanken, Arme, Schultern, Hüfte, Füße, Rücken
Dehnung: Oberschenkel, Hüfte, Brust
Balance
Tiefe frontale Zuglinie

Ausgangsposition: Seitstütz (s. links)

1. Aus einer stabilen Seitstützhaltung beugen Sie den linken Unterschenkel nach hinten. Fassen Sie mit der linken Hand das Fußgelenk. Öffnen Sie Ihren Brustkorb und schieben Sie das Becken weiter nach vorn. Spannen Sie den Beckenboden an. Bei einem guten Halt und einer gesunden Halswirbelsäule, kann der Kopf in den Nacken gelegt werden, um den Blick nach oben zu richten.

2. Einige Atemzüge halten, dann Seite wechseln.

HINWEIS
Diese Übung ist besonders herausfordernd.

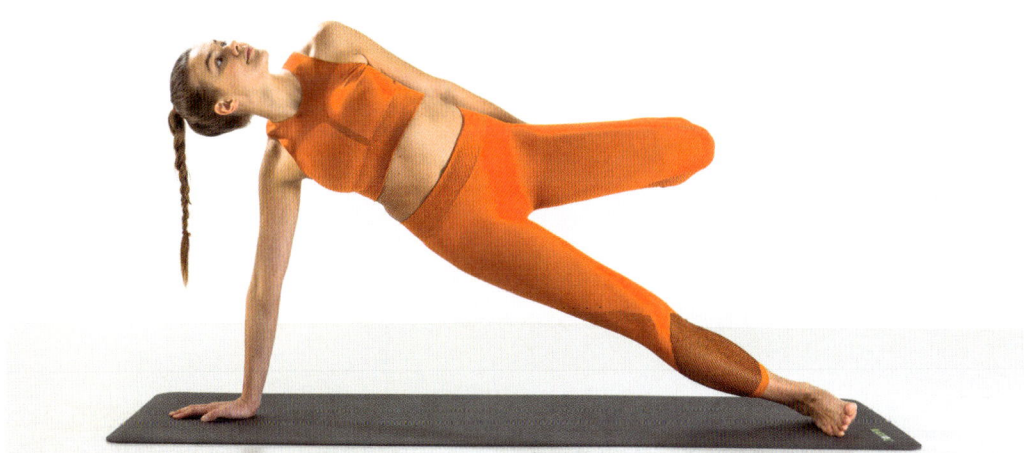

TIPP
Wenn Sie nicht an Ihren Fuß gelangen, helfen Sie sich mit dem BLACKROLL® LOOP BAND oder MULTI BAND.

WILD THING

Stabilität: Rücken, Gesäß, Schultern, Arme
Dehnung: Brustkorb, Oberschenkelvorderseite, Hüfte, Bauch
Balance
Frontale Zuglinie

Ausgangsposition: Seitstütz (s. S. 120)

1. Setzen Sie den linken Fuß mit leicht gebeugtem Knie hinter der rechten Wade ab.

2. Strecken Sie das rechte Bein leicht nach vorn, knapp neben die Matte.

3. Schieben Sie das Becken nach oben, sodass sich Ihr Rumpf öffnet. Intensiviert wird die Haltung, in dem Sie den linken Arm weiter nach hinten strecken und den Brustkorb noch mehr zur Decke drehen und dehnen.

4. Bei einem guten Halt in Ihrem rechten Arm und einer gesunden Halswirbelsäule kann der Kopf in den Nacken gelegt werden. Atmen Sie tief ein und aus. Das Becken nicht einsinken lassen.

5. Einige Atemzüge halten, dann Seite wechseln.

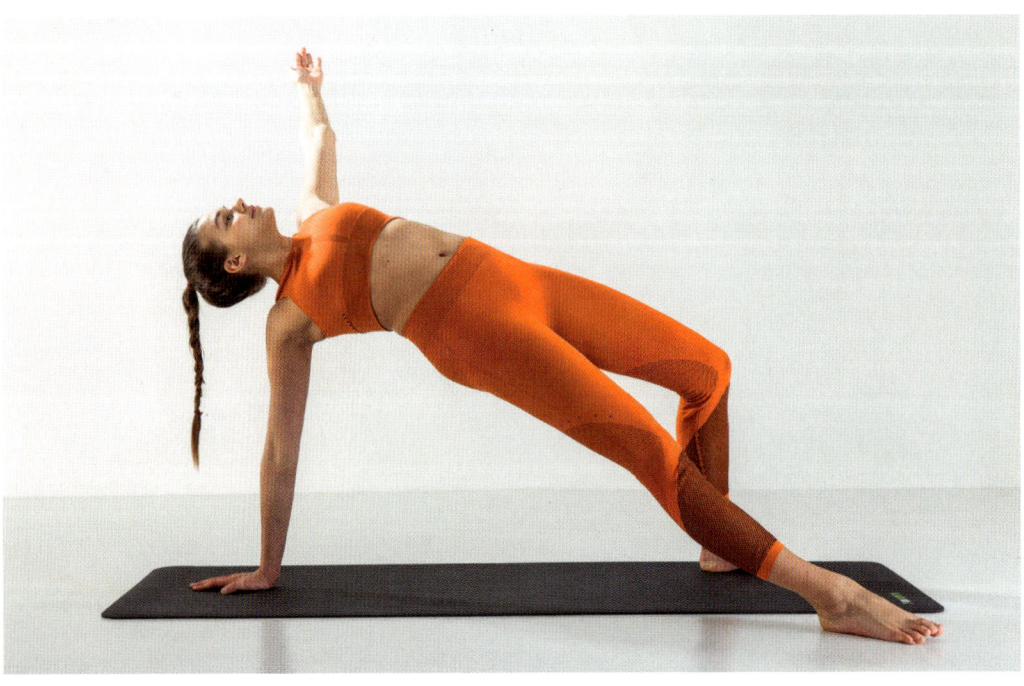

STABHALTUNG

Stabilisation: Bauch, Arme, Schultern, Füße
Tiefe frontale Zuglinie

Ausgangsposition: Bretthaltung (s. S. 117)

Beugen Sie die Arme, bis Ober und Unterarme einen rechten Winkel bilden. Der Körper bleibt ganz gerade. Ziehen Sie den Bauchnabel Richtung Wirbelsäule und schieben Sie die Fersen nach hinten. Der Kopf befindet sich in Verlängerung zur Wirbelsäule, Blick Richtung Matte.

HINWEISE

- Falls Sie zu sehr Spannung im unteren Rücken verspüren sollten, schieben Sie das Gesäß etwas höher und drücken Sie sich aus dem Hohlkreuz heraus.

- Alle folgenden Übungen sind Varianten. In der Regel folgt die Stabhaltung der Bretthaltung, aus der Sie in den heraufschauenden Hund wechseln können. Diese Übung erscheint daher nicht im Trainingsplan.

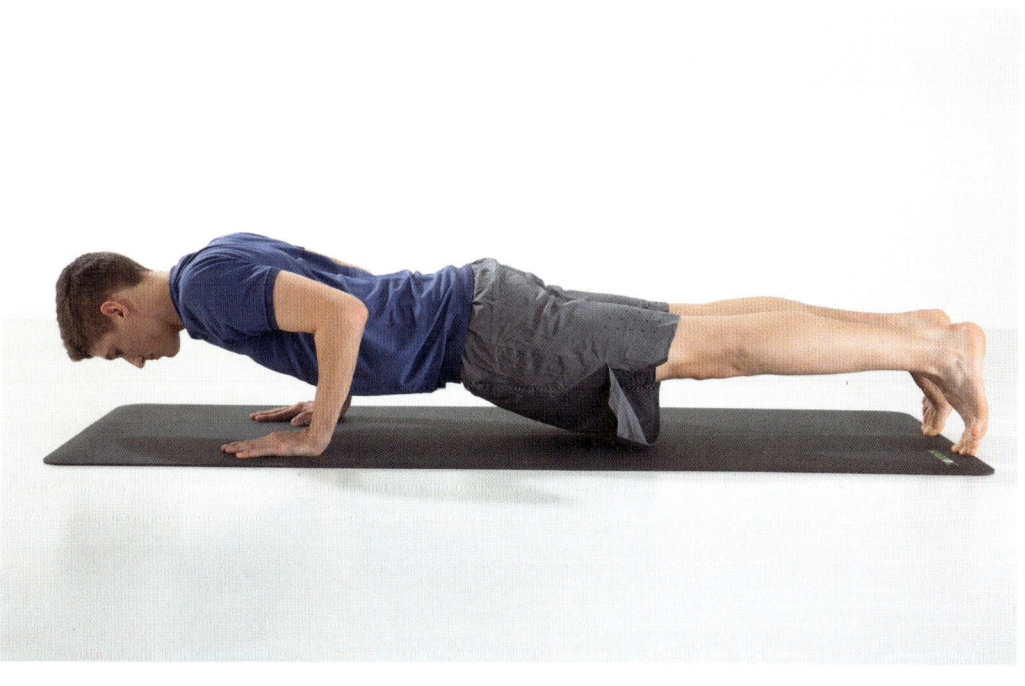

VARIANTEN

STABHALTUNG MIT BLACKROLL® MED 45

Unterstutzende Haltung der Beine/Entlastung der Füße

Ausgangsposition: Bretthaltung (s. S. 117)

Legen Sie die Rolle unter die Schienbeine, etwas oberhalb Ihrer Fußgelenke und gehen Sie von der Bretthaltung
in die Stabhaltung.

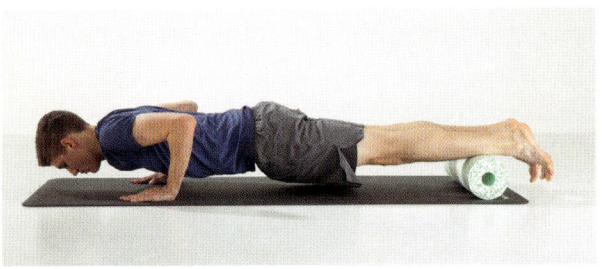

STABHALTUNG MIT ZWEI BLACKROLL® BLÖCKEN

Entlastung von Rumpf und Armen

Ausgangsposition: Bretthaltung (s. S. 117)

Positionieren Sie die Blöcke hochkant unterhalb der Schultern und gehen Sie von der Bretthaltung in die
Stabhaltung.

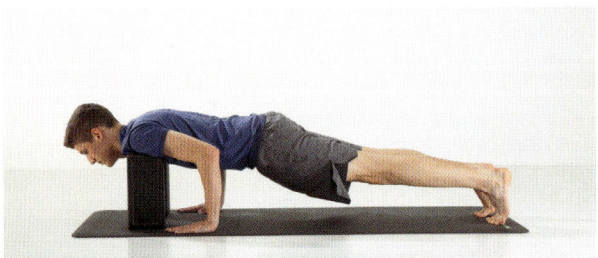

HINWEIS

Diese Übung, auch Stockhaltung genannt, ist ideal als Einstieg in die Stabhaltung. So
werden die Schultern nach hinten gedrückt und die Arme sind korrekt im rechten Winkel. Diese Übung erscheint später nicht im Trainingsplan; sie ist nur eine Hilfestellung.

STABHALTUNG MIT BLACKROLL® STANDARD

Stabilität/Kräftigung: Bauch, Arme (Trizeps), Rücken
Balance
Tiefe frontale Zuglinie

Ausgangsposition: Bretthaltung (s. S. 117)

1. Gehen Sie von der Bretthaltung mit den Händen auf der Rolle in die Stabhaltung.

2. Halten Sie die Position drei Atemzüge lang und kehren Sie durch Strecken der Arme zurück in die Bretthaltung.

3. Mehrmals wiederholen.

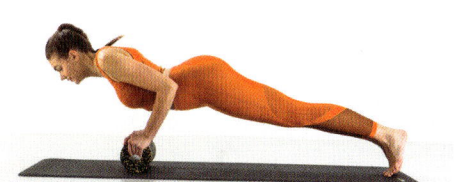

CRUNCH MIT BLACKROLL® MED 45

Stabilisation: Bauch, Arme
Vordere und tiefe frontale Zuglinien

Ausgangsposition: Bretthaltung (s. S. 117)

1. Positionieren Sie die Rolle unter den Schienbeinen. Mit der Einatmung den ganzen Körper anspannen und strecken.

2. Mit der Ausatmung ziehen Sie die Knie Richtung Brustkorb, runden den Rücken und ziehen bewusst den Bauchnabel Richtung Wirbelsäule. Die Schienbeine rollen »automatisch« über die Rolle.

3. Mit der nächsten Einatmung zurück in die Ausgangsposition strecken. Mehrmals wiederholen.

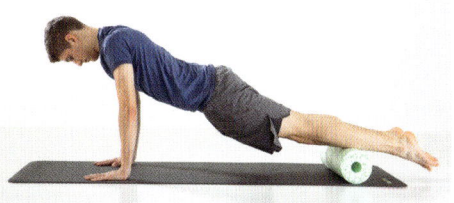

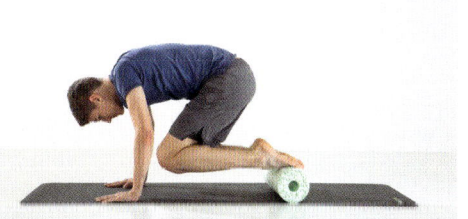

BOOT MIT BLACKROLL® MULTI BAND

Stabilisation: Bauch, Oberschenkelvorderseite, Arme, Schultern
Dehnung: Brust, Oberschenkelrückseite
Tiefe frontale Zuglinie

Ausgangsposition: sitzend, Beine lang ausgestreckt

1. Legen Sie die Mitte des Bandes um den Rücken herum, sodass beide Enden unter den Achseln nach vorn schauen. Die Füße so in je eine Schlaufe stecken, dass das Band gespannt ist, wenn Sie den Oberkörper leicht zurücklehnen. Der Rücken ist gestreckt, das Brustbein zieht nach vorn. Ihre Arme strecken Sie parallel zum Boden nach vorn aus und ziehen die Schulterblätter nach hinten und unten.

2. Kippen Sie den Körper in diesem Winkel nach hinten, sodass Sie auf dem Steißbein balancieren. Versuchen Sie das Gleichgewicht zu halten, indem Sie Beckenboden und Bauch anspannen. Variieren Sie die Kipplage, beugen Sie minimal die Knie oder ändern Sie die Länge des Bandes, bis Sie die Position trotz der Muskelspannung als angenehm empfinden.

HINWEIS
Diese Übung eignet sich zur Regeneration, da sie wenig Muskelkraft erfordert und dadurch entlastend wirkt.

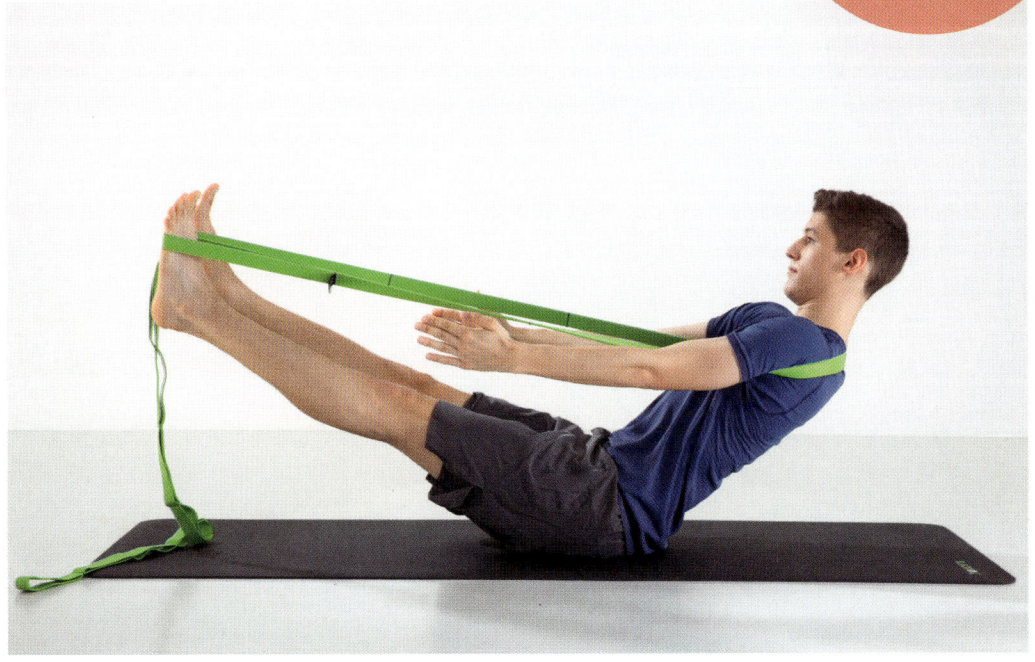

VARIANTE

BOOT MIT BLACKROLL® SLIM

Stabilisation: Bauch, Rücken, Oberschenkelinnseite, Arme, Schultern
Dehnung: Brust, Oberschenkelrückseite
Tiefe frontale Zuglinie

Ausgangsposition: sitzend

1. Stellen Sie die Beine auf und klemmen Sie die Rolle zwischen die Oberschenkel.

2. Atmen Sie ein. Beim Ausatmen heben Sie die Füße mit gebeugten Knien vom Boden ab. Der Rücken ist gerade, das Brustbein ziehen Sie nach vorn. Balancieren Sie auf dem Steißbein.

3. Arme ausstrecken wie zuvor. Wenn Sie stabil sind, strecken Sie die Beine aus. Halten Sie die Position für einige Atemzüge.

HINWEIS
Durch den Druck der Beine auf die BLACKROLL® SLIM wird die Beckenbodenaktivität erhöht.

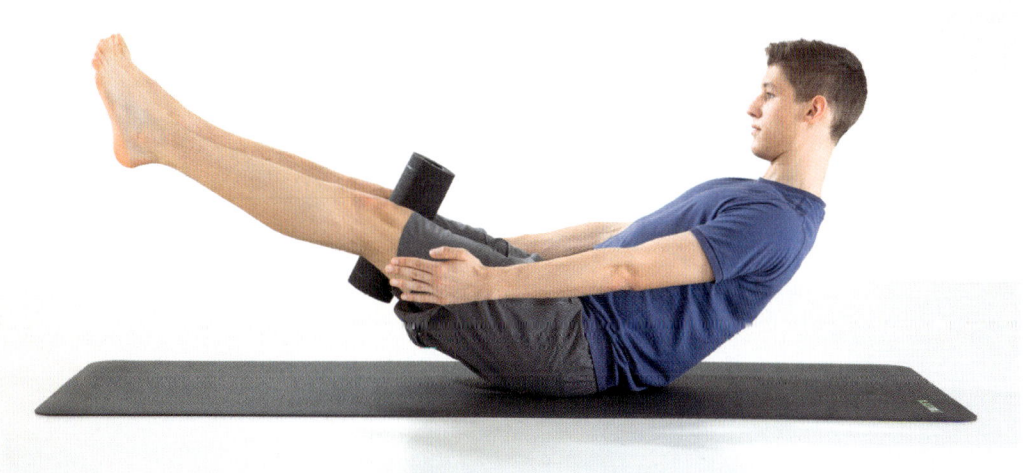

SEITROLLE MIT BLACKROLL® STANDARD

Stabilisation: Bauch, Oberschenkel, Arme
Tiefe frontale Zuglinie

Ausgangsposition: Rückenlage

1. Klemmen Sie die Rolle zwischen linken Ellenbogen und rechtes Knie. Rollen Sie langsam und kontrolliert auf die Seite des gestreckten Beines, bis Sie fast auf der Seite liegen.

2. Drehen Sie sich langsam wieder zurück in die Mitte.

3. Wiederholen Sie die Übung ein paar Mal, dann die Seite wechseln.

HINWEIS
Sie können den freien Arm und das freie Bein vom Boden abheben. Das erfordert mehr Spannung.

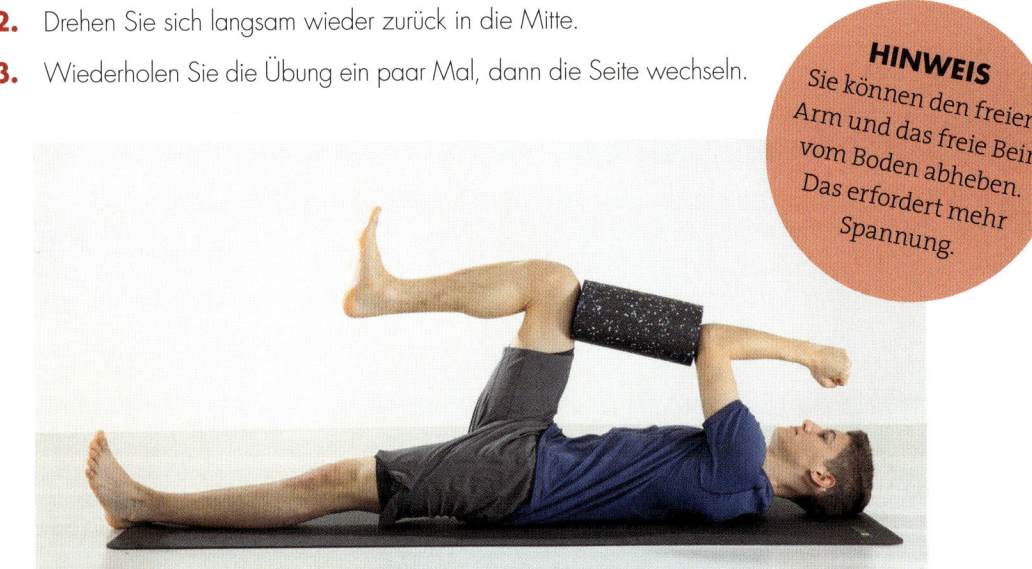

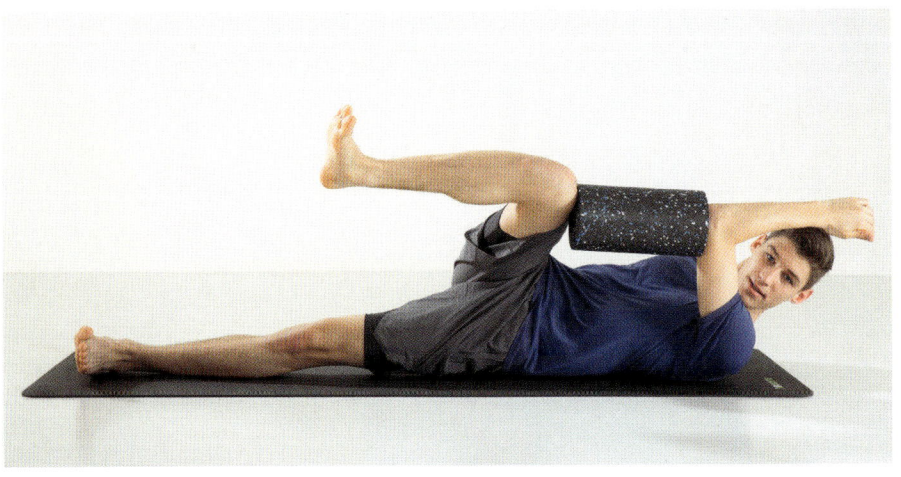

SCHULTERBRÜCKE MIT BLACKROLL® MED 45

Stabilisation: Oberschenkelrückseite, Rücken, Gesäß, Arme, Schultern
Dehnung: Oberschenkelvorderseite, Hüftbeuger, Bauch, Brust,
Rückseitige Zuglinie

Ausgangsposition: Rückenlage

1. Stellen Sie die Füße so auf die Rolle, dass die Knie maximal oberhalb der Sprunggelenke stehen. Drücken Sie sich hoch in die Schulterbrücke. Falls Sie dabei ins Hohlkreuz fallen, schieben Sie die Rolle etwas weiter von sich weg: Der Rücken muss lang und gerade sein.

2. Verschränken Sie die Hände hinter dem Rücken, die Arme liegen auf der Matte. Ziehen Sie die Schulterblätter so eng wie möglich zusammen, sodass der Brustkorb weit geöffnet wird. Achten Sie darauf, dass das Gewicht auf den Schultern und nicht auf dem Nacken lastet.

3. Wenn Sie sich stabil eingerichtet haben, strecken Sie das rechte Bein schräg nach oben, die Oberschenkel bleiben parallel. Korrigieren Sie die Lage des Beckens; es neigt dazu, auf der Seite des ausgestreckten Beins abzusinken.

4. Die Position einige Atemzüge halten, dann die Seite wechseln.

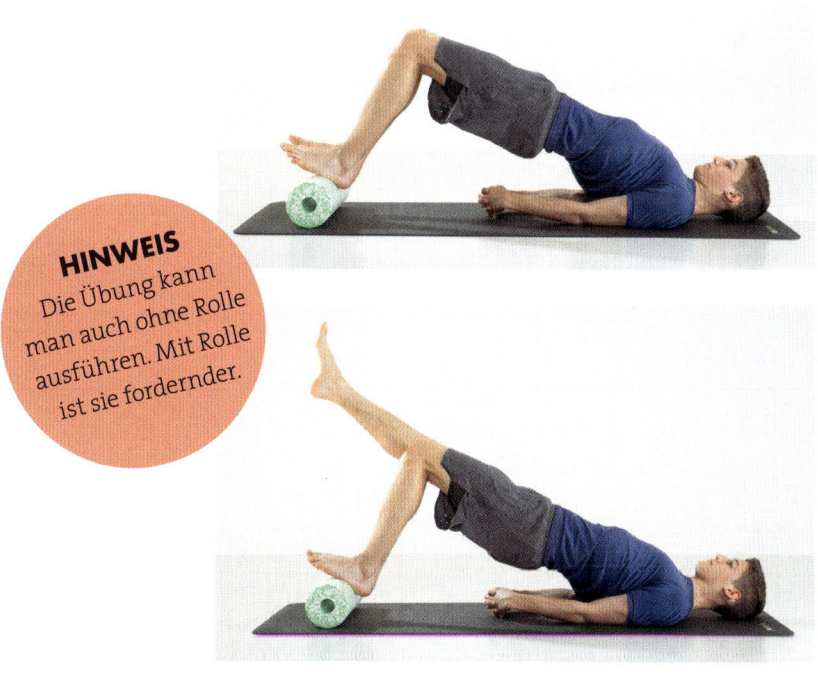

HINWEIS
Die Übung kann man auch ohne Rolle ausführen. Mit Rolle ist sie fordernder.

TISCH MIT ZWEI BLACKROLL® BLÖCKEN

Stabilität: Oberschenkelrückseite, Wirbelsäule, Handgelenke
Dehnung: Arme, Brust, Bauch, Hüfte, Oberschenkelvorderseite
Frontale Zuglinie

Ausgangsposition: sitzend

1. Winkeln Sie die Beine bequem an. Positionieren Sie die Blöcke hinter sich, schulterweit auseinander.

2. Legen Sie Ihre Handflächen flach auf die Blöcke – Finger zeigen nach vorn. Ziehen Sie die Schulterblätter zueinander und dehnen Sie Ihren Brustraum.

3. Heben Sie das Gesäß, sodass Oberschenkel, Rumpf und Kopf eine Linie bilden. Die Knie befinden sich über den Sprunggelenken, die Schultern über den Handgelenken. Die Füße sind flach auf dem Boden, die Knie streben zueinander, ohne sich zu berühren. Schieben Sie Ihr Becken kraftvoll nach oben und atmen Sie tief ein und aus.

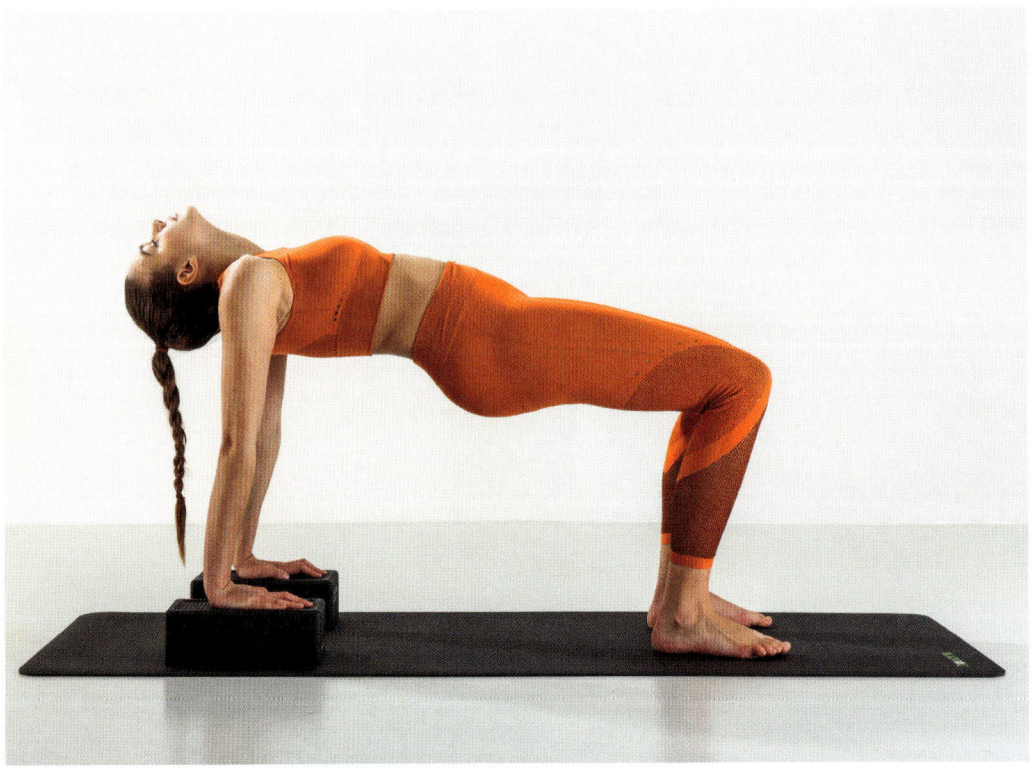

TISCH MIT BLACKROLL® STANDARD

Stabilität: Oberschenkelrückseite und -innenseite, Rücken, Handgelenke
Dehnung: Arme, Brust, Bauch, Hüfte, Oberschenkelvorderseite
Frontale Zuglinie

Ausgangsposition: wie links

1. Klemmen Sie die Rolle zwischen den Oberschenkeln ein. Die Hände hinter dem Gesäß auflegen, diesmal zeigen die Finger nach hinten. Körperhaltung und -spannung wie zuvor.

2. Einige Atemzüge halten, dabei das Becken nicht absinken lassen.

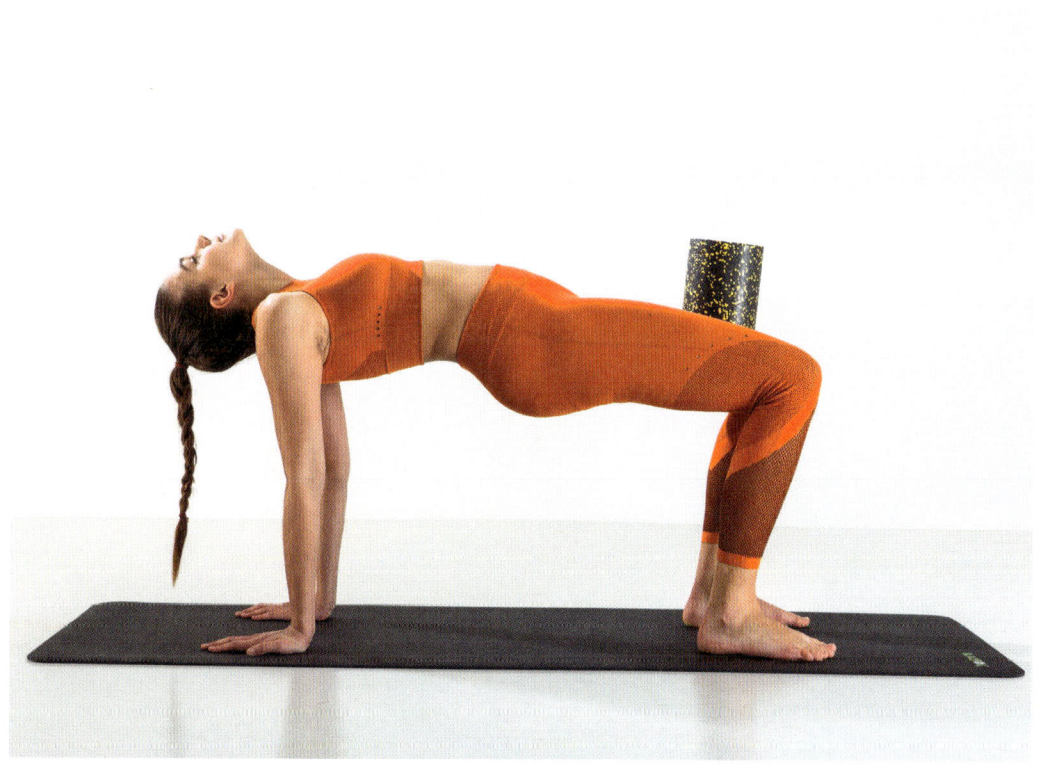

KOBRA

Stabilisation: Rücken
Dehnung: Brustkorb

Ausgangsposition: Bauchlage

1. Legen Sie die Händeflächen unterhalb der Schultern auf den Boden. Die Arme bleiben am Körper, die Ellenbogen zeigen nicht nach außen! Ziehen Sie die Schulterblätter nach hinten und unten.

2. Bringen Sie eine Grundspannung in den gesamten Körper, der Kopf ist leicht angehoben. Mit der Einatmung lösen Sie den Brustkorb vom Boden und schieben den Oberkörper hoch in eine leichte Rückbeuge. Die Arme bleiben gebeugt und das Schambein bleibt auf jeden Fall am Boden. Den Beckenboden anspannen, um den unteren Rücken zu entlasten.

3. Mit der Ausatmung lassen Sie Ihr Becken schwer in den Boden sinken. Pressen Sie das Schambein in den Boden, um den Beckenboden anzuspannen.

4. Einige Atemzüge verweilen, dann die Position auflösen und entspannen. Gegebenenfalls in die Stellung des Kindes (s. S. 197) gehen, um den unteren Rücken wieder zu entlasten. Eventuell wiederholen.

HINWEIS
Die Hauptkraft beim Aufrichten kommt aus der Rückenmuskulatur; die Arme unterstützen nur. Die Beine sind entspannt. Den Kopf sanft in den Nacken legen, der Blick geht nach vorn und schräg oben.

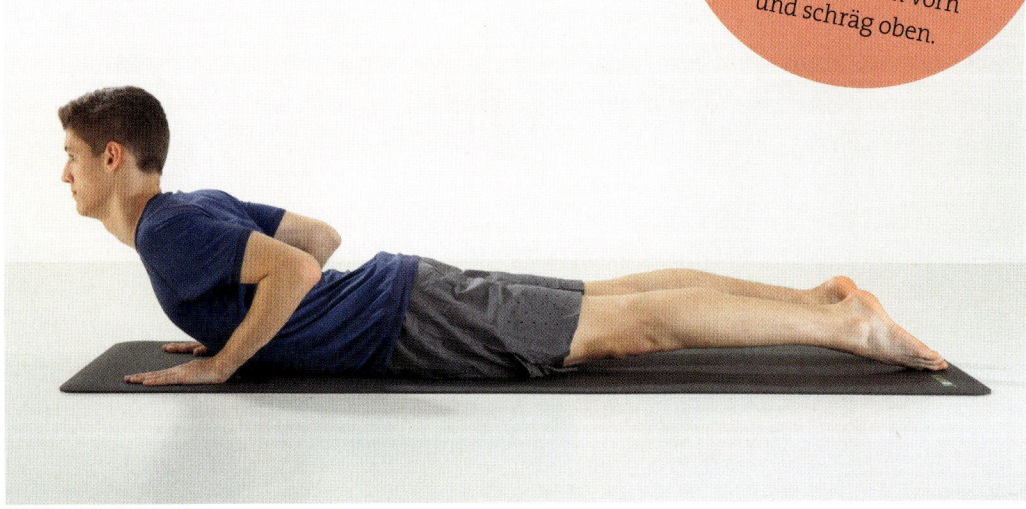

DYNAMISCHE HEUSCHRECKE MIT BLACKROLL® MED 45

Stabilität: Rücken, Schultern, Arme
Dehnung: Brustkorb, Bauch, Arme
Mobilisierung: Wirbelsäule
Frontale Zuglinie

Ausgangsposition: Bauchlage

1. Legen Sie die Rolle so unter die gestreckten Arme, dass sie etwas vor den Ellenbogen liegt.

2. Heben Sie den Brustkorb leicht an. Mit der Einatmung heben Sie den Oberkörper weiter aus der Kraft des Rückens hoch, sodass die ausgestreckten Unterarme bis zu den Handgelenken über die Rolle gleiten. Das Schambein bleibt auf der Matte und der Beckenboden ist fest angespannt, sodass der untere Rücken gestützt bleibt.

3. Mit der Ausatmung senkt sich der Rumpf wieder und die Arme gleiten auf der Rolle in die Ausgangsposition.

4. Mehrmals wiederholen.

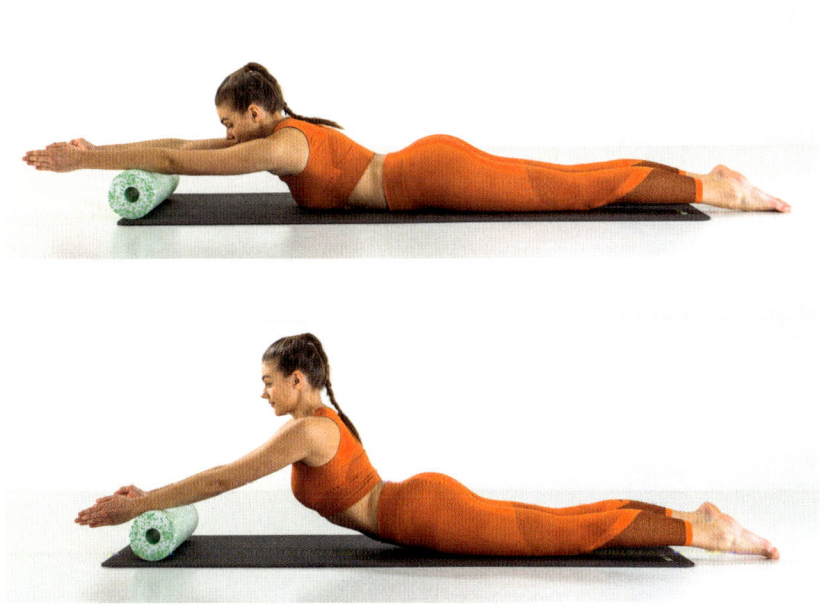

SCHWIMMER

Stabilität: Rücken, Schultern, Arme, Gesäß, Oberschenkelrückseite
Dehnung: Bauch, Brust, Oberschenkelvorderseite
Frontale Zuglinie

Ausgangsposition: Bauchlage

1. Strecken Sie Ihre Arme nach vorn aus. Heben Sie Ihre Arme und Bein vom Boden und spannen Sie den Körper von den Zehen- bis zu den Fingerspitzen.

2. Heben Sie den Brustkorb leicht vom Boden und blicken Sie schräg nach vorn auf Ihre Matte.

3. Führen Sie einen Beinschlag wie beim Kraulschwimmen aus. Die Arme machen eine identische Bewegung, nur mit der jeweils anderen Seite. Führen Sie die Bewegung langsam und kraftvoll aus, bis Sie eine starke Ermüdung verspüren.

4. Entspannen Sie in der Stellung des Kindes (s. S. 197). Atmen Sie dabei etwas länger aus als ein.

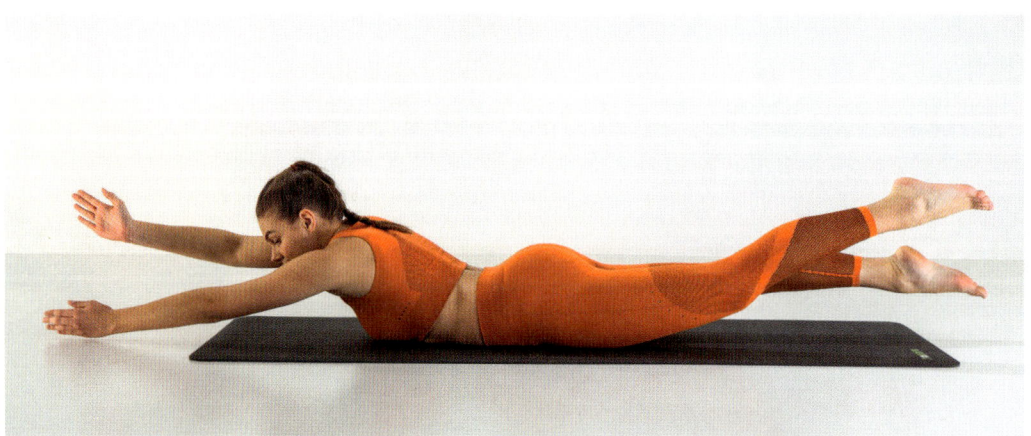

BRUSTSCHWIMMER MIT ZWEI BLACKROLL® BLÖCKEN

Stabilität: Rücken, Schultern, Arme
Dehnung: Brust, Arme, Bauch
Frontale Zuglinie

Ausgangsposition: Bauchlage

1. Legen Sie die Blöcke vor die Matte und legen Sie bei ausgestreckten Armen Ihre Hände flach darauf. Ihr Brustbein heben Sie mit der nächsten Einatmung leicht an.

2. Mit der Ausatmung schieben Sie die Blöcke mit gestreckten Armen über die Seiten Richtung Gesäß. Rumpf und Beine liegen auf der Matte. Die Bewegung ähnelt dem Brustschwimmen, nur dass Ihre Arme beim Rückholen ausgestreckt bleiben.

3. Mit der Einatmung ziehen Sie Ihre Hände mit den Blöcken wieder über die Seite nach vorn und der Brustkorb hebt sich wieder etwas.

4. Mehrmals wiederholen.

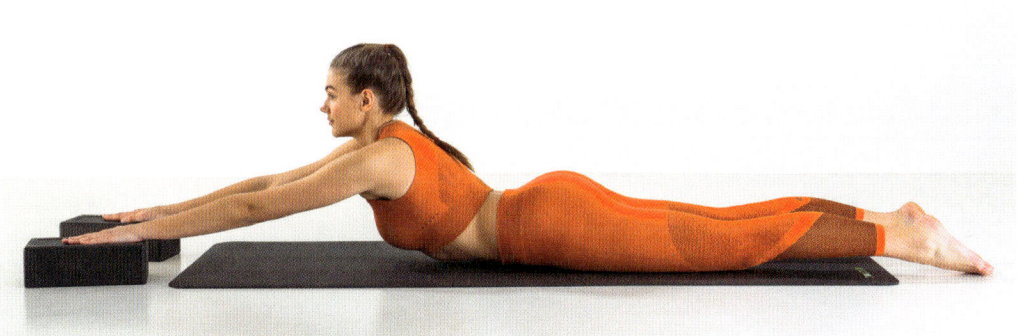

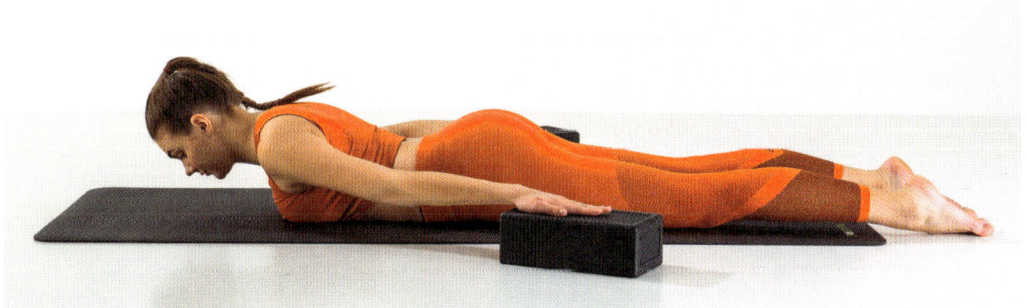

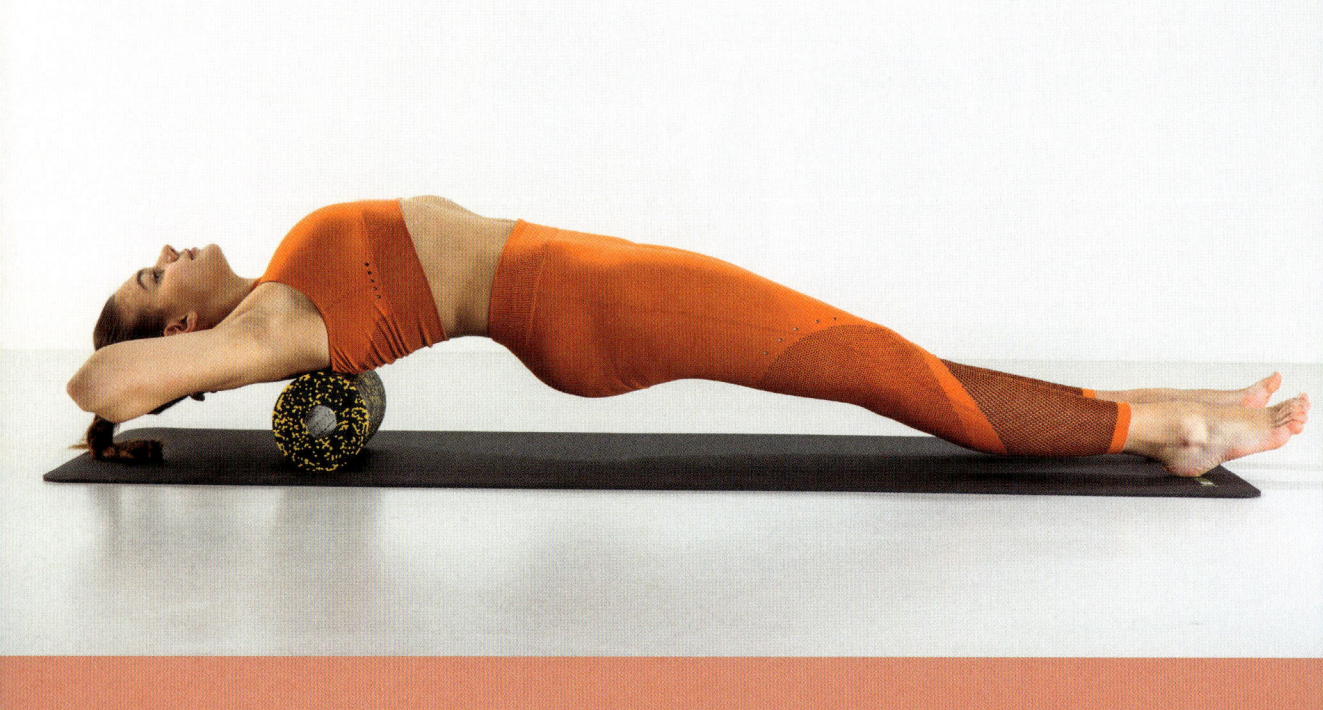

DEHNENDE YOGAHALTUNGEN

Verkürzte Muskeln und Faszien sind eine der Hauptursachen, warum stark belastete Sportlerkörper verletzungsanfällig sind und zu Haltungsfehlern sowie Dysbalancen neigen. Verspannte und versteifte Muskeln schränkten den Bewegungsspielraum ein und verändern dauerhaft die Statik der Gelenke. Muskeln funktionieren allerdings nicht allein. Auf das Dehnen reagieren auch die Bänder, Sehnen und Faszien sowie Haut und eventuell auch Narbengewebe. Durch das lange Verweilen in einer Position und die Vertiefung der Atmung wirken die folgenden Yogahaltungen tiefgehend und entspannend zugleich.

STEHENDE VORBEUGE MIT BLACKROLL® STANDARD

Dehnung: Oberschenkelrückseite, Gesäß, Rücken
Rückseitige Zuglinie

Ausgangsposition: Berghaltung (s. S. 33)

1. Legen Sie die Rolle quer vor Ihren Füßen auf die Matte. Kommen Sie in die Berghaltung. Beim Einatmen strecken Sie die Arme senkrecht nach oben und ziehen sich lang.

2. Beim Ausatmen senken Sie Oberkörper und Arme. Ziel ist es, die Hände auf die Rolle und später (ohne Rolle) auf den Boden zu legen. Wenn das nicht klappt oder Sie Schmerzen haben, dann beugen Sie Ihre Knie ein wenig.

3. Lassen Sie Kopf, Oberkörper und Arme entspannt herabhängen. Bei jedem Ausatmen können Sie sich wahrscheinlich ein paar Millimeter weiter hinunterbeugen.

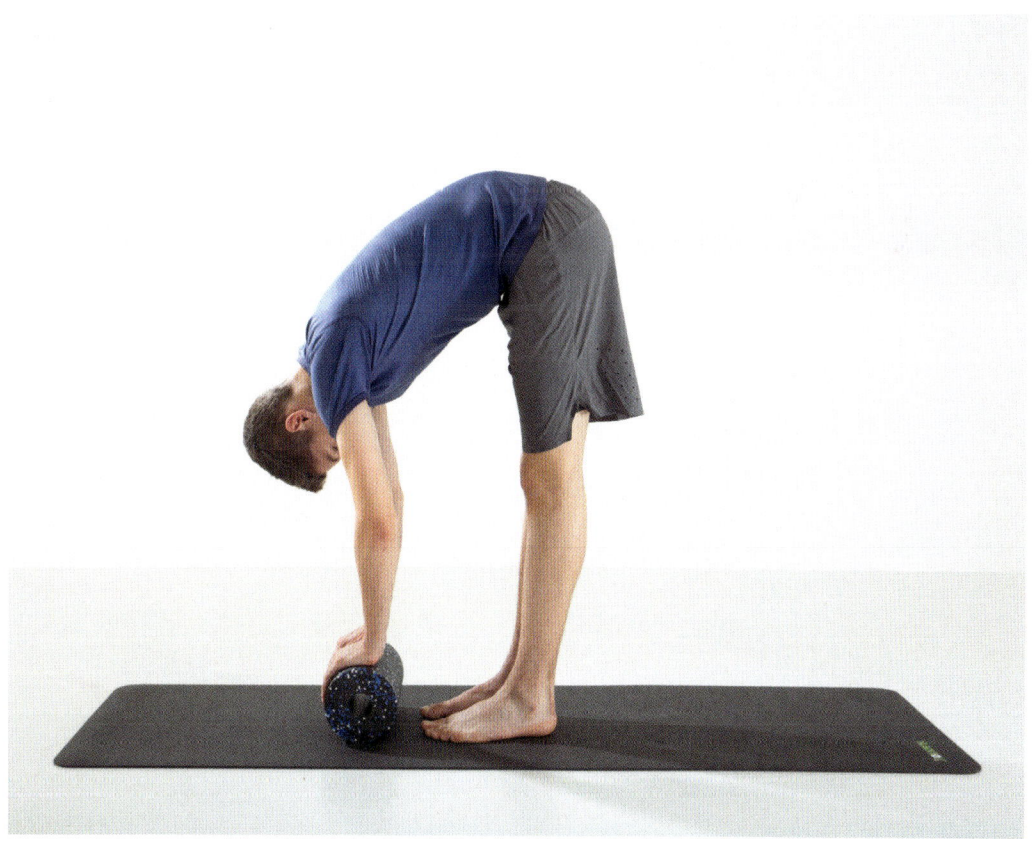

OBERSCHENKELDEHNUNG IM EINBEINSTAND

Dehnung: Oberschenkelvorderseite, Hüftbeuger
Stabilität: Füße, Hüfte, Bauch
Balance
Frontale Zuglinie

Ausgangsposition: Berghaltung (s. S. 33)

1. Verlagern Sie das Gewicht aufs rechte Bein und winkeln Sie das linke Bein nach hinten an, der linke Fuß zieht zum Gesäß.

2. Greifen Sie den linken Fuß mit beiden Händen, sodass die Oberschenkel und Knie nebeneinander sind. Ziehen Sie Ihren Bauchnabel Richtung Wirbelsäule ein, sodass Sie nicht ins Hohlkreuz fallen. Das Becken bleibt gerade und nach vorn ausgerichtet.

3. Einige Atemzüge halten, dann die Seite wechseln.

TIPP
Wenn Sie den Fuß nicht mit beiden Händen zu fassen bekommen oder dann sehr unsicher stehen, können Sie den Fuß auch nur mit einer Hand fassen und den freien Arm zum Balancieren etwas ausstrecken.

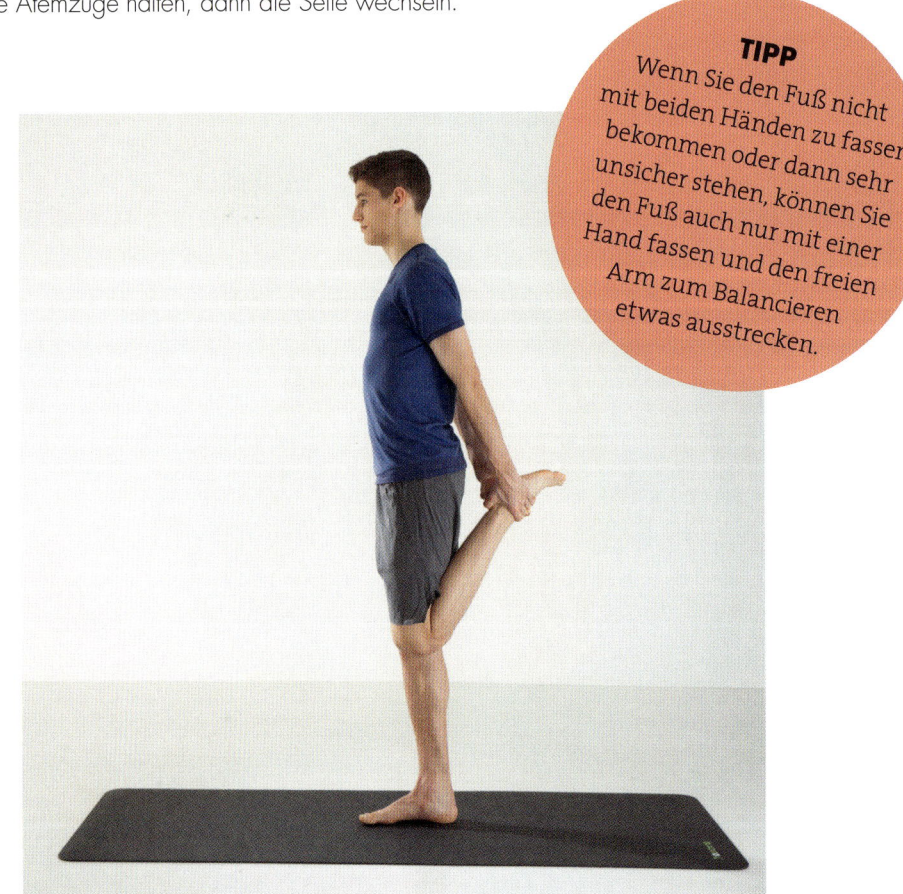

PALME MIT BLACKROLL® MULTI BAND

Dehnung: Flanke, Arme, Brust, Oberschenkelaußenseite
Stabilität: Füße, Hüfte, Rücken, Schultern
Armlinie und seitliche Zuglinie

Ausgangsposition: Berghaltung (s. S. 33)

1. Steigen Sie mit Ihrem rechten Fuß in die letzte Schlaufe des Bandes, es liegt unter dem Mittelfuß.

2. Greifen Sie mit den Händen in eine der mittleren Schlaufen und ziehen Sie das Band über Ihre Flanke zur linken Seite. Die Schultern nach unten ziehen, nicht zu den Ohren. Mit der Einatmung strecken Sie sich nach oben und mit der Ausatmung neigen Sie sich zur Ihrer Linken. Ziehen Sie dabei das Multiband noch mehr zur entgegengesetzten Seite. Das können Sie auch mit federnden Bewegungen ausüben.

3. Nach einigen Atemzügen die Seite wechseln.

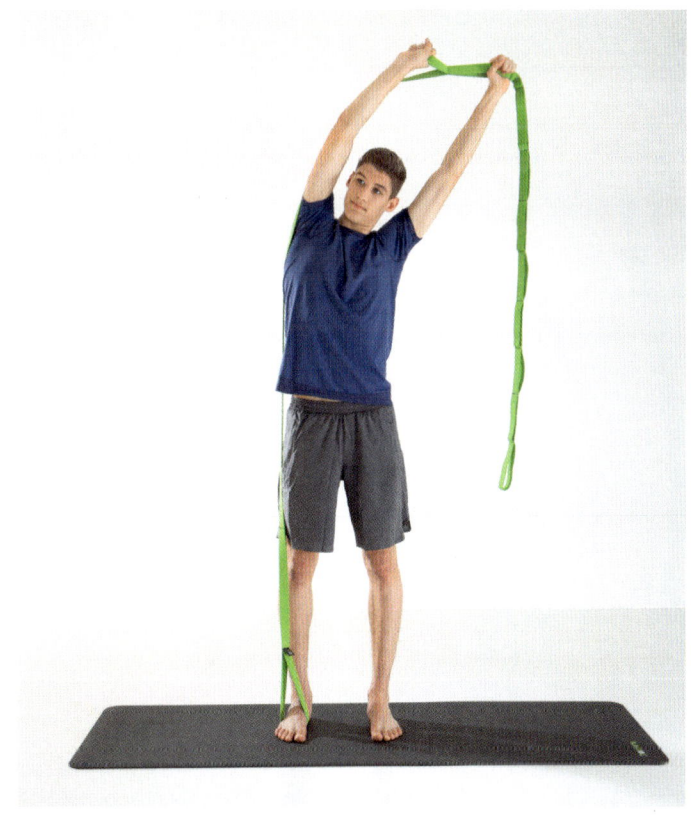

VARIANTE

PALME MIT BLACKROLL® STANDARD

Dehnung: Arme, Brust, Flanke, Überschenkelaußenseite
Stabilität: Füße, Hüfte, Rücken, Schultern, Nacken
Armlinie und seitliche Zuglinie

Ausgangsposition: Berghaltung (s. S. 33)

1. Halten Sie die Rolle zwischen den Handflächen. Die Schultern nach unten ziehen, nicht zu den Ohren.

2. Mit der Einatmung strecken Sie den Rücken lang, der Scheitel zieht zur Decke, und mit der Ausatmung lehnen Sie sich zur rechten Seite. Verweilen Sie in der Dehnung und atmen Sie bewusst in Ihre linke Flanke.

3. Nach einigen Atemzügen die Seite wechseln.

WEITERE VARIANTE
Um die Übung etwas dynamischer auszuführen, bewegen Sie sich im Atemrhythmus: Beim Einatmen in der Mitte lang strecken, beim Ausatmen abwechselnd nach rechts und links zur Seite neigen.

HINWEIS
Die Palme kann auch dynamisch ausgeführt werden. Die Übung eignet sich sowohl zur Mobilisation als auch zur Dehnung.

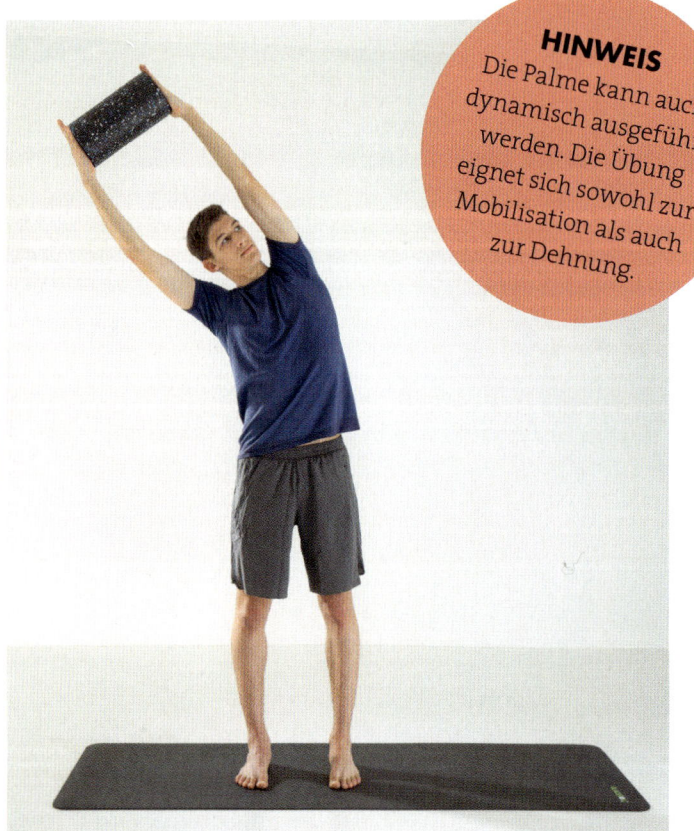

PYRAMIDE MIT ZWEI BLACKROLL® BLÖCKEN

Dehnung: Oberschenkelrückseite, Rücken
Stabilität: Füße, Sprunggelenke, Knie, Becken
Rückseitige Zuglinie

Ausgangsposition: Berghaltung (s. S. 33)

1. Machen Sie mit links einen kleinen Schritt nach hinten. Senken Sie den Oberkörper wie bei der stehenden Vorbeuge (s. S. 137). Stellen Sie sich die Blöcke so bereit, dass Sie die Hände bequem darauf ablegen können: hochkant, quer oder flach.

2. Verweilen Sie in dieser Haltung für einige Atemzüge, dann die Seite wechseln.

HINWEIS
Bei dieser Übung wird vor allem die Oberschenkelrückseite des vorderen Beins gedehnt. Dazu sollten beide Fußsohlen flach aufliegen. Ein großer Ausfallschritt ist nicht nötig.

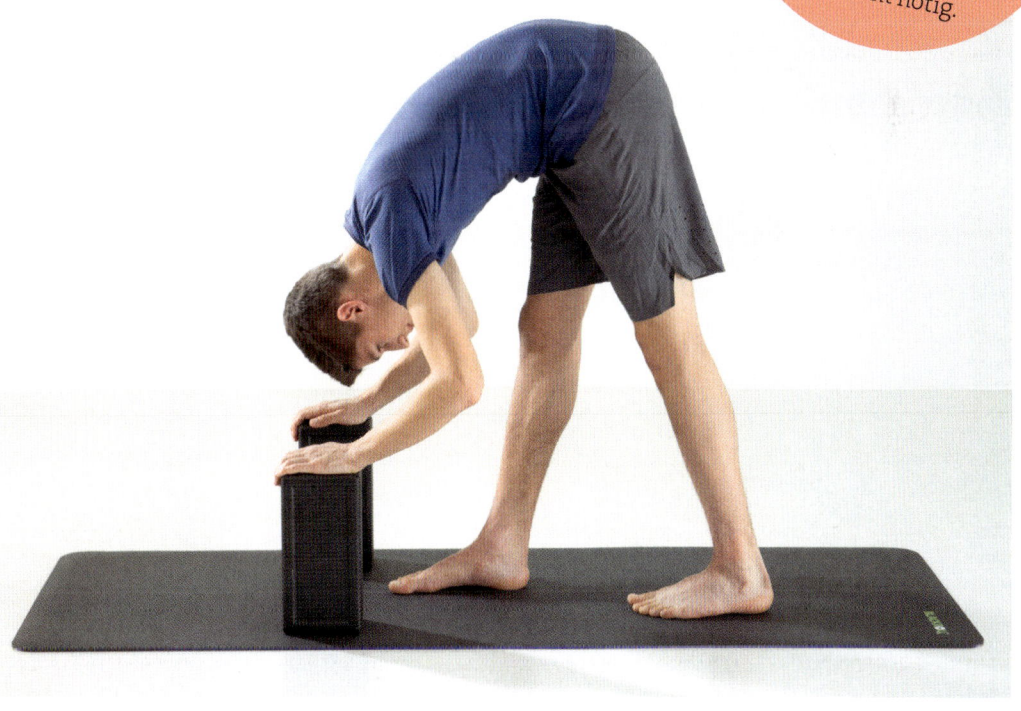

HALF MONKEY MIT ZWEI BLACKROLL® BLÖCKEN

Dehnung: Beinrückseite, Hüfte, Rücken
Stabilität: Hüfte
Rückseitige Zuglinie

Ausgangsposition: Sprinterhaltung (s. S. 34)

1. Starten Sie mit dem rechten Bein vorn und legen Sie das linke Knie auf der Matte ab.

2. Strecken Sie das rechte Bein. Ziehen Sie die linke Hüfte nach vorn, sodass das Becken gerade nach vorn ausgerichtet ist; es neigt dazu, sich nach außen wegzudrehen.

3. Verlagern Sie Ihren Oberkörper nach vorn über das gestreckte Bein. Der Rücken bleibt dabei möglichst gerade: Der Bauch strebt Richtung Oberschenkel, nicht die Nase zum Knie.

4. Stützen Sie die Hände auf den Blöcken (hochkant, quer oder flach) ab. Wenn Sie gut gedehnt sind, berühren die Hände den Boden.

5. Die Position einige Atemzüge halten, dabei mit jeder Ausatmung tiefer sinken. Dann die Seite wechseln.

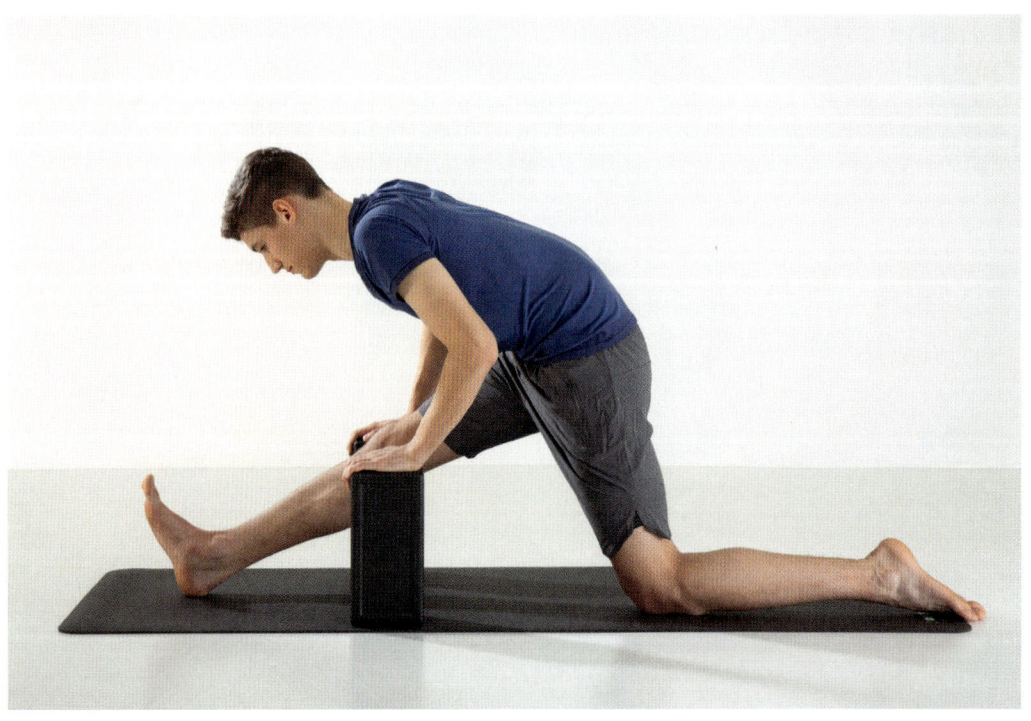

KNIENDER KRIEGER MIT BLACKROLL® STANDARD

Dehnung: Hüftbeuger, Oberschenkelvorderseite, Bauch, Brust, Arme
Stabilisation: Füße, Oberschenkelrückseite, Hüfte, Arme, Schultern, Rücken
Frontale Zuglinie

Ausgangsposition: Berghaltung (s. S. 33)

1. Machen Sie mit links einen Ausfallschritt nach hinten. Beugen Sie beide Beine, bis das linke Knie den Boden berührt und legen Sie den linken Fußrücken ab. Der rechte Unterschenkel ist senkrecht. Das Becken bleibt nach vorn ausgerichtet. Den Beckenboden anspannen, um den unteren Rücken zu stabilisieren. Halten Sie die Rolle zwischen den Handflächen fest.

2. Mit der Einatmung strecken Sie Ihre Arme nach oben.

3. Mit der Ausatmung verstärken Sie die Dehnung im linken Hüftbeuger, indem Sie Ihr Becken etwas mehr nach vorn schieben.

4. Die Position einige Atemzüge halten, dann die Seite wechseln.

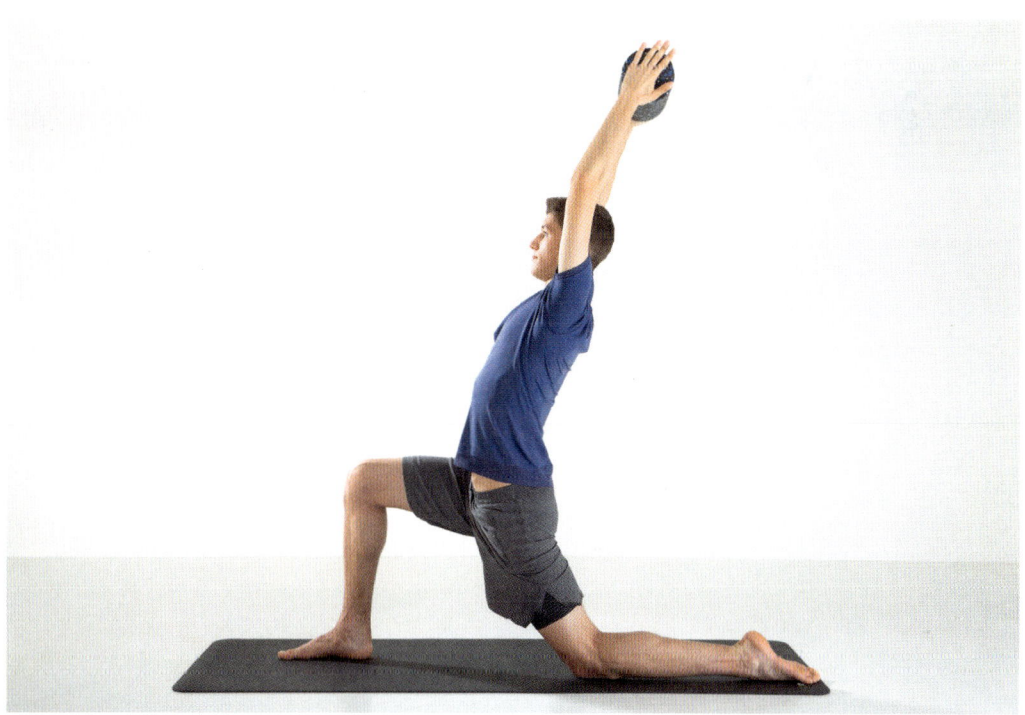

KNIENDER KRIEGER MIT TWIST
MIT BLACKROLL® BLOCK

Dehnung: Hüftbeuger, Oberschenkelvorderseite, Gesäß, Bauch, Brust, Arme
Stabilisation: Füße, Oberschenkelrückseite, Hüfte, Arme, Schultern, Rücken
Mobilisation: Brustwirbelsäule
Vordere und Spirale Zuglinie

Ausgangsposition: Berghaltung (s. S. 33)

1. Kommen Sie in den knienden Krieger wie auf Seite 143.

2. Legen Sie den Block außen neben den vorderen Fuß. Strecken Sie die Arme rechts und links auf Schulterhöhe aus.

3. Mit der Ausatmung drehen Sie den Oberkörper zur linken Seite (zum aufgestellten Knie hin). Klemmen Sie den rechten Arm hinter das linke Knie, um die Drehung zu verstärken. Der linke Arm zeigt gestreckt zur Decke; der Blick folgt dieser Hand.

4. Legen Sie die rechte Hand auf den Block. Wenn Sie schon gut gedehnt sind, kann die Hand auf dem Boden liegen.

5. Mit jeder Einatmung nehmen Sie die Länge in der Wirbelsäule wahr, mit der Ausatmung drehen Sie den Brustkorb noch etwas mehr.

6. Die Position einige Atemzüge halten, dann die Seite wechseln.

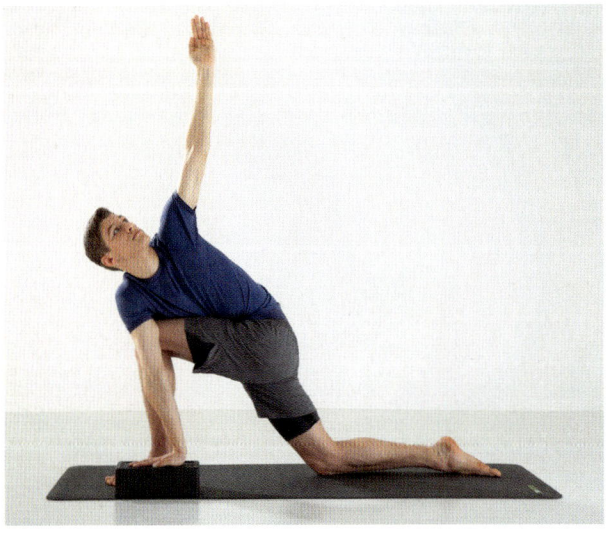

TORHALTUNG MIT BLACKROLL® STANDARD

Dehnung: Arme, Brust, Hüfte, Oberschenkelinnenseite, Flanken
Seitliche Zuglinie, Armlinie

Ausgangsposition: Kniestand

1. Strecken Sie das linke Bein zur Seite. Die Fußsohle liegt komplett auf.

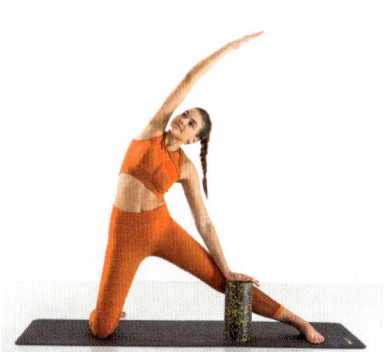

2. Stellen Sie die Rolle vor das linke Knie. Das Becken bleibt gerade nach vorn ausgerichtet. Strecken Sie nun den rechten Arm nach oben und dehnen die ganze rechte Flanke. Mit der linken Hand stützen Sie sich auf die Rolle. Der Nacken ist lang und Ihr Blick geht nach rechts oben oder folgt dem ausgestreckten Arm.

3. Nach einigen Atemzügen die Seite wechseln.

VARIANTE

TORHALTUNG MIT BLACKROLL® MULTI BAND

Dehnung: Arme, Brust, Hüfte, Flanken
Kräftigung: Arme
Seitliche Zuglinie, Armlinie

Ausgangsposition: Kniestand

1. Beinhaltung wie zuvor. Steigen Sie mit dem linken Fuß in die letzte Schlaufe des Multibandes. Greifen Sie mit der rechten Hand die Mitte des Bandes und ziehen Sie es über die linke Flanke nach rechts oben. Linkes Bein, Rumpf und rechter Arm bilden eine Linie. Nehmen Sie die Dehnung in der Flanke wahr. Die linke Hand kann in die Hüfte gestützt werden oder auf dem linken Oberschenkel liegen. Achten Sie darauf, dass Sie Ihren Kopf mit dem Multiband nicht einschränken und den Nacken lang halten können.

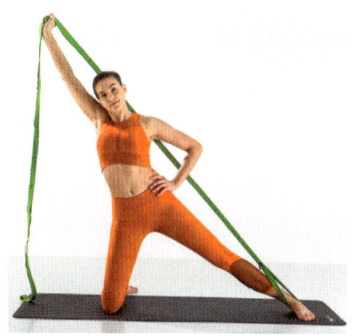

2. Nach einigen Atemzügen die Seite wechseln.

TIEFE SPRINTERHALTUNG
MIT BLACKROLL® STANDARD

Dehnung: Hüftbeuger, Gesäß, Oberschenkelrückseite, Waden
Stabilität: Fuß, Knie, Oberschenkelrückseite, Hüfte, Gesäß, Rücken
Spirale Zuglinie

Ausgangsposition: Sprinterhaltung (s. S. 34)

1. Beginnen Sie mit dem rechten Fuß vorn. Legen Sie die Rolle quer links neben den rechten Fuß. Legen Sie die Unterarme auf der Rolle ab. Halten Sie Ihr Becken gerade; es neigt dazu, zum gestreckten Bein hin abzusinken. Schieben Sie die linke Leiste etwas nach vorn und die rechte etwas mehr nach hinten.

2. Dehnen Sie den Hüftbeuger, indem Sie das Becken im Atemrhythmus etwas mehr nach vorn und unten ziehen. Das kann eine leicht federnde Bewegung sein. Halten Sie Ihren Rücken möglichst lang und gerade und meiden Sie eine starke Rundung.

3. Nach einigen Atemzügen die Seite wechseln.

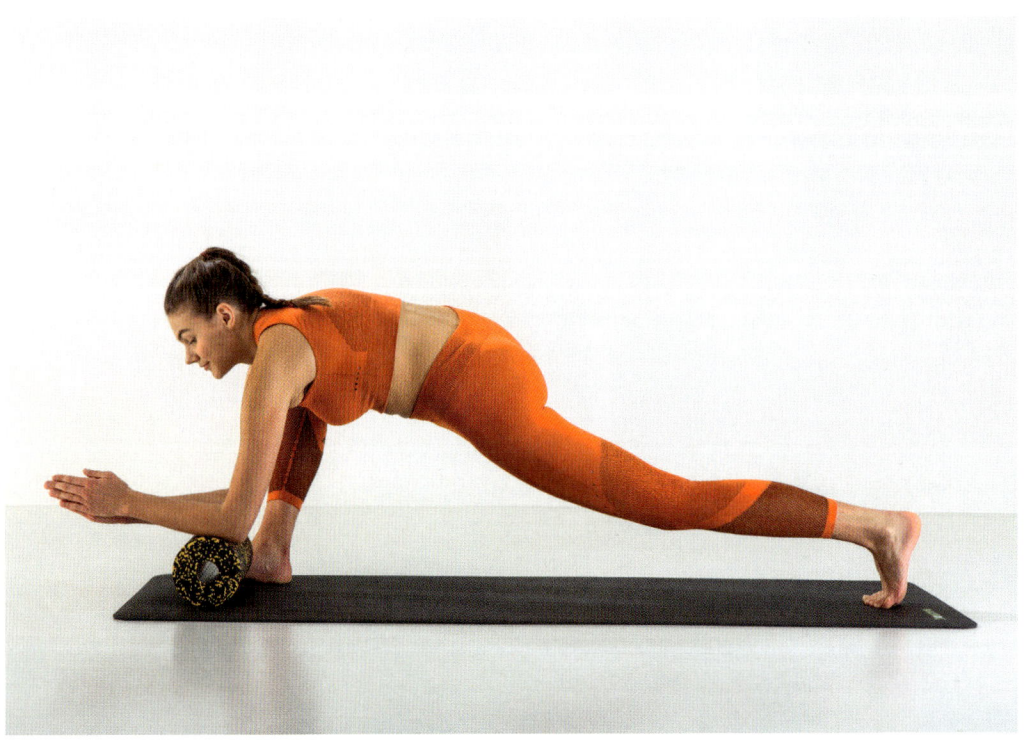

VARIANTEN

TIEFE SPRINTERHALTUNG MIT FUSS AUF DER AUSSENKANTE

Dehnung: Hüftbeuger, Gesäß, Oberschenkelrückseite, Waden, Fuß
Stabilität: Fuß, Knie, Oberschenkelrückseite, Hüfte, Gesäß, Rücken
Spirale Zuglinie

Ausgangsposition: Sprinterhaltung (s. S. 34)

Nehmen Sie die tiefe Sprinterhaltung wie links ein, aber kippen Sie den vorderen Fuß auf die Außenkante.

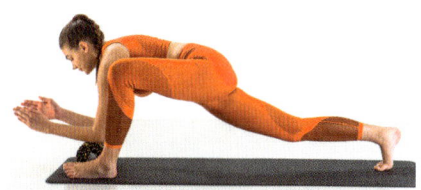

TIEFE SPRINTERHALTUNG MIT TWIST MIT BLACKROLL® BLOCK

Dehnung: Hüftbeuger, Gesäß, Oberschenkelrückseite, Waden
Stabilität: Fuß, Knie, Oberschenkelrückseite, Hüfte, Gesäß, Rücken
Mobilisation: Brustwirbelsäule
Spirale Zuglinie, Armlinie

Ausgangsposition: Sprinterhaltung (s. S. 34)

1. Legen Sie den Block flach innen neben den linken (vorderen) Fuß und legen Sie den rechten Unterarm darauf. Strecken Sie den linken Arm nach oben aus, der Blick folgt diesem Arm.

2. Ziehen Sie die Wirbelsäule in die Länge. Nehmen Sie mit jeder Einatmung die Länge in der Beinrückseite, im Brustkorb, im Rücken und in Ihrem Arm wahr.

3. Mit jeder Ausatmung versuchen Sie, die Rotation zu verstärken und den Brustkorb noch mehr zum angewinkelten Bein hin zu öffnen.

4. Nach einigen Atemzügen die Seite wechseln.

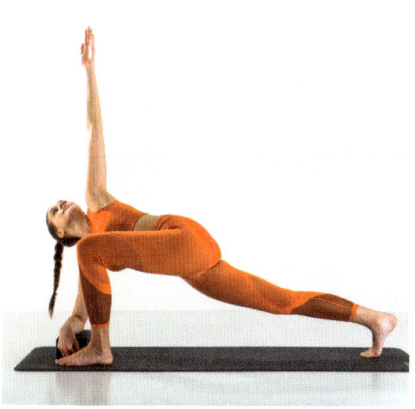

PROGRESSION

TIEFE SPRINTERHALTUNG MIT FUSS AUF BLACKROLL® BLOCK

Dehnung: Hüftbeuger, Gesäß, Oberschenkelrückseite, Waden
Stabilität: Fuß, Knie, Oberschenkelrückseite, Hüfte, Gesäß, Rücken
Spirale Zuglinie

Ausgangsposition: Sprinterhaltung (s. S. 34)

1. Legen Sie den Block flach unter den linken (vorderen) Fuß, sodass der linke Unterschenkel senkrecht steht.

2. Stützen Sie sich mit den Fingerspitzen auf dem Boden ab, ohne viel Gewicht darauf zu geben. Strecken Sie Ihren Rücken lang, ziehen Sie Ihre Schulterblätter nach hinten und unten. Das ausgestreckte Bein und der Rumpf bilden eine Linie.

3. Strecken Sie das rechte Bein eventuell noch mehr durch, wenn Sie keinen zu starken Druck im unteren Rücken verspüren.

4. Nach einigen Atemzügen die Seite wechseln.

HINWEIS
In dieser Übung bildet der Block keine Hilfestellung, sondern sorgt im Gegenteil für eine Verstärkung der Dehnung im Hüftbeuger. Wer diese Übung ohne Probleme beherrscht, kann noch die Unterarme auf dem Boden ablegen.

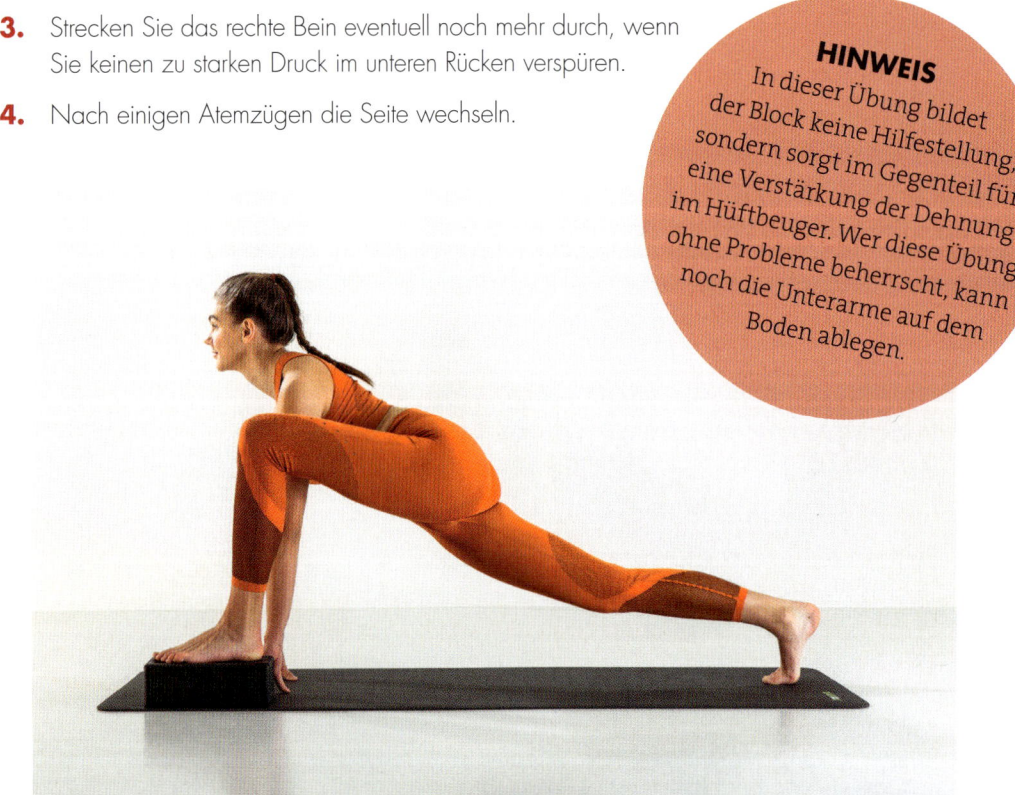

HERABSCHAUENDER HUND MIT BLACKROLL® MINI

Dehnung: Arme, Rücken, Oberschenkelrückseite, Gesäß
Stabilisation: Arme, Schultern, Bauch, Oberschenkelvorderseite, Hüfte
Rückseitige Zuglinie

Ausgangsposition: Herabschauender Hund (s. S. 35)

Wenn Sie den Rücken nicht ganz strecken können oder die Fersen nicht ganz auf die Matte kommen, legen Sie sich zwei Minirollen unter die Fersen. Das verleiht mehr Stabilität und hilft, die Beinrückseite intensiver zu dehnen, ohne den Rücken zu runden.

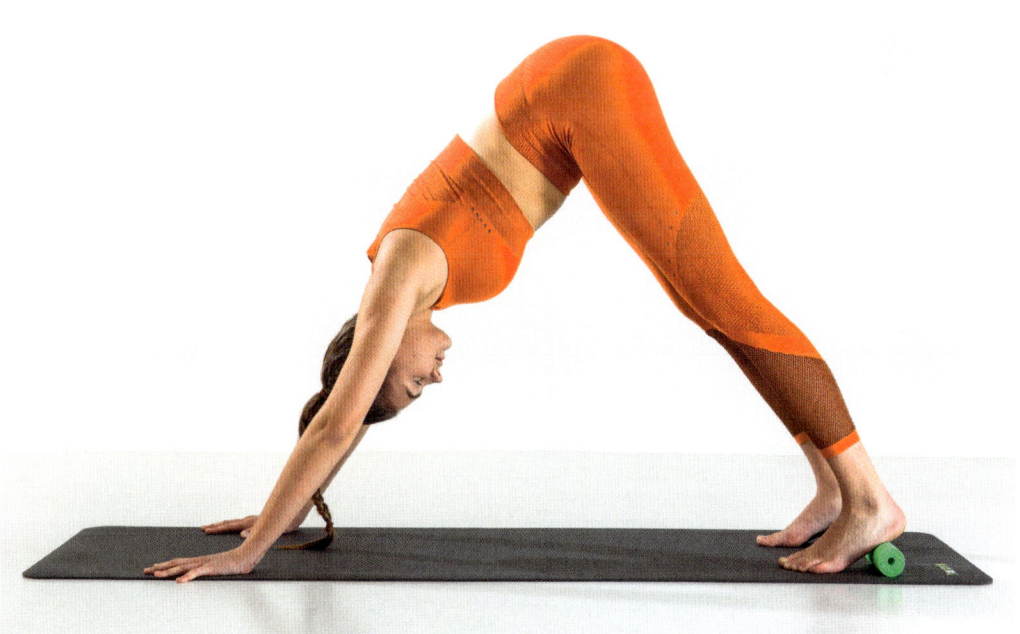

GEDREHTER HERABSCHAUENDER HUND MIT ZWEI BLACKROLL® TWISTERN

Dehnung: Arme, Rücken, Oberschenkelrückseite, Gesäß
Stabilisation: Arme, Schultern, Bauch, Oberschenkelvorderseite, Hüfte
Mobilisation: Brustwirbelsäule
Rückseitige Zuglinie

Ausgangsposition: Herabschauender Hund (s. S. 35) mit je einem Twister unter der Ferse zur Stabilisierung und Massage

1. Legen Sie die rechte Hand an die Außenseite des linken Fußknöchels oder der Wade. Pressen Sie Ihre Füße gegen den Twister, um die Beine zu strecken, sofern Sie Ihren Rücken gestreckt halten können, ansonsten lassen Sie die Knie etwas gebeugt.

2. Drehen Sie den Oberkörper nach links. Der Blick geht am linken Arm vorbei. Halten Sie dabei Ihr Becken weiterhin gerade und mittig; versuchen Sie, nur aus der Brustwirbelsäule zu drehen.

3. Einige Atemzüge halten, dann die Seite wechseln.

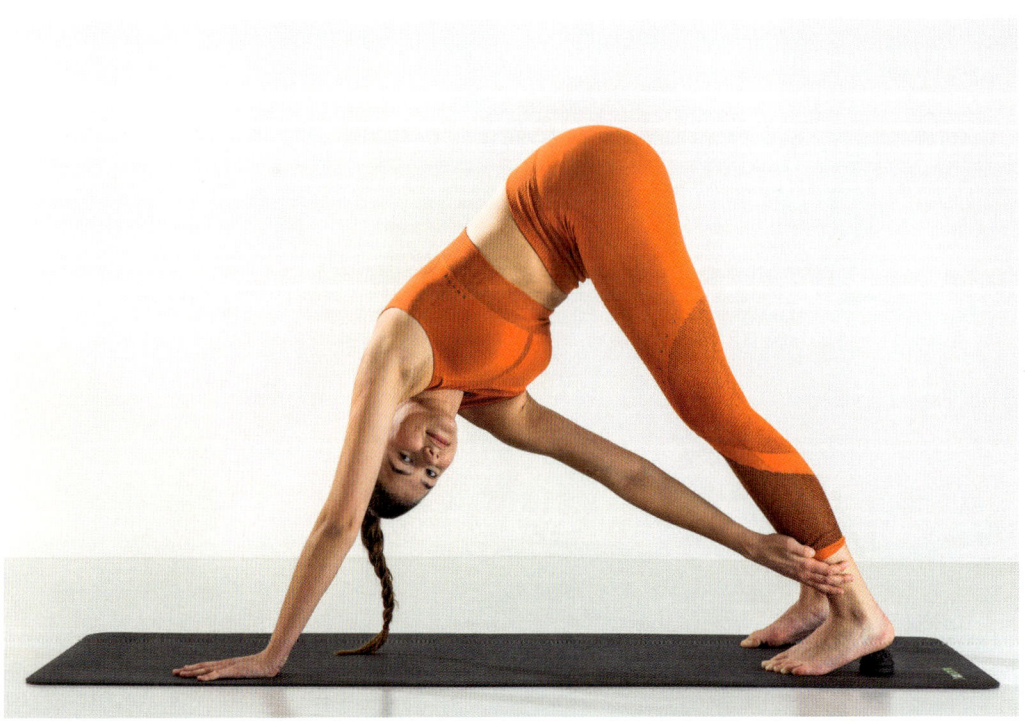

DREIBEINIGER HUND

Dehnung: Arme, Rücken, Oberschenkelrückseite, Hüfte, Gesäß
Stabilisation: Arme, Schultern, Bauch, Oberschenkelvorderseite, Hüfte
Balance
Rückseitige Zuglinie

Ausgangsposition: Herabschauender Hund (s. S. 35)

1. Heben Sie das rechte Bein weit gestreckt nach oben. Die linke Ferse zieht zum Boden, der rechte Fuß ist angewinkelt.

2. Halten Sie die Hüfte möglichst gerade, sie neigt dazu, sich zur geöffneten Seite zu drehen.

3. Einige Atemzüge halten, dann die Seite wechseln.

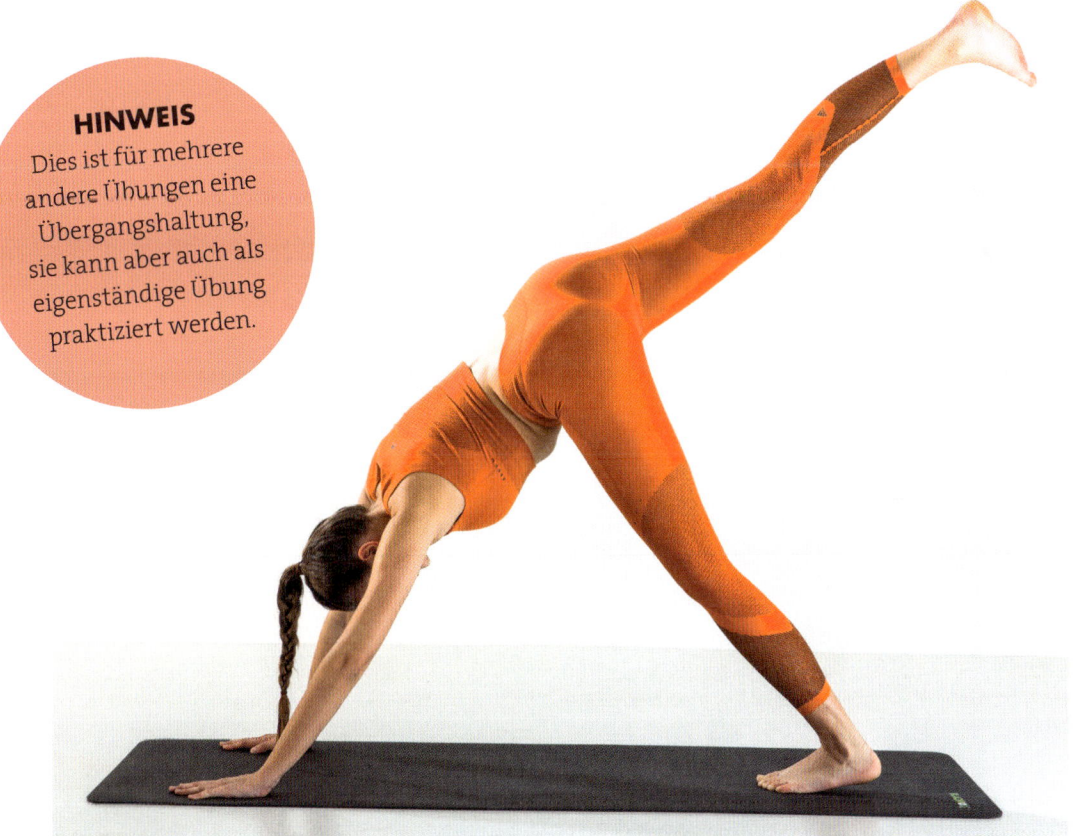

HINWEIS
Dies ist für mehrere andere Übungen eine Übergangshaltung, sie kann aber auch als eigenständige Übung praktiziert werden.

TIEFE HOCKE MIT ZWEI BLACKROLL® BLÖCKEN

Dehnung: Oberschenkelinnenseite, Brust, Hüfte, Schultern, Arme
Stabilität: Füße, Knie, Rücken
Armlinie, tiefe frontale Zuglinie

Ausgangsposition: sitzend auf BLACKROLL® BLOCK (quer oder flach)

1. Die Beine grätschen und die Füße anziehen. Die Fußsohlen sind und bleiben flach auf dem Boden.

2. Falten Sie die Hände vor dem Brustbein, dabei pressen die Unterarme die Knie nach außen. Die Beine möglichst so halten. Die Schulter ziehen Sie nach hinten und unten.

3. Legen Sie den zweiten Block innen neben den rechten Fuß und legen Sie die rechte Hand flach auf den rechten Block. Strecken Sie den Arm aus, dabei drückt der Ellenbogen wieder sanft den Oberschenkel nach außen.

4. Strecken Sie den linken Arm in Verlängerung des rechten Arms nach schräg oben. Rücken und Nacken sind lang.

5. Konzentrieren Sie sich auf Ihre Brustwirbelsäule. Mit jeder Einatmung ziehen Sie sich vom Scheitel aus in die Länge, das Brustbein zieht nach vorn.

6. Mit jeder Ausatmung drehen Sie den Oberkörper etwas weiter.

7. Einige Atemzüge halten, dann die Seite wechseln.

HINWEIS
Wer gut gedehnt ist, kann die Übung ohne Blöcke ausführen. Wichtig: Die Fußsohlen sind flach auf dem Boden!

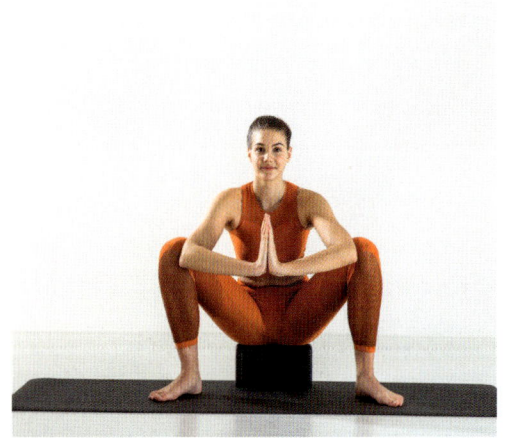
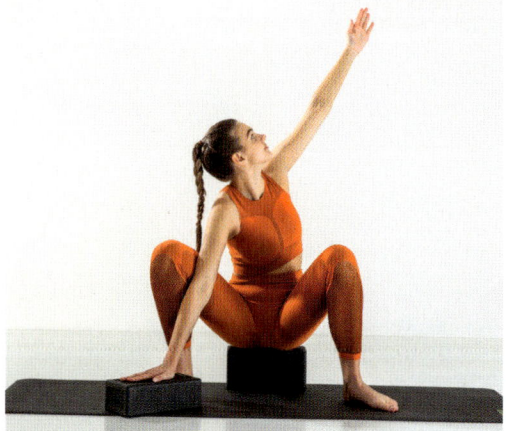

VARIANTE

TIEFE HOCKE MIT BLACKROLL® MULTI BAND

Dehnung: Oberschenkelinnenseite, Brust, Hüfte, Schultern, Arme
Stabilität: Füße, Knie, Rücken
Armlinie, tiefe frontale Zuglinie

Ausgangsposition: wie links

1. Um die Drehung zu verstärken, nehmen Sie das Multiband zu Hilfe. Die Hand, die zuvor unten neben dem Fuß lag, hält das Multiband fest.

2. Der Arm, der nach schräg oben gezeigt hat, greift hinter dem Rücken danach. Greifen Sie das Band so kurz wie möglich und halten Sie immer den Rücken gerade.

3. Konzentration auf den Atem wie zuvor. Nach einigen Atemzügen die Seite wechseln.

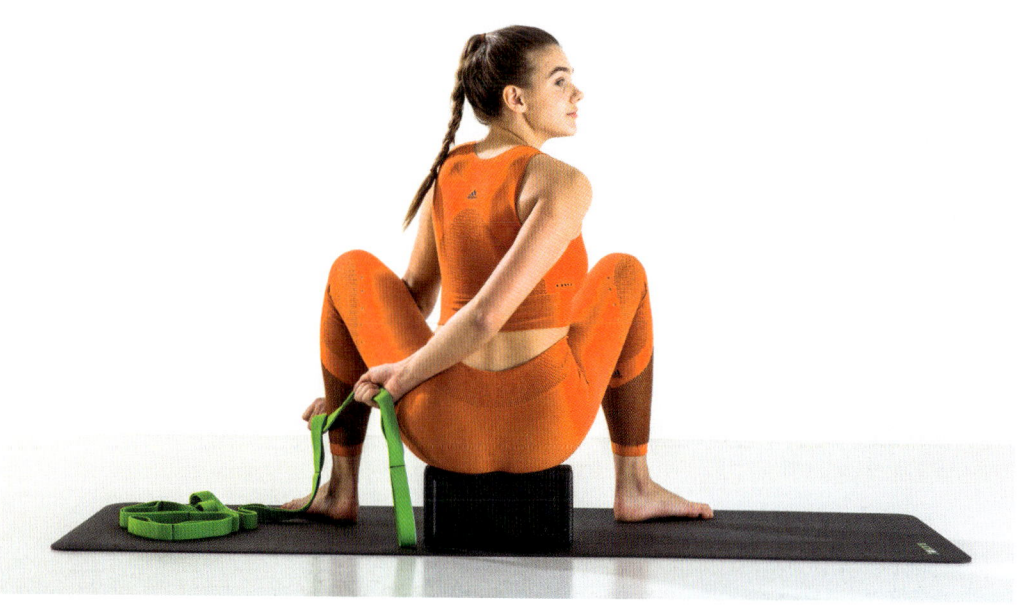

GEBUNDENER TIGER
MIT BLACKROLL® LOOP BAND

Dehnung: Arme, Rumpf, Hüftbeuger, Oberschenkelvorderseite
Stabilisation: Arme, Schultern, Hüfte, Schienbein
Armlinie, Frontale Zuglinie

Ausgangsposition: Vierfüßlerstand

1. Schlüpfen Sie mit Ihren linken Fuß in die Schlaufe. Greifen Sie mit der rechten Hand das Band, sodass Sie das linke Bein angewinkelt nach oben ziehen können. Der rechte Arm ist ebenfalls angewinkelt und dicht am Ohr. Ihr linkes Handgelenk befindet sich unter der Schulter. Das Becken bleibt möglichst gerade, den Beckenboden spannen Sie an.

2. Arbeiten Sie mit wechselnder Zugrichtung. Mal zieht die Hand mit dem Band den Fuß Richtung Kopf, dann zieht der Fuß den Arm weiter nach hinten. Mehrere Atemzüge lang ausüben, dann die Seite wechseln.

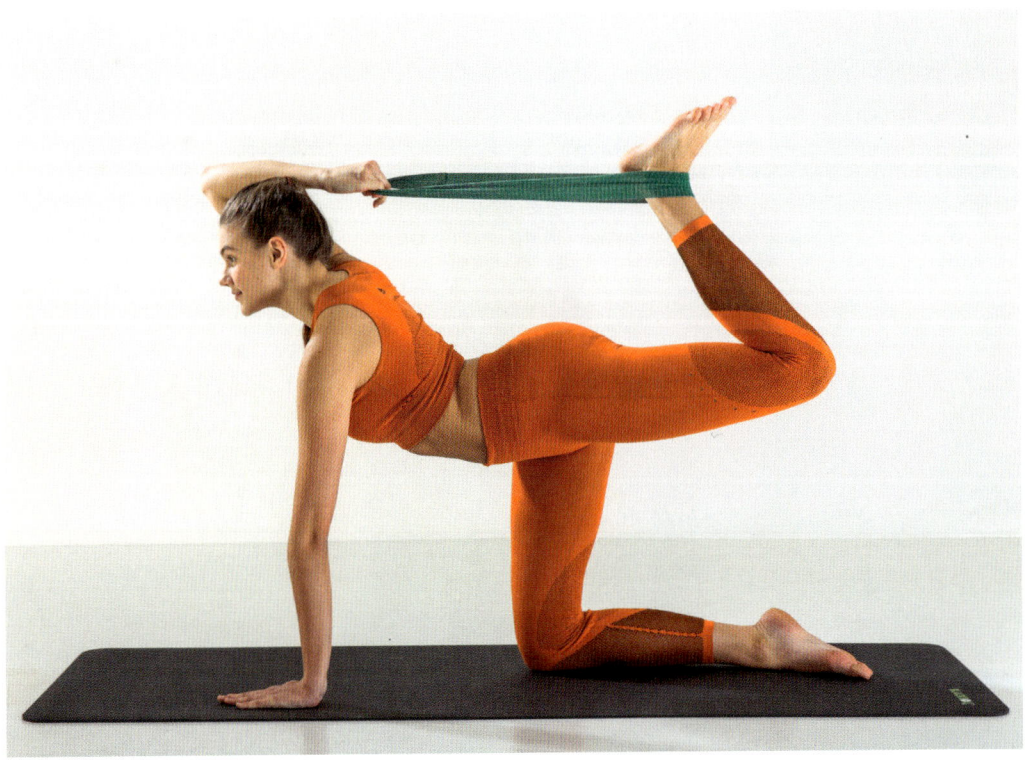

KAMEL

Dehnung: Brust, Hals, Oberschenkel, Hüftbeuger, Bauch
Stabilität: Knie, Hüfte, Nacken, Schultern, Rücken
Frontale Zuglinie, tiefe frontale Zuglinie

Ausgangsposition: Kniestand mit aufgestellten Zehen

1. Legen Sie die Hände aufs Kreuzbein, Finger nach unten, um dieses zu stützen. Ziehen Sie die Ellenbogen und Schulterblätter hinter dem Rücken zusammen.

2. Ziehen Sie mit der Einatmung das Brustbein nach vorn und kommen Sie achtsam in eine leichte Rückbeuge. Der Beckenboden sollte bei jeder Rückbeuge angespannt sein.

3. Schieben Sie Ihr Becken weiter vor und dehnen Sie Ihren Oberkörper nach oben auf. Legen Sie den Kopf in den Nacken.

4. Mit jeder Einatmung nehmen Sie die Dehnung der gesamten vorderen Zuglinie wahr.

5. Mit jeder Ausatmung gehen Sie minimal tiefer in die Dehnung. Wenn das gut gelingt, greifen Sie mit den Händen nach den Fersen: Mit den Fingerspitzen berühren, Fersen fassen oder die Hände auf die Fesseln legen. Sie sollten dabei aber das Becken oberhalb der Knie halten können.

6. Verweilen Sie für einige intensive Atemzüge in dieser Haltung. Atmen Sie tief und ruhig.

7. Um die Position aufzulösen, senken Sie das Gesäß Richtung Fersen und runden den Rücken.

8. Entspannen Sie sich in der Stellung des Kindes (s. S. 197).

VORSICHT
Nicht geeignet bei Problemen im unteren Rücken oder in der Halswirbelsäule!

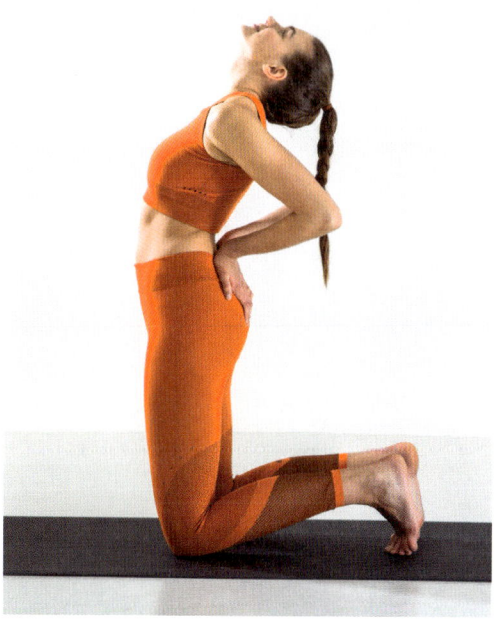

VARIANTE

KAMEL MIT TWIST

Dehnung: Brust, Hals, Oberschenkel, Hüftbeuger, Bauch
Stabilität: Knie, Hüfte, Nacken, Schultern, Rücken
Mobilisation: Brustwirbelsäule
Frontale Zuglinie, tiefe frontale Zuglinie, Armlinien

Ausgangsposition: Kniestand

1. Die linke Hand fasst nach der rechten Ferse.

2. Strecken Sie den rechten Arm in Verlängerung des linken Arms nach oben. Der Blick folgt diesem Arm.

3. Ziehen Sie sich mit der linken Hand weiter in die Drehung hinein.

4. Nach einigen Atemzügen die Seite wechseln.

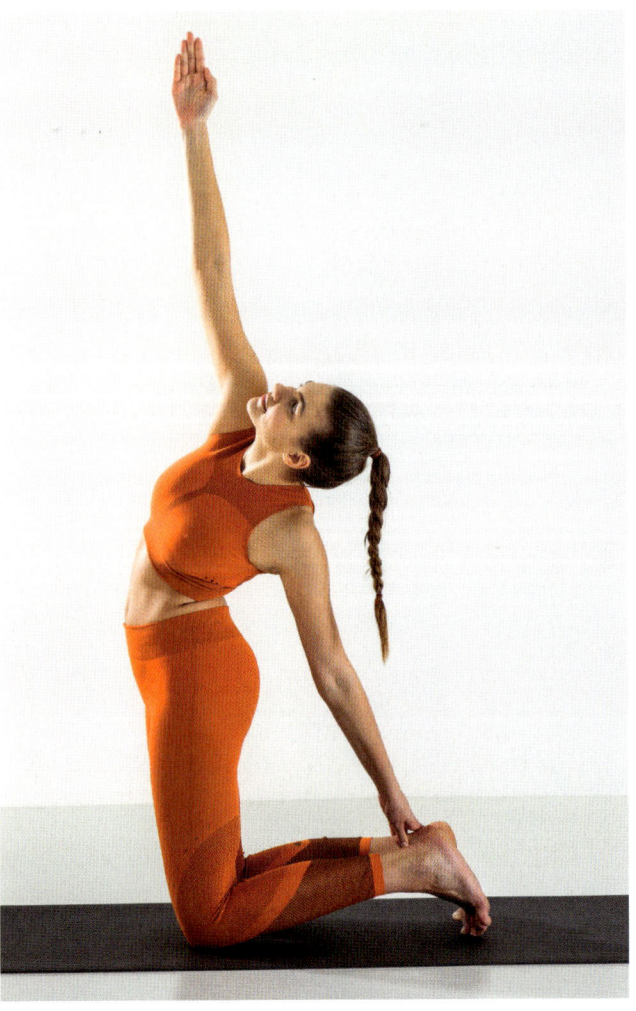

FROSCH MIT BLACKROLL® BLOCK

Dehnung: Oberschenkelinnenseite, Arme, Brust, Rücken
Armlinien, spirale Zuglinie, rückseitige Zuglinie

Ausgangsposition: Vierfüßlerstand

1. Legen Sie den Block quer vor sich. Schieben Sie die Knie weit nach außen bis kurz vor Ihre Schmerzgrenze (eventuell abpolstern).

2. Senken Sie den Oberkörper ab und stützen Sie Ihre Ellenbogen auf den Block – die Unterarme sind angewinkelt und zeigen zunächst nach oben.

3. Drehen Sie die Handflächen nach hinten und legen Sie die Hände möglichst zwischen den Schulterblättern ab.

4. Die Fußrücken liegen locker in der Ausgangsposition auf der Matte, sie können sich aber auch berühren.

5. Finden Sie eine Position, die Sie aushalten können, in der Sie jedoch die Dehnung der Oberschenkelinnenseiten intensiv spüren. Verweilen Sie in dieser Position etwa drei Minuten.

HINWEIS
Sie können auch zwei Blöcke nutzen, um je einen Ellenbogen abzulegen, falls Ihnen ein Block von der Breite nicht ausreicht.

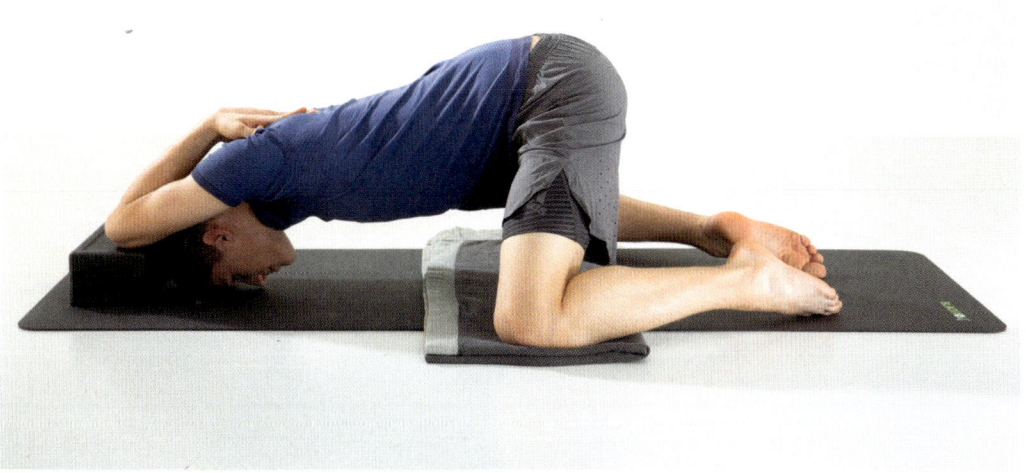

SCHIEFE EBENE
MIT ZWEI BLACKROLL® BLÖCKEN

Dehnung: Hals, Brustkorb, Hüfte, Oberschenkel, Schienbein, Füße
Stabilität: Oberschenkelrückseite, Rücken, Arme, Handgelenke, Schultern
Frontale Zuglinie

Ausgangsposition: sitzend

1. Strecken Sie die Beine. Legen Sie die Blöcke schulterweit auseinander hinter sich. Legen Sie die Hände flach darauf, Finger zeigen nach hinten.

2. Ziehen Sie die Schulterblätter zueinander und öffnen Sie so Ihren Brustraum. Schieben Sie Ihr Gesäß hoch. Beine, Rumpf und Kopf bilden eine Linie; die Zehen ziehen Richtung Matte.

3. Atmen Sie mehrmals tief ein und aus, ohne dass das Gesäß absinkt.

HINWEIS
Auch das Brett (s. S. 117) wird manchmal »Schiefe Ebene« genannt.

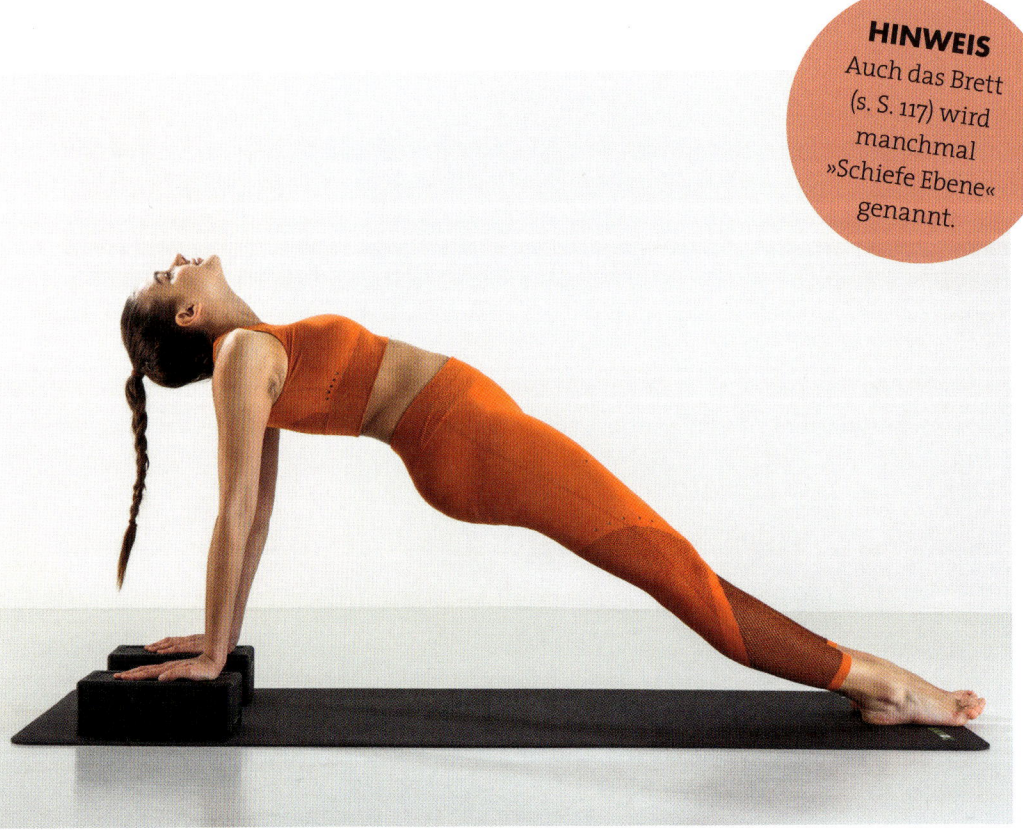

VARIANTE

SCHIEFE EBENE MIT BLACKROLL® STANDARD

Dehnung: Hals, Brustkorb, Hüfte, Oberschenkel, Schienbein, Füße
Stabilität: Oberschenkelrückseite, Rücken, Arme, Handgelenke, Schultern
Frontale Zuglinie

Ausgangsposition: sitzend

1. Strecken Sie die Beine wie zuvor und legen Sie die Rolle unter Ihre Unterschenkel, knapp oberhalb der Knöchel.

2. Legen Sie die Handflächen auf (ohne Blöcke) und schieben das Gesäß hoch wie zuvor.

3. Die Rolle entlastet die Fersen und erfordert noch mehr Körperspannung als ohnehin, vor allem in den Armen. Verweilen Sie einige Atemzüge in dieser Position.

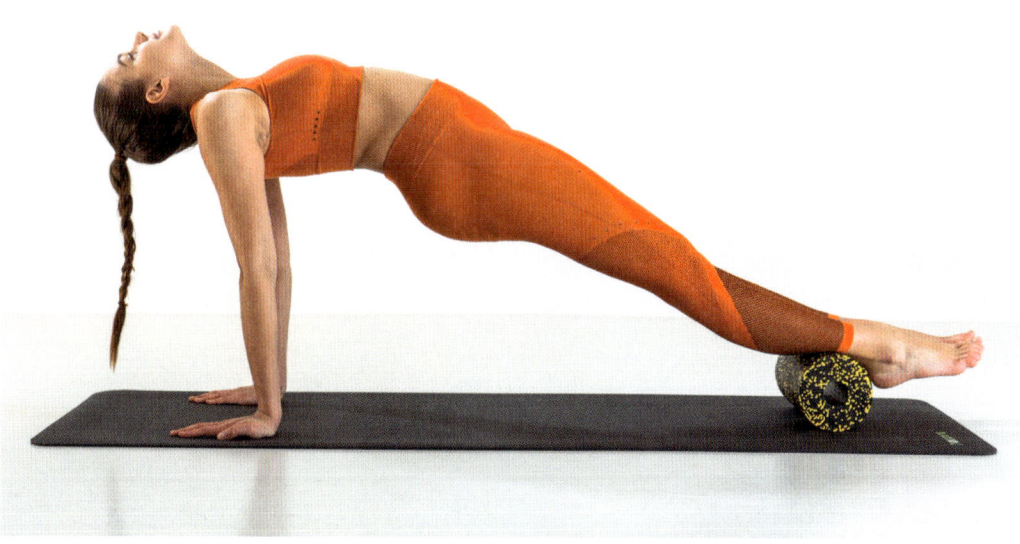

KUHGESICHT

*Dehnung: Schulter, Arme, Brust, Hüfte, Oberschenkelvorder- und -außenseiten, Füße
Seitliche Zuglinie, Armlinie*

Ausgangsposition: sitzend

1. Stellen Sie die Füße etwas vor sich auf, die Beine sind gebeugt. Schieben Sie den linken Fuß unter dem aufgestellten rechten Bein hindurch, bis die Außenkante des Fußes neben der rechten Hüfte abgelegt werden kann.

2. Heben Sie das rechte Bein über das abgelegte linke und legen Sie den rechten Fuß neben die linke Hüfte. Im besten Fall befinden sich die Knie nun exakt übereinander. Ziehen Sie die Füße mit den Händen nach hinten, bis es passt. Beide Gesäßknochen bleiben am Boden, das Becken ist nach vorn ausgerichtet. Ist die Hüfte nicht beweglich genug, setzen Sie sich auf einen BLACKROLL® BLOCK oder ein Kissen. Je näher die Füße am Gesäß liegen, umso besser.

3. Der Rücken ist gerade und aufgerichtet.

4. Strecken Sie den rechten Arm nach oben und klappen Sie den Unterarm hinter den Kopf, sodass die rechte Hand zwischen den Schulterblättern liegt.

5. Greifen Sie mit der linken Hand von unten zur rechten Hand. Die Finger der beiden Hände verhaken sich ineinander, die Unterarme bilden eine senkrechte Linie. Der Kopf bleibt gerade.

TIPP
Wenn die Hände (noch) nicht zusammenkommen, nutzen Sie das BLACKROLL® MULTI BAND als Verbindungsstück.

HINWEIS
Diese Übung eignet sich auch für Sportler mit Problemen im Iliosakralgelenk.

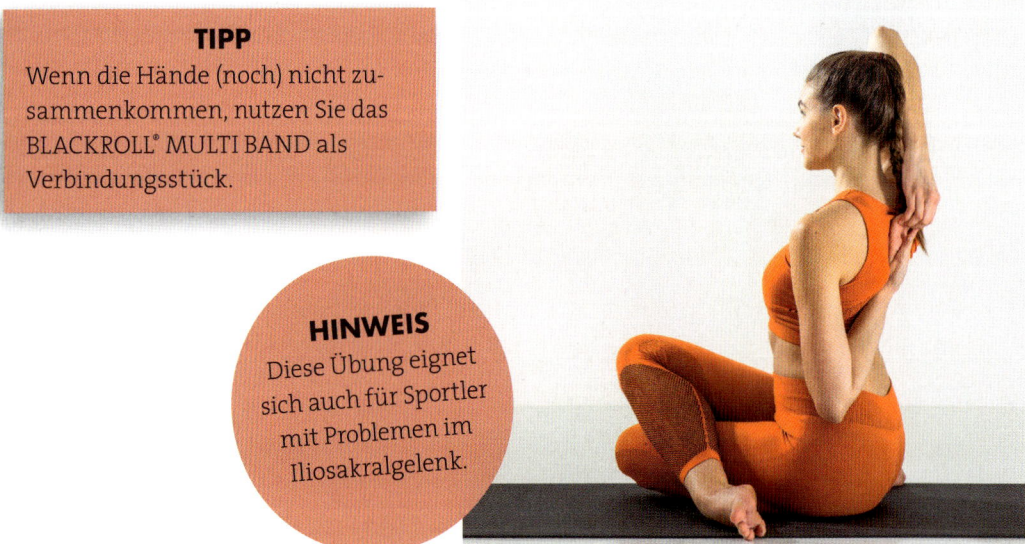

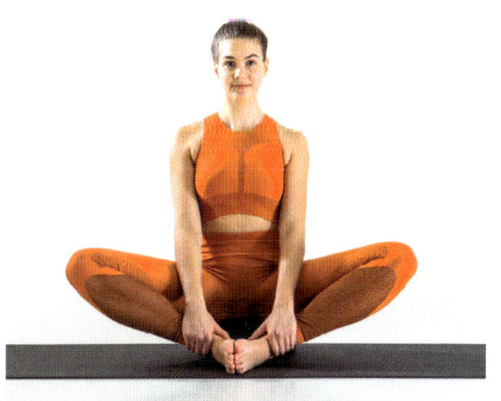

SCHMETTERLING

*Dehnung: Hüfte, Oberschenkelinnenseite
Spirale Zuglinie*

Ausgangsposition: sitzend

1. Winkeln Sie die Beine an, stellen Sie die Füße vor sich auf. Lassen Sie die Knie seitlich zum Boden sinken und bringen Sie die Fußsohlen zusammen.

2. Wenn die Knie zu hoch in der Luft bleiben, setzen Sie sich auf einen Block.

3. Legen Sie die Hände auf die Fußgelenke, drücken Sie die Fußsohlen aktiv gegeneinander.

4. Ihre Wirbelsäule ist gerade ausgerichtet, der Blick geht nach vorn.

5. Bewegen Sie die Knie mehrmals nach oben und nach unten wie das Flattern von Schmetterlingsflügeln. Führen Sie die Bewegung achtsam und langsam aus.

6. Zum Abschluss beugen Sie den Oberkörper (mit geradem Rücken) nach vorn. Ihre Ellenbogen drücken dabei die Knie sanft und kontrolliert nach unten. Spüren Sie die Dehnung in den Oberschenkelinnenseiten.

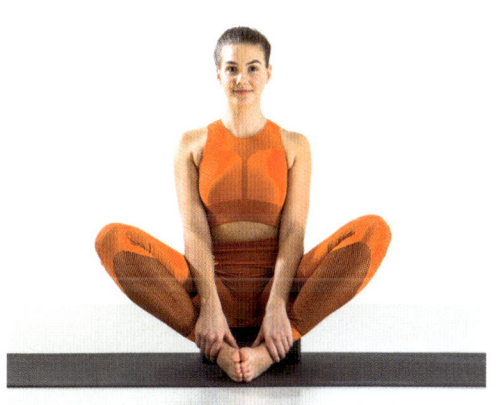

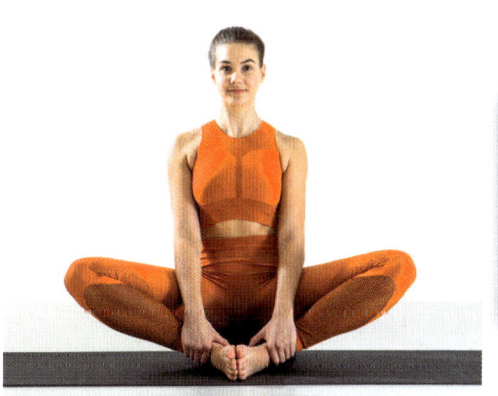

TIPP

Bei einer statischen Haltung des Schmetterlings können Sie zur Unterstützung je eine BLACKROLL® STANDARD oder SLIM unter die Knie legen. Optimal ist es, wenn Sie beide Knie auf dem Boden ablegen können.

VARIANTE

SCHMETTERLING IM LIEGEN MIT BLACKROLL® MULTI BAND

Dehnung: Hüfte, Oberschenkelinnenseiten
Spirale Zuglinie

Ausgangsposition: liegend

1. Legen Sie das Multiband unter die Hüfte. Beide losen Enden legen Sie über die Oberschenkel zwischen die Beine.

2. Beugen Sie die Beine und stecken Sie je einen Fuß in eine Schlaufe des Multibandes. Bringen Sie das Band auf Spannung. Die Füße sollen zum Schambein gezogen werden, ohne dass Sie Kraft dafür aufbringen müssen.

3. Legen Sie die Beine seitlich ab, Fußsohlen aneinander. Die Arme liegen neben dem Körper, Handflächen nach oben.

4. Schließen Sie die Augen und spüren Sie die Dehnung in den Hüften. Lassen Sie die Schwerkraft für sich arbeiten. Nur den unteren Rücken müssen Sie aktiv zum Boden ziehen (Hohlkreuz vermeiden).

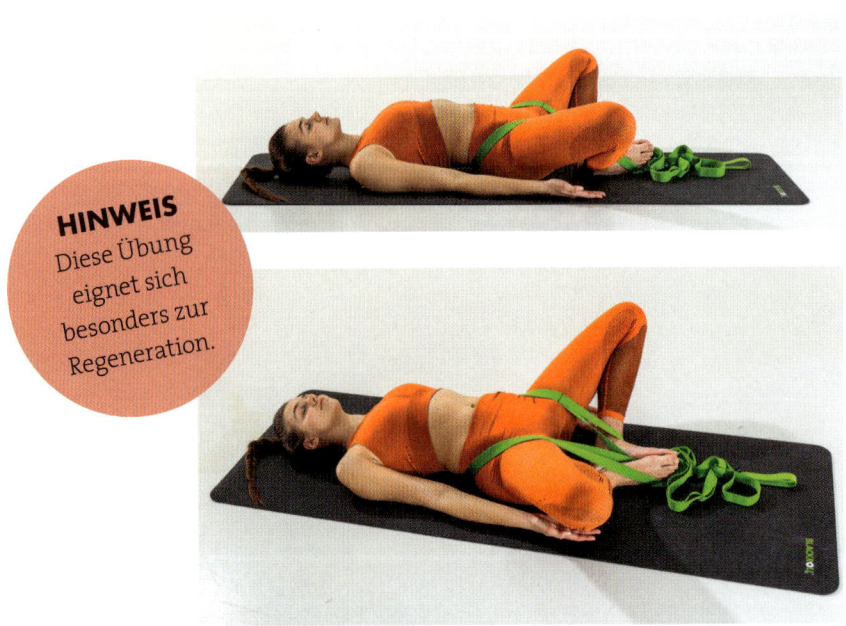

HINWEIS
Diese Übung eignet sich besonders zur Regeneration.

ANGEWINKELTER SITZ MIT BLACKROLL®
MULTI BAND UND BLOCK

Dehnung: Oberschenkelrückseite, Rücken, Hüfte, Flanke
Seitliche und rückseitige Zuglinie

Ausgangsposition: sitzend

1. Winkeln Sie das rechte Bein an und legen es zur Seite ab; der Fuß liegt am linken Knie.

2. Legen Sie die letzte Schlaufe des Bandes um den linken Fuß. Legen Sie das Band um Ihren Rumpf unterhalb der Achseln und legen Sie eine Schlaufe um den gleichen Fuß, sodass das Band noch nicht unter Spannung steht, aber auch nicht rutscht.

3. Ziehen Sie nun die Zehen des linken Fußes zu sich ran (Fußsohle steht senkrecht). Legen Sie den Rücken in das Band und spüren Sie den Zug in der Beinrückseite.

4. Sie können den rechten Arm auf dem Block ablegen.

5. Die Dehnung für einige Atemzüge halten, dann die Seite wechseln.

HINWEIS
Diese Übung eignet sich besonders zur Regeneration.

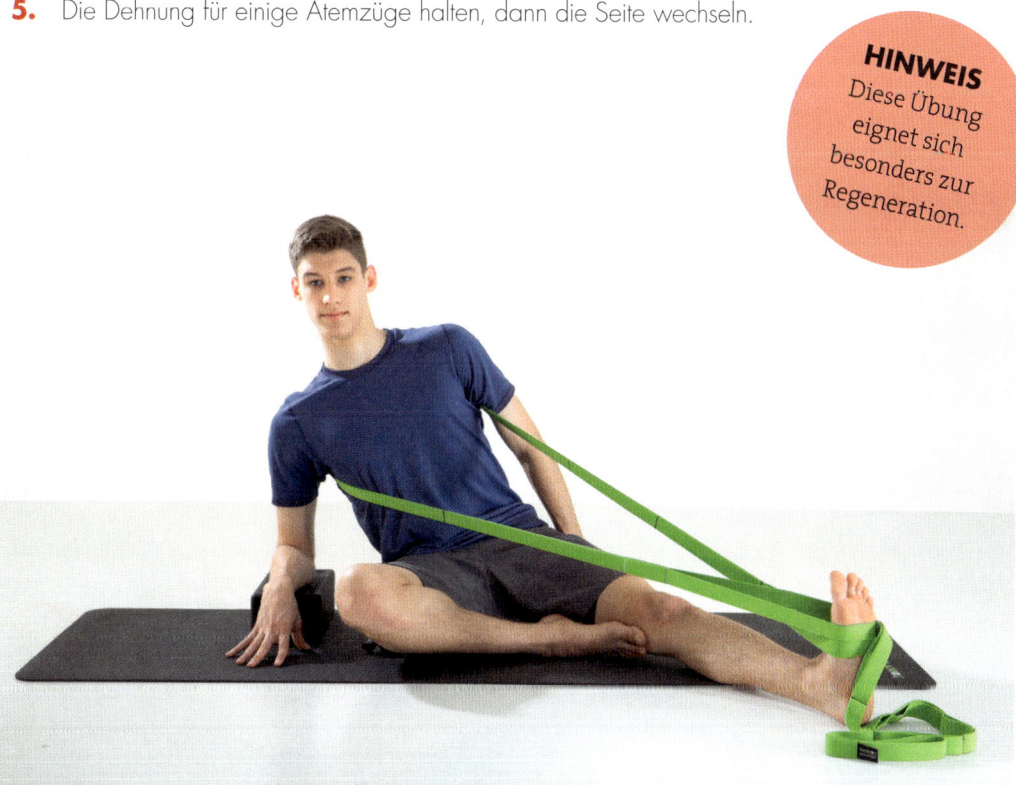

VORBEUGE IM SITZEN MIT BLACKROLL® STANDARD

Dehnung: Oberschenkelrückseite, Rücken, Gesäß, Arme
Rückseitige Zuglinie, Armlinie

Ausgangsposition: sitzend

HINWEIS
Wenn Sie gut gedehnt sind, benötigen Sie die Rolle nicht.

1. Legen Sie die Rolle unter die Knie und strecken Sie die Beine darüber aus.

2. Beugen Sie den Oberkörper mit geradem Rücken nach vorn und umfassen Sie Ihre Fußaußenkanten.

3. Mit der Einatmung ziehen Sie den Rücken noch mehr in die Länge und mit der Ausatmung runden Sie Ihren Rücken wieder. Wiederholen Sie die dynamische Übung mehrere Atemzüge lang.

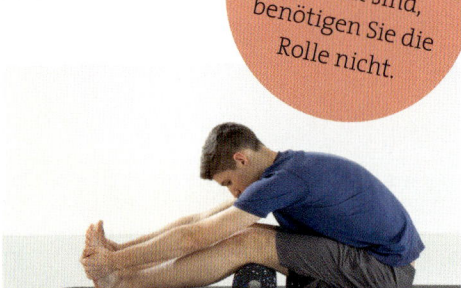

DOPPELTER TAUBENSITZ MIT BLACKROLL® STANDARD

Dehnung: Hüfte, Gesäß, Schulter, Arme, Rücken
Hintere und seitliche Zuglinie, Armlinie

Ausgangsposition: Schneidersitz (s. S. 32)

HINWEIS
Diese Übung eignet sich auch zur Mobilisation am Anfang einer Trainingseinheit, wenn man sie locker federnd ausübt.

1. Legen Sie die Rolle quer vor sich. Beugen Sie Ihren Oberkörper weit nach vorn und legen Sie Ihre Hände auf der Rolle ab.

2. Mit jedem Einatmen ziehen Sie die Wirbelsäule in die Länge.

3. Mit jeder Ausatmung gleiten Sie tiefer in die Dehnung, in dem Sie die Arme auf der Rolle nach vorn schieben. Nehmen Sie die Dehnung in den Hüften wahr und lassen Sie die Beine dabei ganz entspannt.

4. Mehrere Atemzüge halten.

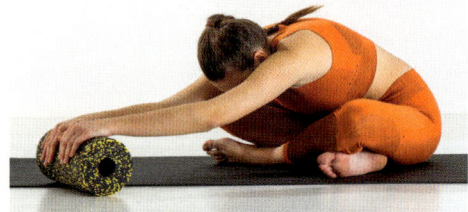

DREHSITZ

Dehnung: Hüfte, Brust, Bauch, Rücken, Schultern, Arme
Frontale tiefe Zuglinie

Ausgangsposition: sitzend mit ausgestreckten Beinen

1. Stellen Sie den rechten Fuß links neben das linke Knie, eventuell etwas höher, neben den Oberschenkel. Der Rücken bleibt während der ganzen Übung gerade, das Becken aufgerichtet.

2. Umfassen Sie mit dem linken Arm den rechten Oberschenkel. Legen Sie die rechte Hand etwas hinter dem Körper ab. Es lastet aber kein Gewicht auf dem Arm, der Oberkörper hält sich aus eigener Kraft aufrecht.

3. Mit jeder Einatmung strecken Sie die Wirbelsäule nach oben.

4. Mit jeder Ausatmung drehen Sie den Oberkörper ein wenig mehr Richtung angewinkeltes Bein. Atmen Sie tief in den Bauch und gegen den Oberschenkel.

5. Nach einigen Atemzügen die Seite wechseln.

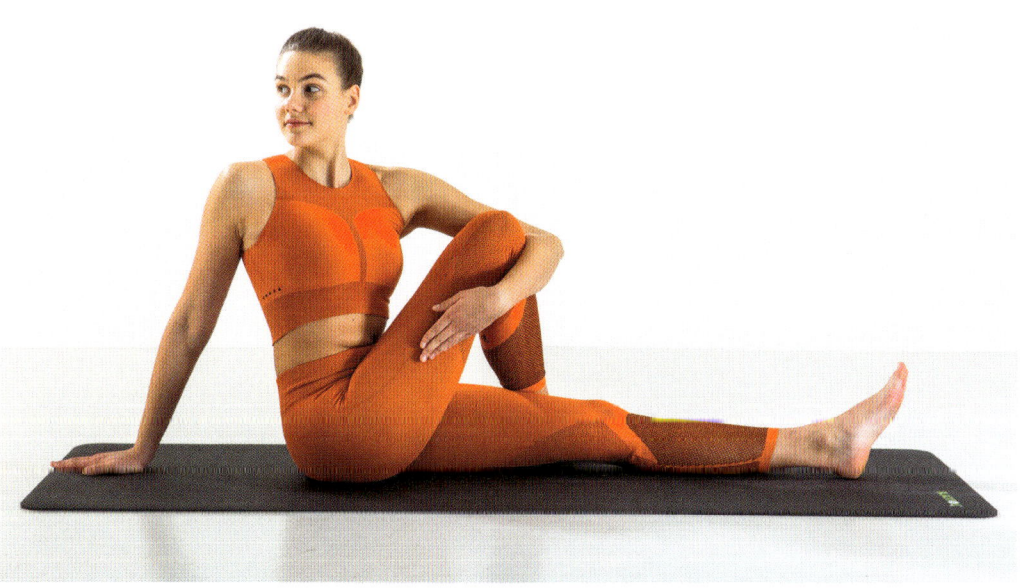

HERAUFSCHAUENDER HUND MIT BLACKROLL® MED

Dehnung: Brust, Bauch, Hüfte, Oberschenkelvorderseite, Arme
Stabilität: Arme, Schultern, Rücken
Frontale Zuglinie

Ausgangsposition: Bauchlage

1. Legen Sie die Rolle unter das Schambein. Die Hände liegen unter den Schultern.

2. Mit der Einatmung heben Sie Kopf und Rumpf an, die Arme helfen mit. Das Brustbein zieht nach vorn, die Schultern leicht zurück; der Blick geht geradeaus.

3. Die Rolle entlastet den unteren Rücken. Dennoch sollte Ihr Beckenboden in der Rückbeuge unbedingt angespannt werden.

4. Wenn die Übung mehr dem regenerativen Training dient, bleiben die Knie auf der Matte. Zu Kräftigungszwecken werden sie vom Boden gelöst.

5. Mit jeder Einatmung die Dehnung und Länge im vorderen Rumpf vom Hüftbeuger über den Bauch bis zur Kehle wahrnehmen.

6. Mit jeder Ausatmung die Körperspannung kontrollieren. Mehrere Atemzüge halten.

7. Entspannen Sie sich in der Stellung des Kindes (s. S. 197).

ACHTUNG
Seien Sie vorsichtig, wenn Sie Probleme im unteren Rücken haben!

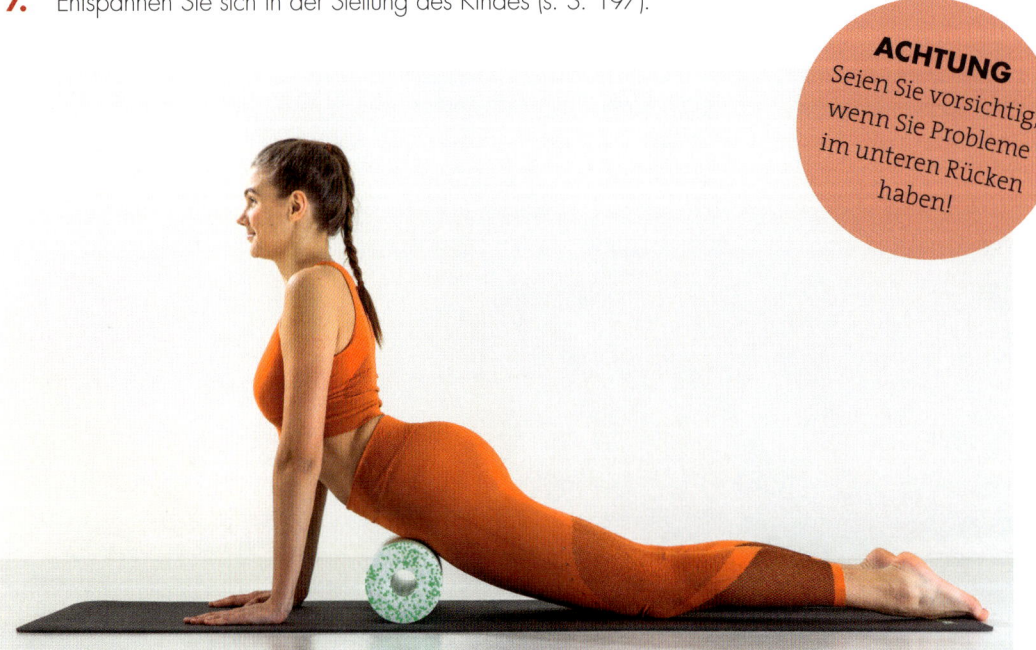

HALBE TAUBE

Dehnung: Hüfte, Gesäß, Oberschenkelvorderseite
Spirale Zuglinie

Ausgangsposition: Herabschauender Hund (s. S. 35)

1. Aus dem herabschauenden Hund ziehen Sie das linke Bein gebeugt nach vorn und legen es zwischen den Händen ab. Der Unterschenkel sollte parallel zur kurzen Mattenkante liegen. Wichtig ist, dass das Becken nach vorn ausgerichtet bleibt.

2. Legen Sie den hinteren Fuß entspannt ab und senken Sie den Oberkörper weit über dem angewinkelten Bein ab. Strecken Sie die Arme nach vorn oder stützen Sie sich auf Ihre Unterarme. Der untere Rücken ist entlastet. Zur Verstärkung kann eine Minirolle unter den rechten Oberschenkel gelegt werden. Nach einigen Atemzügen die Seite wechseln.

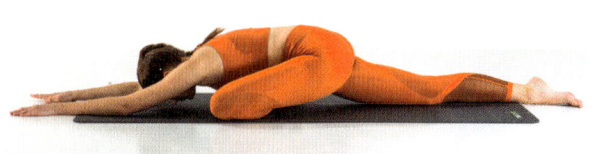

VARIANTE

HALBE TAUBE MIT TWIST

Dehnung: Hüfte, Gesäß, Oberschenkelvorderseite, Rücken
Mobilisation: Brustwirbelsäule
Spirale Zuglinie, Armlinie

Ausgangsposition: Halbe Taube (s. oben)

1. Heben Sie den Brustkorb aus der Kraft des Rückens und falten Sie die Hände vor dem Brustbein. Drehen Sie den Oberkörper so weit nach links ein, dass der rechte Ellenbogen vor dem linken Knie Halt findet.

2. Beim Ausatmen den Rücken strecken, beim Einatmen die Drehung verstärken. Ziehen Sie die Schulterblätter nach hinten und unten. Atmen Sie bewusst in den Bauch und gegen den Oberschenkel. Nach einigen Atemzügen die Seite wechseln.

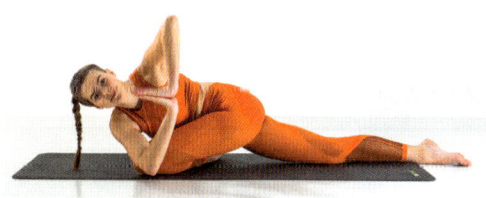

HAND-FUSS-HALTUNG
MIT BLACKROLL® MULTI BAND

Dehnung: Oberschenkelrückseiten und -innenseiten, Hüfte, Waden, Füße, Piriformismuskel
Spirale und rückseitige Zuglinie

Ausgangsposition: Rückenlage

ÜBUNG 1

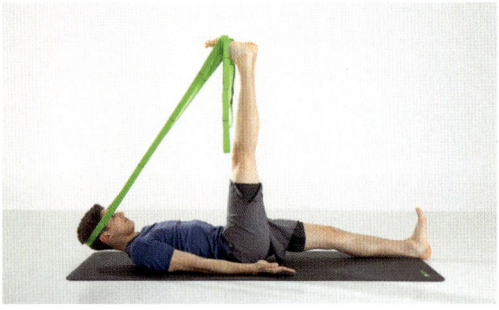

1. Legen Sie den Kopf in die mittlere Schlaufe des Multibandes. Das Band liegt oberhalb der Ohren. Die beiden Enden legen Sie zusammen und stecken den rechten Fuß so in zwei Schlaufen, dass das Multiband unter Spannung steht, wenn Ihr Bein gestreckt und der Kopf etwas vom Boden abgehoben ist. Das Multiband sollte unter dem Ballen verlaufen.

2. Die Arme liegen neben dem Körper, die Handflächen zeigen nach oben, die Schulter zieht nach hinten und unten. Das rechte Bein muss auf jeden Fall gestreckt sein. Wenn Sie es nicht gestreckt bis in die Senkrechte bringen können, reduzieren Sie den Winkel zum Boden.

3. Das linke Bein am Boden bleibt aktiv und angespannt, die Zehen sind angezogen, die Fersen nach vorn rausschieben.

4. Mit jeder Einatmung die gedehnte Beinrückseite wahrnehmen.

5. Mit jeder Ausatmung das Bein ein wenig hochziehen, indem Sie Ihren Kopf zum Boden sinken lassen. Für einige Atemzüge hier verweilen.

ÜBUNG 2

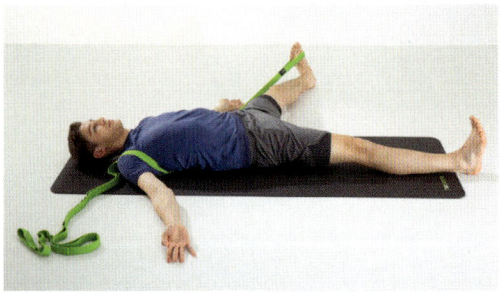

1. Schlüpfen Sie mit dem linken Fuß in die letzte Schlaufe des Multibandes. Ziehen Sie das andere Ende des Bandes diagonal unter Ihrem Körper hindurch, bringen Sie das Band in Spannung und stecken Sie den rechten Arm in eine Schlaufe.

2. Legen Sie Ihr linkes Bein links auf dem Boden ab, sodass Sie die Dehnung in der

Oberschenkelinnenseite wahrnehmen. Achten Sie darauf, dass das Multiband immer unter Spannung steht und Sie einen guten Halt verspüren. Fußstellung wie zuvor. Das Becken bleibt möglichst gerade, das Gesäß hat Kontakt mit der Unterlage.

3. Mit jeder Einatmung nehmen Sie die Dehnung in der Oberschenkelinnenseite wahr.

4. Mit jeder Ausatmung ziehen Sie das Bein ein wenig weiter Richtung Schulter. Verweilen Sie hier für einige Atemzüge.

ÜBUNG 3

1. Das Band bleibt wie zuvor. Schieben Sie das Gesäß auf der Matte ein wenig nach links und heben Sie Ihr linkes Bein gestreckt über den Körper (wie ein Scheibenwischer) und legen Sie es gestreckt rechts neben dem Körper ab.

2. Die linke Gesäßhälfte löst sich dabei vom Boden, der Kopf dreht sich in die andere Richtung. Die oberen Rippen und beide Schultern bleiben auf der Matte.

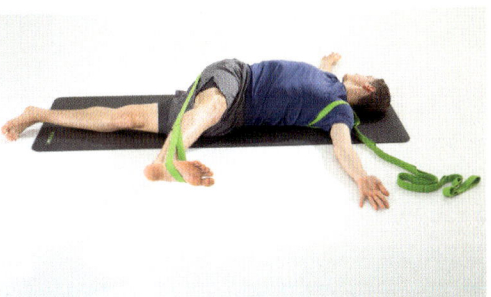

3. Atmen Sie bewusst in die linke Flanke.

4. Mit jeder Ausatmung ziehen Sie das linke Bein ein wenig mehr Richtung rechter Schulter. Für einige Atemzüge in dieser Haltung verweilen.

HINWEIS

Alle drei Schritte werden zunächst mit dem gleichen Bein ausgeführt (nicht wie auf den Bildern zu sehen). Vermeiden Sie einen Beinwechsel oder eine Lockerung zwischen den drei Abfolgen, denn sie bilden eine Übungseinheit.

PASSIVE HÜFTBEUGERDEHNUNG MIT BLACKROLL® MED

Dehnung: Hüftbeuger
Frontale Zuglinie

Ausgangsposition: Rückenlage

1. Legen Sie die Rolle unter das Kreuzbein. Strecken Sie das rechte Bein entspannt nach vorn; das linke Bein wird aufgestellt. Nehmen Sie die Dehnung im Hüftbeuger wahr.

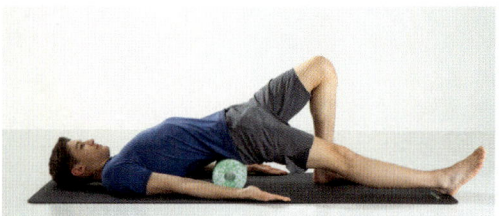

2. Mehrere Atemzüge in dieser Position verweilen, dann die Seite wechseln.

NADELÖHR IM LIEGEN MIT BLACKROLL® DUOBALL 12

Dehnung: Piriformismuskel, Gesäß, Hüfte
Rückseitige und seitliche Zuglinie

Ausgangsposition: Rückenlage

1. Stellen Sie die Beine auf und legen Sie das rechte Bein über das linke, dabei liegt Ihr rechtes Fußgelenk oberhalb des linken Knies. Legen Sie den Duoball unter den Nacken, um die Halswirbelsäule gerade halten zu können.

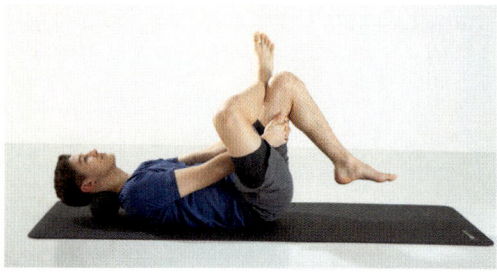

2. Verschränken Sie die Hände hinter dem linken Oberschenkel und ziehen Sie diesen sanft zu sich. Das rechte Knie strebt von Ihnen weg nach vorn und außen. Zur Verstärkung können Sie mit dem rechten Ellenbogen gegen den rechten Innenschenkel drücken.

3. Mehrere Atemzüge in dieser Position verweilen, dann die Seite wechseln.

LIEGENDER SCHNÜRSENKEL

Dehnung: Hüfte, Gesäß, Oberschenkelaußenseiten
Seitliche Zuglinie

Ausgangsposition: Rückenlage mit aufgestellten Beinen

1. Schlagen Sie die Beine übereinander: rechtes Bein über das linke.

2. Fassen Sie mit den Händen je einen Fuß. Ziehen Sie die gebeugten Beine zu sich und schieben Sie die Fersen Richtung Gesäß. Die Knie befinden sich übereinander genau vor dem Körper (wie beim Kuhgesicht, s. S. 160).

3. Einige Atemzüge halten, dann die Seite (Beinreihenfolge) wechseln.

HINWEIS
Diese Übung eignet sich gut bei Problemen mit dem Iliosakralgelenk.

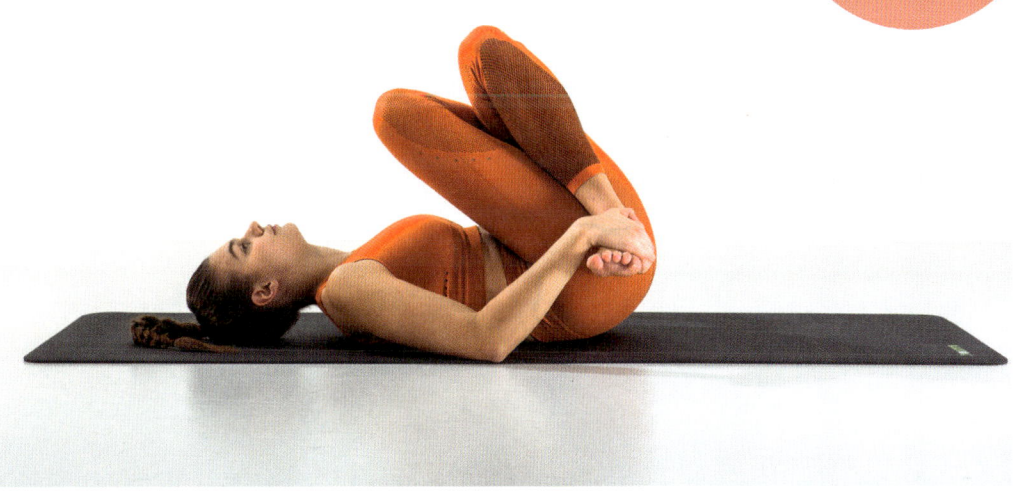

FISCH AKTIV MIT BLACKROLL® STANDARD

Dehnung: Beine, Brust, Arme
Stabilisation: Bauch, Schultern, Gesäß, Oberschenkelrückseite
Frontale Zuglinie

Ausgangsposition: sitzend

1. Senken Sie den Oberkörper ab, sodass die Rolle unter den Schulterblättern liegt. Verschränken Sie die Hände im Nacken, die Ellenbogen ziehen zum Boden. Der Brustkorb ist geweitet. Die Beine sind gestreckt und das Gesäß hebt vom Boden ab, sodass der Körper lang ist und einen minimalen Bogen beschreibt. Das Körpergewicht liegt nur auf der Rolle und den Fersen – Füße sind ebenfalls gestreckt. Den Kopf neigen Sie bei einer gesunden Halswirbelsäule etwas nach hinten.

2. Ein paar Atemzüge die Position halten und bewusst in den Brustkorb atmen.

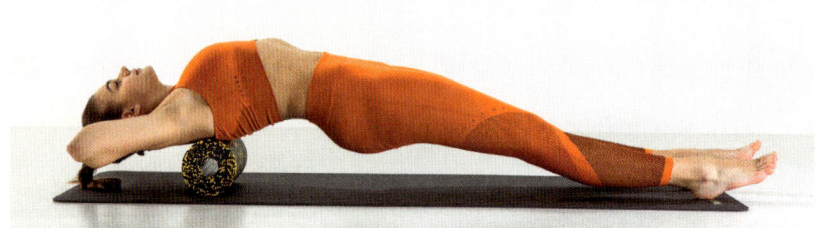

VARIANTE

FISCH RELAXED MIT BLACKROLL® STANDARD

Dehnung: Beine, Brust, Arme
Frontale Zuglinie

Ausgangsposition: wie oben

Position wie zuvor, aber das Gesäß und die Beine werden zur Regeneration abgelegt. Ein paar Atemzüge die Position halten und bewusst in den Brustkorb atmen.

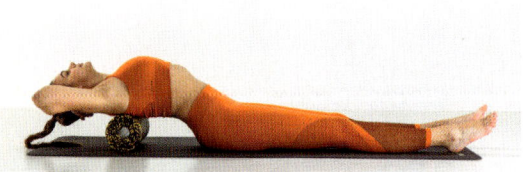

KROKODIL MIT BLACKROLL® DUOBALL 12

Dehnung: Hüfte, Brust, Bauch, Flanken, Arme, Schultern, Oberschenkelaußenseite
Mobilisation: Wirbelsäule
Spirale Zuglinie

Ausgangsposition: Rückenlage

1. Winkeln Sie Ihre Beine an und klemmen Sie den Duoball zwischen Ihre Oberschenkel. Die Arme sind seitlich ausgestreckt, Handflächen nach oben. Die Beine im rechten Winkel beugen und in der Luft halten (Unterschenkel parallel zum Boden).

2. Mit der nächsten Ausatmung legen Sie beide Beine nach rechts ab. Die Knie bleiben übereinanderliegend. Rumpf, Oberschenkel und Wade bilden jeweils rechte Winkel.

3. Die Schultern haben Bodenkontakt und der Blick geht zur linken Hand.

4. Atmen Sie nun bewusst in Ihren Bauchraum und spüren Sie die Dehnung in der ganzen linken Rückseite.

5. Mehrere Atemzüge in dieser Position verweilen, dann die Seite wechseln.

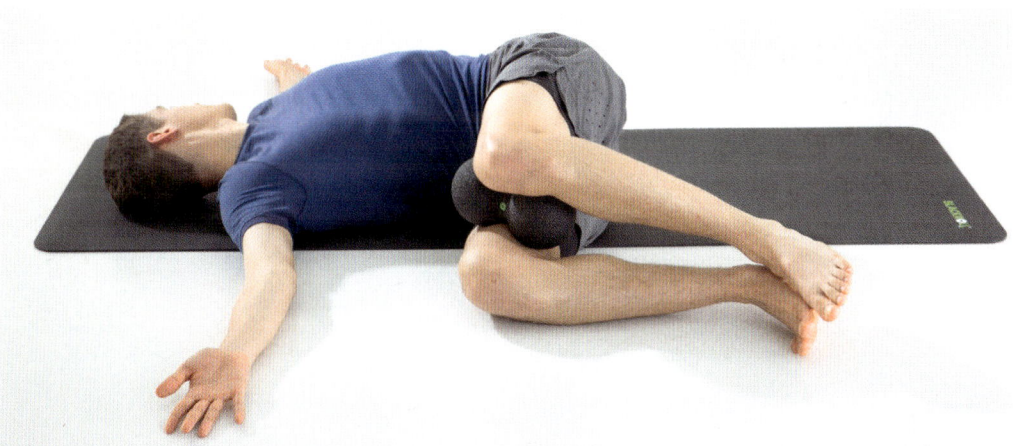

HINWEIS

Das Krokodil dient auch zur Mobilisation der Wirbelsäule. Die Übung eignet sich sowohl zum Start, als auch zum Ende einer Yogaeinheit vor der Entspannung – oder wenn Sie einmal mit Rückenschmerzen aufwachen.

VARIANTE

KROKODIL MIT BLACKROLL® MULTI BAND

Dehnung: Hüfte, Brust, Bauch, Flanken, Arme, Schultern, Oberschenkel
Mobilisation: Wirbelsäule, Hüfte
Spirale Zuglinie

Ausgangsposition: Rückenlage

1. Stecken Sie ihren linken Arm in die erste Schlaufe des Multibandes und legen Sie die Schlaufe über die Schulter. Stellen Sie die angewinkelten Beine auf und schlüpfen Sie mit dem linken Fuß in eine der mittleren Schlaufen. Nehmen Sie das Multiband so kurz, dass Sie bereits einen Zug in Ihrem linken Oberschenkel spüren.

2. Gehen Sie nun ins Krokodil wie zuvor: Beine nach links auf dem Boden ablegen, Kopf nach rechts drehen.

3. Schieben Sie das linke Bein angewinkelt nach hinten und schieben Sie das Band unter den Körper.

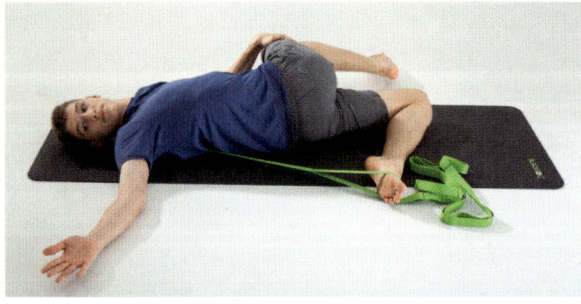

4. Mit jeder Einatmung nehmen Sie die sanfte Dehnung in Brustkorb, Flanke, Bauchraum und Oberschenkel wahr.

5. Mit jeder Ausatmung versuchen Sie, die Dehnung zu intensivieren, indem Sie Ihr rechtes Knie Richtung Boden sinken lassen (die linke Hand kann das rechte Knie dabei unterstützen) und den linken Fuß weiter nach hinten und nach oben ziehen.

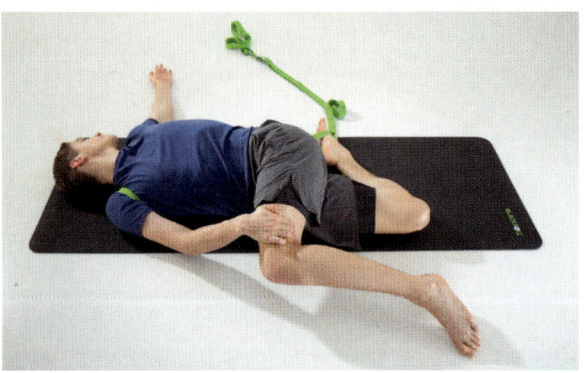

6. Mehrere Atemzüge in dieser Position verweilen, dann die Seite wechseln.

BANANE MIT BLACKROLL® DUOBALL 12

Dehnung: Flanken, Oberschenkelaußenseiten, Fußaußenkanten
Seitliche Zuglinie

Ausgangsposition: Rückenlage

1. Legen Sie den Oberkörper möglichst weit nach rechts – das Gesäß bleibt an Ort und Stelle. Die Arme sind auf Schulterhöhe seitlich ausgestreckt.

2. Ziehen Sie das rechte Bein ebenfalls nach rechts. Dann das linke Bein über das rechte Bein legen. Der linke Fuß hält sich am rechten fest.

3. Legen Sie den Duoball als Stütze am besten in den Nacken. In dieser Position tief und bewusst in die gedehnte linke Flanke atmen. Die Augen schließen und in dieser Haltung mindestens drei Minuten verweilen.

4. Behutsam in die Ausgangsposition zurückkommen, der Dehnung nachspüren und die Seite wechseln.

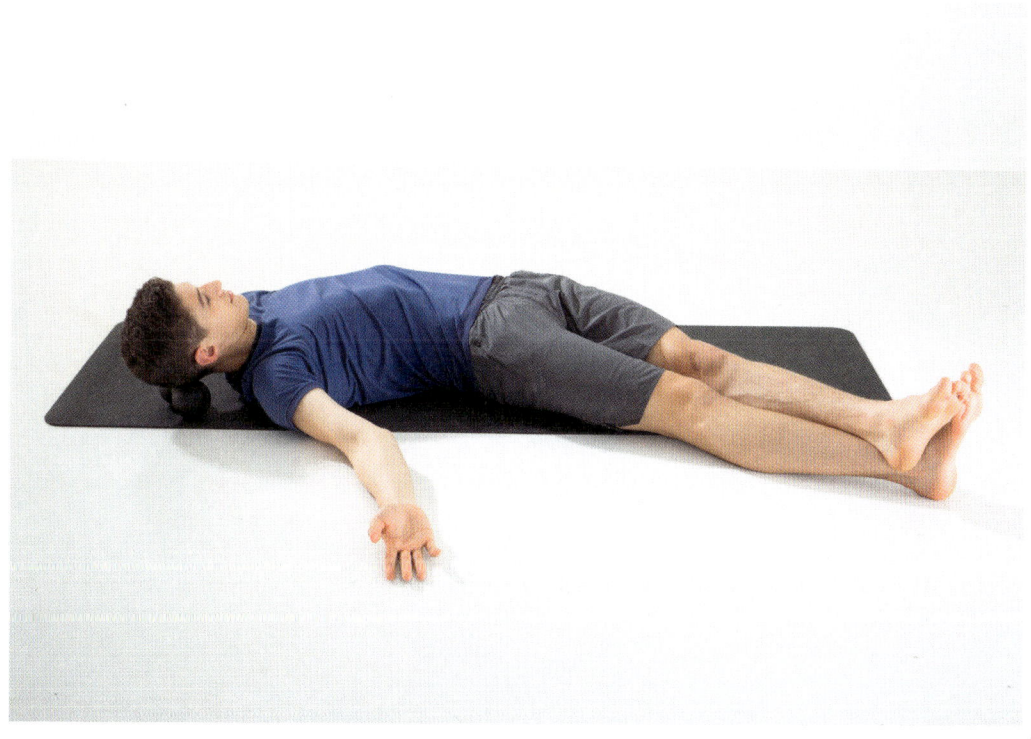

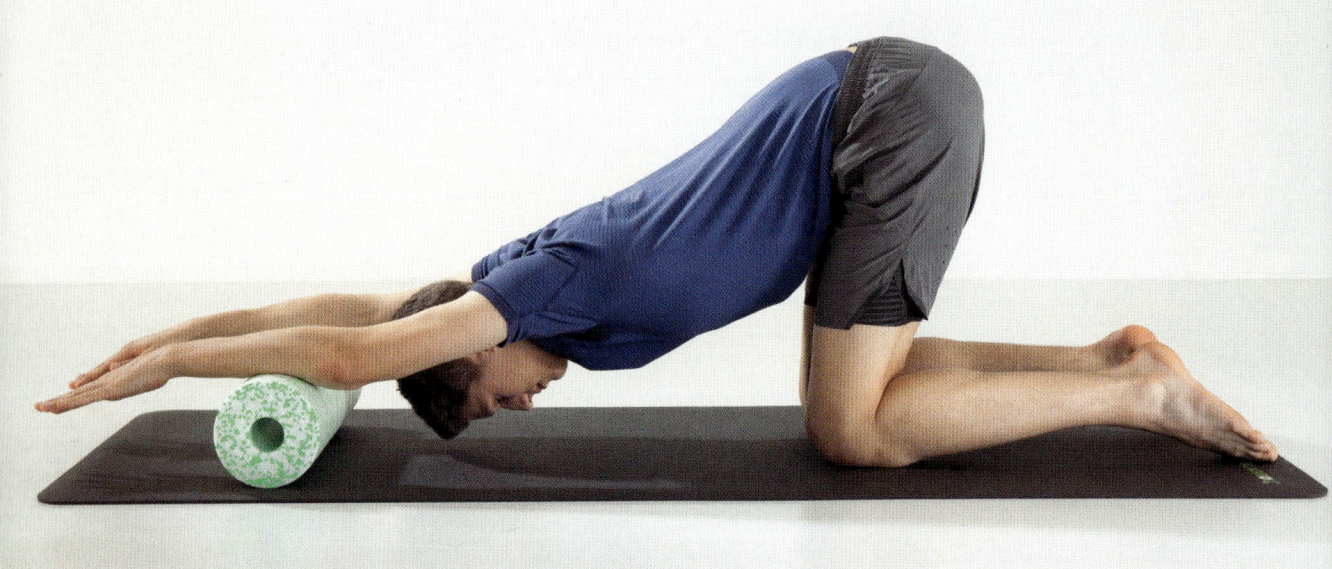

HOTSPOT SCHULTER

Die Schulter ist ein Kugelgelenk und lässt die meisten Bewegungen in alle Richtungen zu. Das bedeutet allerdings auch, dass sie anfälliger für Verschleißerscheinungen und Verletzungen ist – das gilt auch für Sportler. Die hohen Belastungen für die Muskeln, Sehnen und Bänder in Kombination mit ständigen Überkopfbewegungen führen häufig zu Problemen.

Chronische Schulterschmerzen sind leider eine weitverbreitete Problematik bei Überkopf- und Wurfsportarten wie Handball, Schwimmen, Tennis oder Volleyball. Ursache ist meist das muskuläre Ungleichgewicht in Form einer Dysfunktion und Schwäche der außenrotatorisch wirkenden Anteile der Rotatorenmanschette sowie eine insuffiziente Schulterblattstabilisation. Langfristig verändern diese Dysbalancen das natürliche Bewegungsmuster der Schulter, was zu Über- und Fehlbelastungen führt und nicht selten mit chronischen Schmerzen und Leistungsverlust verbunden ist.

Die Yogahaltungen in diesem Übungsblock sind speziell für die Anforderungen der Sportlerschulter zusammengestellt. Sie können zum Teil mit Sitz- und Standhaltungen kombiniert werden und eignen sich auch zur Mobilisation am Anfang einer Yogaeinheit. Alle Übungen sprechen somit die faszialen Armlinien an.

SCHULTERZIRKEL MIT BLACKROLL® MULTI BAND

Ausgangsposition: Berghaltung (s. S. 33)

1. Greifen Sie das zweimal gefaltete Band mit den Händen vor den Hüften etwas mehr als schulterbreit.

2. Heben Sie beide Arme nach oben und ziehen Sie Hände und Gurt auseinander, bis Sie die Spannung in Brust und Schultern fühlen.

3. Führen Sie Hände und Band bis hinter das Gesäß. Dazu müssen Sie die Arme beugen. Spannen Sie dabei Ihre Bauchmuskeln an und ziehen Sie den Bauchnabel nach innen. So bleibt der Oberkörper gerade.

4. Führen Sie den Gurt wieder über den Kopf vor Ihren Körper bis in die Ausgangsposition.

5. Jeweils beim Heben der Arme einatmen, beim Senken ausatmen.

6. Mehrmals wiederholen.

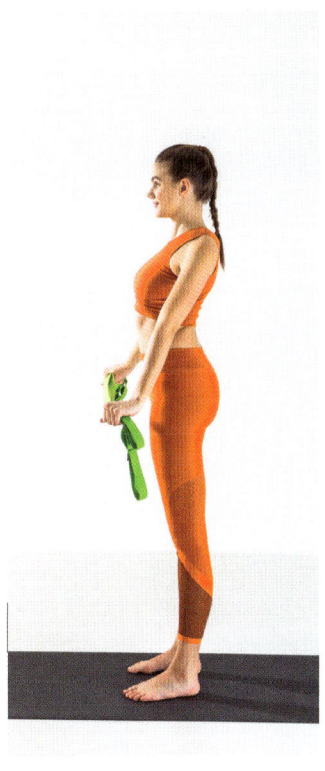 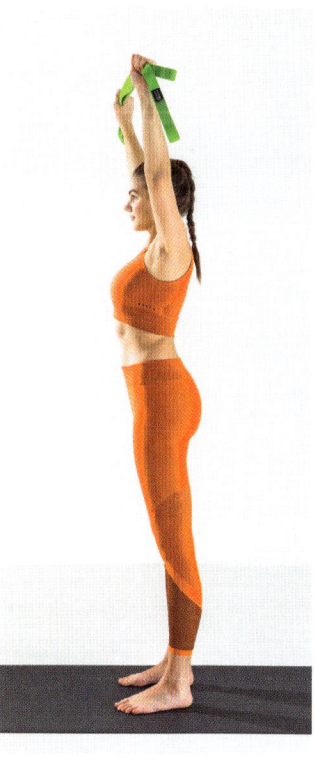 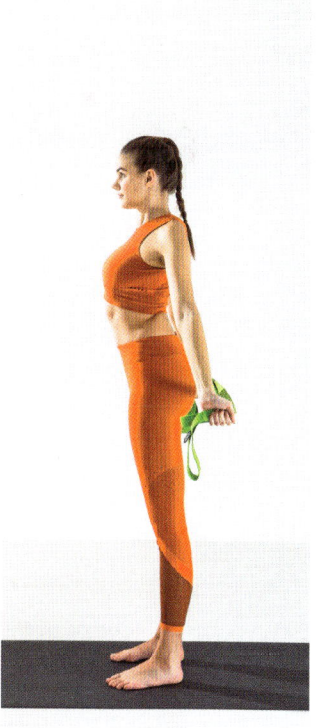

BRUSTÖFFNER

Ausgangsposition: Berghaltung (s. S. 33)

1. Bringen Sie die Arme hinter den Rücken und verschränken Sie die Finger ineinander, Knöchel nach unten.

2. Ziehen Sie Ihre Schulterblätter und Ellenbogen zueinander, sodass Sie die Dehnung im Brustkorb wahrnehmen. Ziehen Sie den Bauchnabel Richtung Wirbelsäule, vermeiden Sie ein Hohlkreuz und ziehen Sie nur das Brustbein weit nach vorn.

3. Verweilen Sie für einige Atemzüge in dieser Haltung.

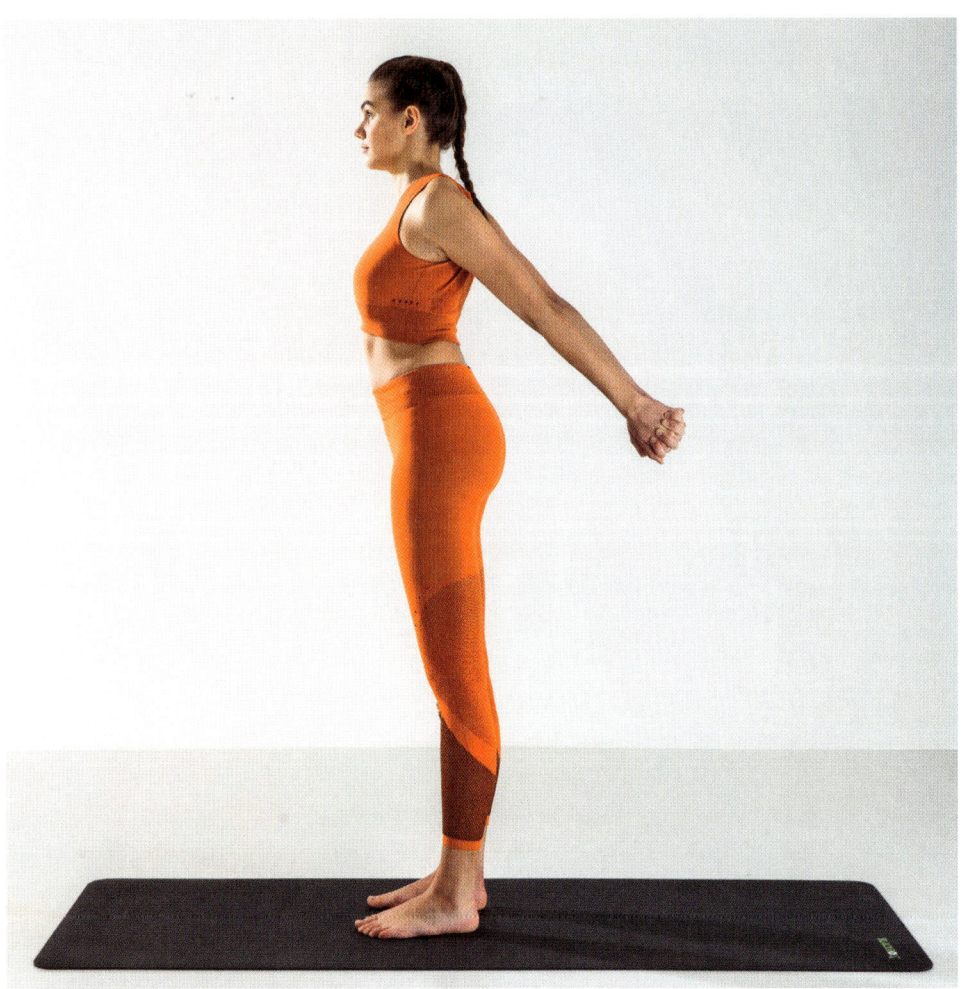

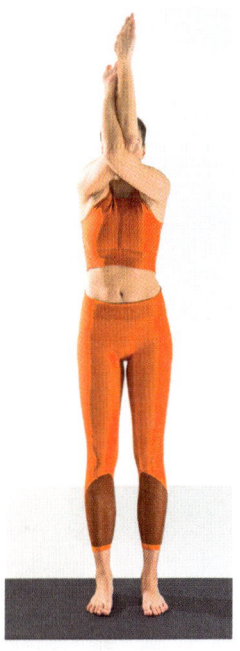

ADLERARME IM STEHEN

Ausgangsposition: Berghaltung (s. S. 33)

1. Die Arme strecken Sie gerade zu den Seiten hin aus, dann umarmen Sie sich: rechter Arm über dem linken, die Ellenbogen liegen übereinander.

2. Klappen Sie nun die Unterarme nach oben, während die Oberarme an Ort und Stelle bleiben. Die Oberseiten der Unterarme berühren sich, ebenso die Handoberflächen, aber etwas versetzt. Die Daumen zeigen zum Gesicht. Nun »wickeln« die Unterarme sich weiter umeinander, bis die Handflächen (!) sich versetzt berühren.

3. Mit der Einatmung strecken Sie Ihren Rücken lang, ziehen die Ellenbogen nach vorn und oben vor Ihr Gesicht. Die Schulterblätter werden dabei auseinandergezogen.

4. Mehrere Atemzüge halten, dann die Seite wechseln.

VARIANTE

ADLERARME AUF BLACKROLL® STANDARD

Ausgangsposition: Fersensitz

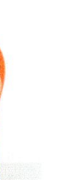

1. Stellen Sie die Rolle mit etwas Abstand aufrecht vor sich. Bringen Sie die Arme in die Adlerarm-Position wie ben.

2. Lehnen Sie sich vor und stützen Sie den unteren Ellenbogen auf die Rolle in das Loch. Halten Sie Ihr Becken oberhalb der Knie, Oberschenkel senkrecht. Drücken Sie den Oberkörper etwas Richtung Matte, sodass Sie eine angenehme Dehnung im Schultergürtel und im Trizeps wahrnehmen.

3. Mehrere Atemzüge halten, dann die Seite wechseln.

HINWEIS
Die Adlerarme lassen sich gut mit Krieger- oder Sprinterhaltungen oder anderen Standhaltungen kombinieren.

WELPENHALTUNG MIT BLACKROLL® MED

Ausgangsposition: Vierfüßlerstand

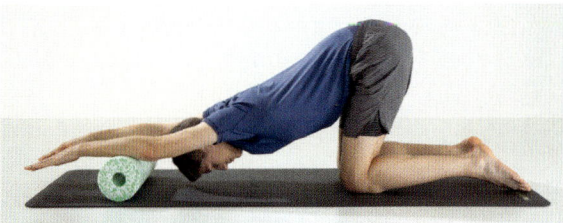

1. Legen Sie die Rolle quer vor sich, etwa 30 cm vor die Hände. Legen Sie Ihre Unterarme auf die Rolle.

2. Mit der Ausatmung schieben Sie das Brustbein Richtung Matte und strecken dabei den Oberkörper und die Arme auf eine Linie. Die Stirn können Sie nach Belieben auf der Matte ablegen. Die Oberschenkel bleiben senkrecht.

3. Nehmen Sie die Dehnung im Brustkorb und in den Schultern wahr und verweilen Sie hier für einige Atemzüge.

SCHULTERDEHNUNG IM HELDENSITZ MIT BLACKROLL® MED

Ausgangsposition: Vierfüßlerstand

HINWEIS
Wer gut gedehnt ist, kann ohne Rolle zwischen den Füßen auf dem Boden sitzen.

1. Legen Sie die Rolle zwischen die Unterschenkel. Schieben Sie die Knie zusammen und die Füße mehr als hüftbreit auseinander. Die Füße liegen auf dem Spann.

2. Setzen Sie sich auf die Rolle.

3. Greifen Sie mit der linken Hand den rechten Unterarm und ziehen Sie den rechten Arm nach hinten und unten. Halten Sie Ihren Rumpf gerade und nach vorn ausgerichtet.

4. Nehmen Sie die Dehnung in der Brustwandfaszie vorn rechts wahr. Ziehen Sie bei der Übung den Bauchnabel nach innen, sodass Sie nicht ins Hohlkreuz fallen.

5. Einige Atemzüge halten, dann die Seite wechseln.

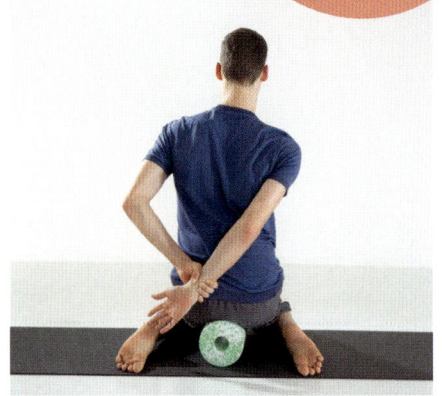

ARME IN DEN NACKEN LEGEN
MIT BLACKROLL® MED

Ausgangsposition: Schneidersitz (s. S. 32)

1. Setzen Sie sich im Schneidersitz auf die nach vorn ausgerichtete Rolle.

2. Verschränken Sie die Hände im Nacken und ziehen Sie die Ellenbogen nach hinten. Um den Rücken gerade zu halten, ziehen Sie den Bauchnabel Richtung Wirbelsäule.

3. Mehrere Atemzüge halten.

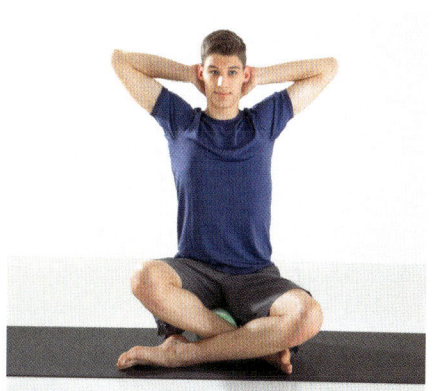

RÜCKWÄRTIGE GEBETSHALTUNG

Ausgangsposition: Berghaltung (s. S. 33)

1. Entspannen Sie die Schultern und führen Sie die Arme hinter den Rücken.

2. Verschränken Sie die Finger ineinander, sodass die Fingerknöchel nach unten zeigen.

3. Mit der nächsten Einatmung rutschen Sie mit den Knöcheln an der Wirbelsäule entlang nach oben. Hier angekommen legen Sie die Handflächen gegeneinander.

4. Schieben Sie die Hände etwas weiter nach oben, indem Sie die Schultern tiefer in eine Innenrotation führen.

5. Verweilen Sie für einige Atemzüge in dieser Haltung, bevor Sie Ihre Hände mit der Ausatmung wieder nach unten lösen.

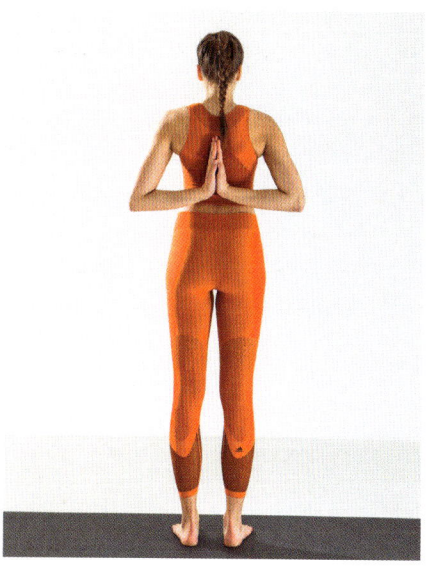

LIEGENDE UMARMUNG

Ausgangsposition: Bauchlage

Überkreuzen Sie Ihre Arme vor sich, sodass die Armrückseiten auf der Matte liegen, Handflächen nach oben. Schieben Sie die Arme entgegengesetzt zur anderen Seite. Nutzen Sie das Gewicht des Oberkörpers auf die Arme und nehmen Sie die angenehme Dehnung im Schultergürtel wahr.

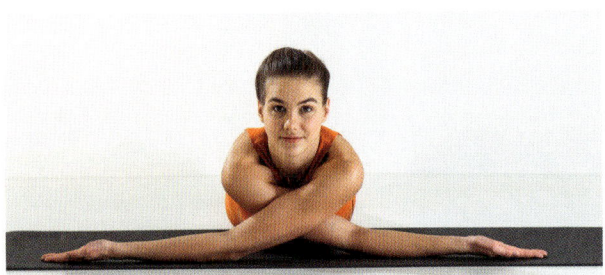

KREUZGRIFF IM SITZEN MIT BLACKROLL® BLOCK

Ausgangsposition: sitzend

1. Der Kreuzgriff ist die Armhaltung der Position »Kuhge-sicht« (s. S. 160). Strecken Sie den rechten Arm nach oben und klappen Sie den Unterarm hinter den Kopf, sodass die rechte Hand zwischen den Schulterblättern liegt.

2. Greifen Sie mit der linken Hand von unten zur rechten Hand. Die Finger der beiden Hände verhaken sich ineinander, die Unterarme bilden eine senkrechte Linie. Der Kopf bleibt gerade. Wenn die Hände (noch) nicht zusammenkommen, dann nutzen Sie das Multiband als Verbindungsstück.

3. Mehrere Atemzüge halten, dann die Seite wechseln.

HINWEIS
Der Kreuzgriff lässt sich gut mit Krieger- oder Sprinterhaltungen oder anderen Standhaltungen kombinieren.

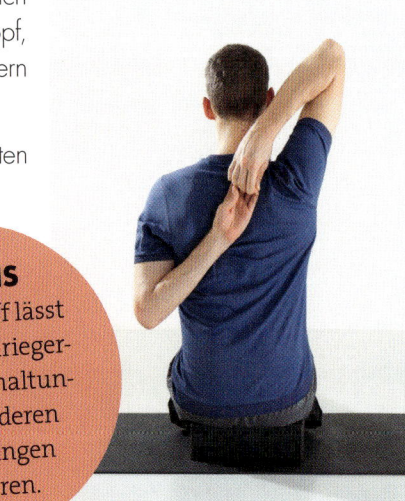

VARIANTE

KREUZGRIFF IM LIEGEN MIT
ZWEI BLACKROLL® BLÖCKEN UND MULTI BAND

Ausgangsposition: Bauchlage

1. Legen Sie einen Block links neben den Kopf, den anderen rechts neben den Brustkorb. Legen Sie sich das Band schräg über den Rücken: von der linken Schulter zur rechten Hüfte.

2. Legen Sie den linken Arm nach vorn, klappen Sie den Unterarm zu den Schulterblättern und greifen Sie nach dem Band.

3. Legen Sie den rechten Arm auf den Block und neben den Körper. Winkeln Sie den Arm auf den Rücken und fassen Sie das Band.

4. Greifen Sie das Band so kurz wie möglich und halten Sie die Dehnung. Die Stirn liegt auf dem Boden, die Beine sind entspannt.

5. Mehrere Atemzüge halten, dann die Seite wechseln.

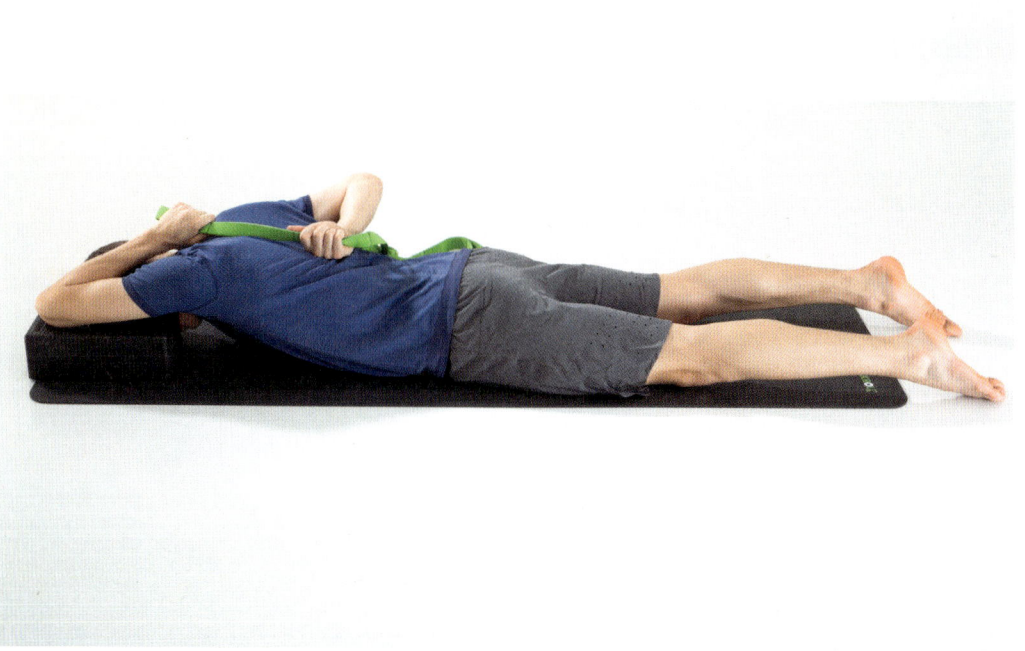

LIEGENDER SKORPION

Ausgangsposition: Bauchlage

1. Strecken Sie den linken Arm in die Seite. Der rechte Arm ist aufgestellt, Hand neben der rechten Brust.

2. Stützen Sie sich leicht auf, heben Sie das rechte Bein vom Boden und setzen Sie den rechten Fuß auf der linken Seite des Körpers ab.

3. Das Becken öffnet sich nach rechts. Der linke Arm bleibt flach auf der Unterlage liegen. Ziehen Sie das Schulterblatt Richtung Gesäß.

HINWEIS
Durch die Rotationsbewegung erfahren Sie eine Dehnung der Brustmuskulatur und eine verbesserte Mobilisation in der Schulter.

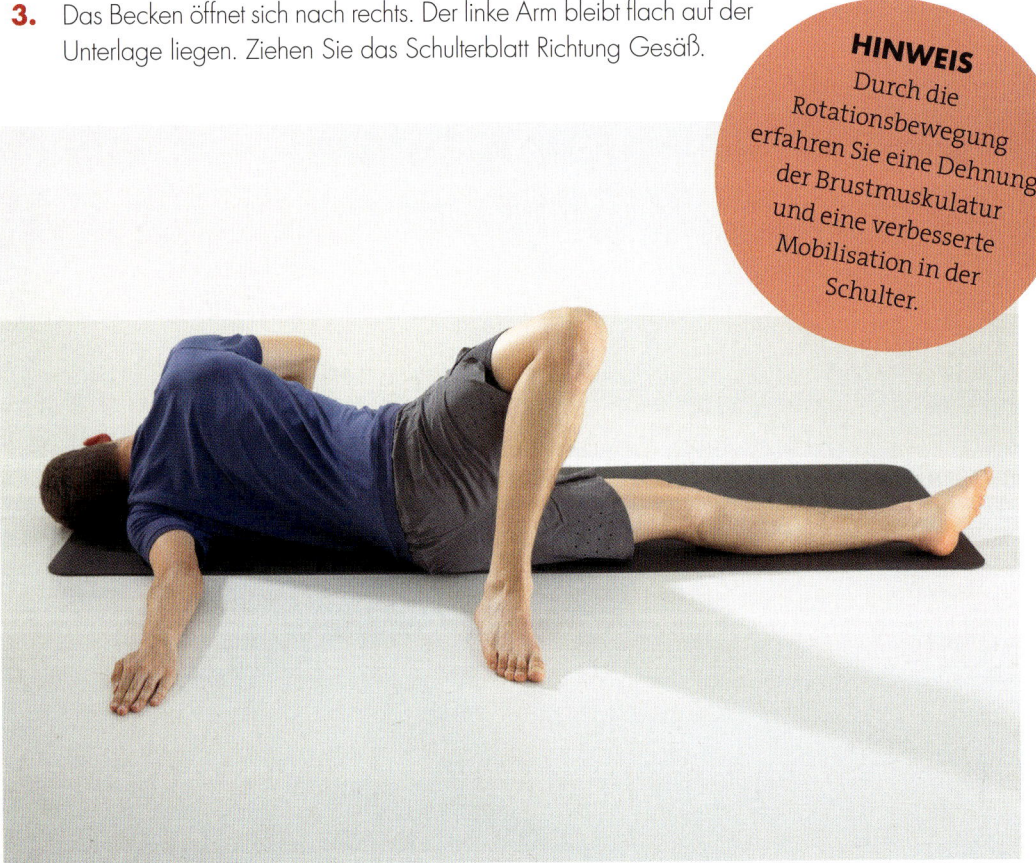

SCHULTERKREISEN IM LIEGEN MIT BLACKROLL® MED 45, BLOCK UND SLIM

Ausgangsposition: sitzend

1. Legen Sie die BLACKROLL® MED 45 längs zur Matte hinter das Gesäß. 10 cm dahinter legen Sie den Block quer und darauf die BLACKROLL® SLIM. Die Beine sind aufgestellt.

2. Rollen Sie den Rücken auf der BLACKROLL® MED 45 ab und legen Sie Ihren Kopf auf die BLACKROLL® SLIM. Die Schulterblätter hängen frei in der Luft.

3. Ihre Arme halten Sie gestreckt neben dem Körper, Handflächen nach oben. Mit der Einatmung führen Sie die Arme ausgestreckt über die Seite bis in Verlängerung des Oberkörpers.

4. Mit der Ausatmung kommen die Arme zurück neben den Körper.

5. Mehrmals im Atemrhythmus wiederholen. Spannen Sie Ihre Körpermitte an, sodass Sie nicht ins Hohlkreuz fallen.

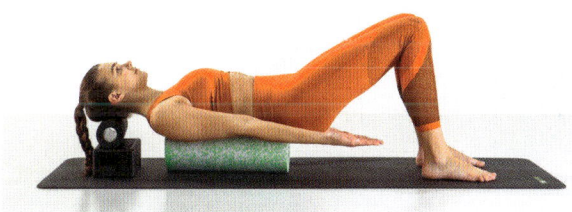

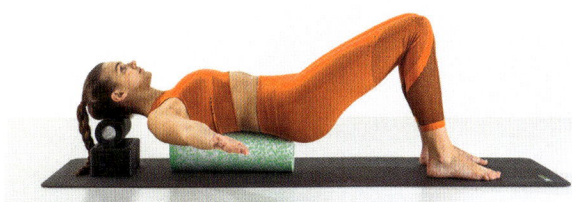

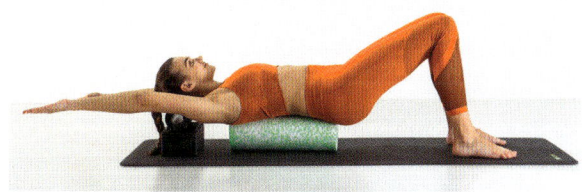

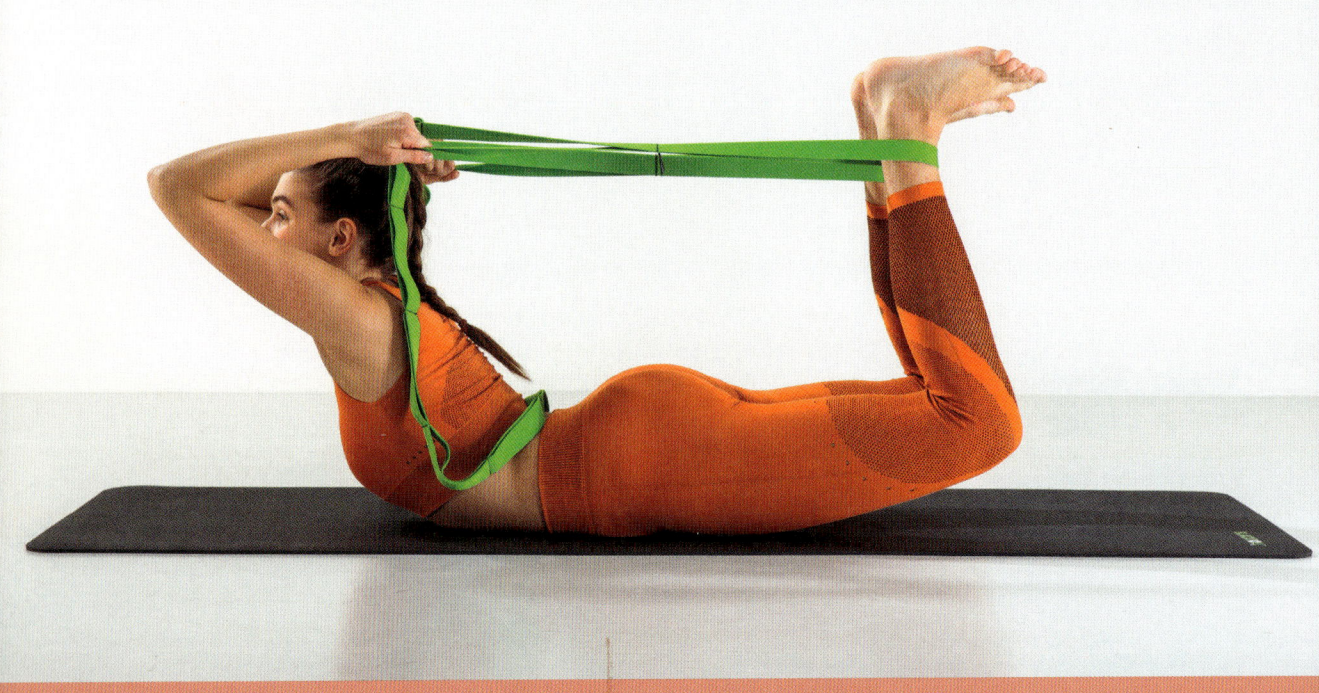

FÜR FORTGESCHRITTENE

Im Yoga sollte kein Wettkampfcharakter entstehen. Ganz im Gegenteil: Das Messen mit anderen bleibt völlig außen vor, wenn der Fokus konzentriert beim eigenen Körper und bei der Atmung bleibt. Dennoch sind Sportler es gewohnt, sich mit anderen im Wettkampf und auf Turnieren zu messen und auch die Entwicklung der eigenen Leistungen zu beobachten. Das macht den Sport aus. Die folgenden herausfordernden Übungen sind Challenges, die in die regelmäßige Praxis eingestreut werden können. Sie machen Spaß, sorgen für Abwechslung und fordern auf eine etwas andere Art und Weise. So entsteht ein vertretbarer kleiner Wettkampf auf der Yogamatte mit sich selbst.

KLEINE KRÄHE

Stabilisierung und Kräftigung: Arme, Bauch
Tiefe frontale Zuglinie

Ausgangsposition: Tiefe Hocke (s. S. 152)

1. Sie hocken mit gespreizten Beinen. Legen Sie die Unterarme parallel und schulterbreit auseinander vor sich auf die Matte.

2. Verlagern Sie das Gesäß und somit den Schwerpunkt des Körpers nach vorn und legen Sie dabei die Knie auf die Oberarme.

3. Spannen Sie Ihre Bauchmuskeln an und kippen Sie noch weiter nach vorn, bis Ihre Füße sich vom Boden lösen.

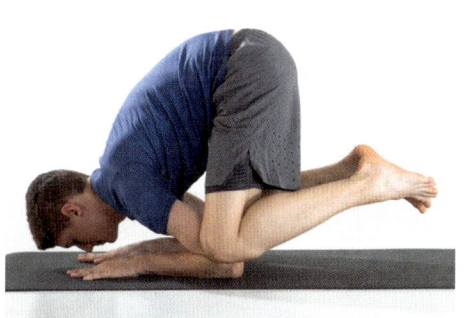

KRÄHE

Stabilisierung und Kräftigung: Arme, Bauch
Tiefe frontale Zuglinie

Ausgangsposition: Tiefe Hocke (s. S. 152)

1. Hocken Sie wie zuvor, aber nicht die Unterarme, sondern die Hände flach (Finger gespreizt, zeigen nach vorn) und schulterbreit auseinander auf den Boden legen.

2. Lehnen Sie Ihre Knie gegen den Trizeps.

3. Verlagern Sie langsam Ihr Gewicht auf Ihren Oberarmen nach vorn.

4. Spannen Sie Ihre Bauchmuskeln an und kippen Sie noch weiter nach vorn, bis Ihre Füße sich vom Boden lösen. Die Arme bleiben gebeugt. Sehr Fortgeschrittene strecken die Arme dann nahezu ganz aus.

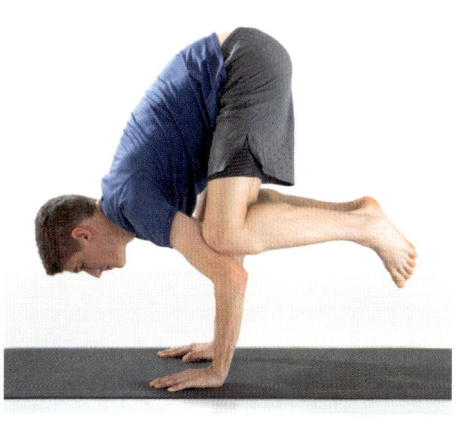

TÄNZER MIT BLACKROLL® MULTI BAND

Dehnung: Füße, Knie, Hüfte, Brust, Oberschenkelvorderseite, Arme
Stabilisierung: Fuß, Knie, Hüfte, Rücken
Balance
Frontale Zuglinie

Ausgangsposition: Berghaltung (s. S. 33)

1. Schlüpfen Sie mit Ihrem linken Fuß in die letzte Schlaufe des Bandes und legen Sie das lange Ende über Ihre linke Schulter.

2. Verlagern Sie Ihr Gewicht auf das rechte Bein. Greifen Sie das Band mit beiden Händen, heben Sie die Arme und beugen Sie die Unterarme nach hinten. Fassen Sie das Band so kurz, dass das linke Bein in eine maximale Dehnung gezogen wird und Sie außerdem einen guten Zug in Ihren Oberarmen spüren. Die Oberarme bleiben neben den Ohren.

3. Das Becken immer wieder nach vorn ausrichten und den Beckenboden anspannen.

4. Arbeiten Sie jetzt mit Druck und Gegendruck: Mit jeder Einatmung zieht der Fuß die Arme nach hinten.

5. Mit jeder Ausatmung ziehen die Arme den Fuß hoch. Dadurch entsteht ein permanenter Widerstand, der Sie bei guter Stabilität in Balance hält.

6. Mehrere Atemzüge üben, dann die Seite wechseln.

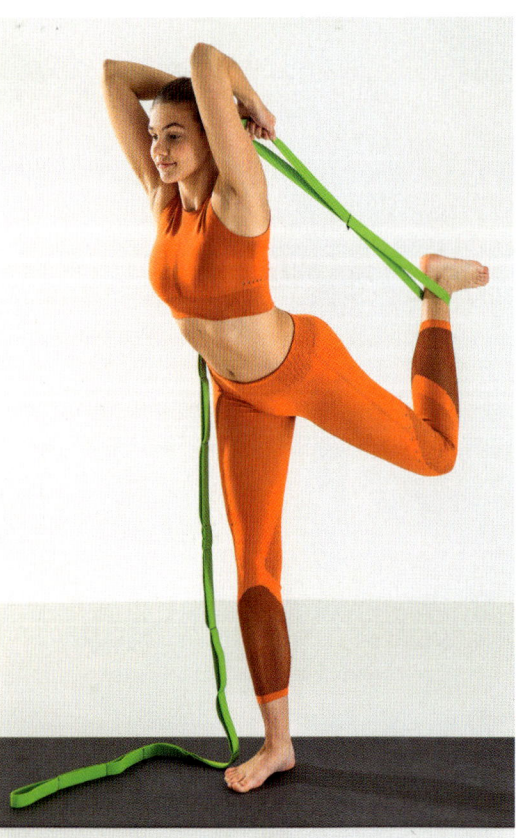

HINWEIS

Die Übung eignet sich hervorragend als Gleichgewichtstraining und zur Verbesserung der Konzentration. Meine Empfehlungen für alle Sportler und Nichtsportler – unbedingt ausprobieren!

BERGSTEIGER MIT ROTATION UND LIEGESTÜTZ

Stabilität und Kräftigung: Arme, Schultern, Hüfte, Gesäß, Oberschenkel, Bauch, Rücken
Rückseitige und frontale tiefe Zuglinie

Ausgangsposition: Dreibeiniger Hund (s. S. 151)

1. Beugen Sie das rechte Bein etwas und schieben Sie es unter dem Körper zur linken Seite, dort strecken Sie das Bein aus. Dabei sinkt das Gesäß ab, Arme und Beine werden gebeugt.

2. Halten Sie das Bein nach Möglichkeit in der Luft, ansonsten stützen Sie den Fuß auf dem Boden ab – auf jeden Fall soll es gestreckt bleiben.

3. Mit der nächsten Ausatmung strecken Sie die Arme, ziehen Sie das rechte Bein zurück und kommen Sie zurück in die Ausgangsposition.

4. Diese anspruchsvolle Rotationsbewegung dreimal wiederholen, dann die Seite wechseln.

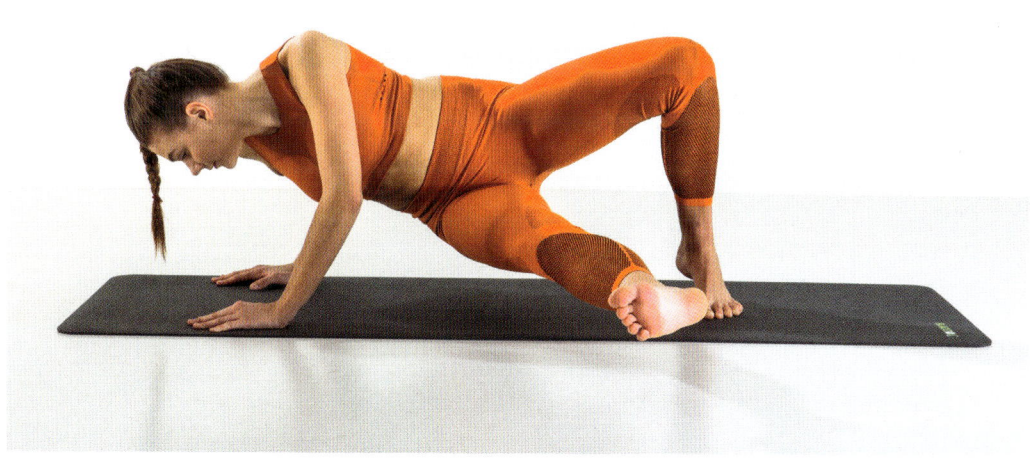

BOGEN MIT BLACKROLL® MULTI BAND

Dehnung: Arme, Brustkorb, Oberschenkel
Stabilisation und Kräftigung: Rücken
Frontale Zuglinie

Ausgangsposition: Bauchlage

1. Schlüpfen Sie mit den Füßen in zwei nebeneinanderliegende Schlaufen des Multibandes, so-dass Ihre Beine maximal hüftbreit auseinander sind. Beugen Sie Ihre Unterschenkel nach oben und drücken Sie die Fersen von sich weg.

2. Greifen Sie mit den Händen über oben nach hinten zum Multiband und fassen Sie das Band so kurz, dass Sie sich in eine Rückbeuge ziehen. Spannen Sie den Beckenboden fest an.

3. Arbeiten Sie mit Druck und Gegendruck: Bei jeder Einatmung ziehen die Arme die Füße hoch.

4. Bei jeder Ausatmung ziehen die Füße die Arme und den Oberkörper nach oben und hinten. Einige Atemzüge üben, dann in der Stellung des Kindes (s. S. 197) entspannen.

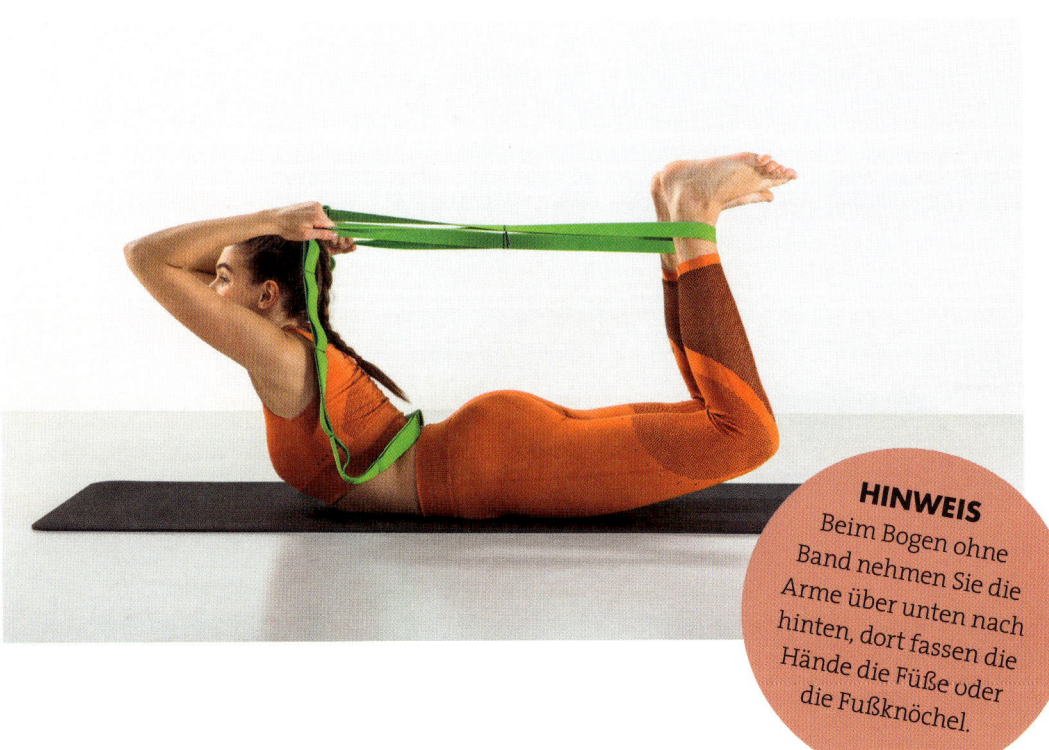

HINWEIS
Beim Bogen ohne Band nehmen Sie die Arme über unten nach hinten, dort fassen die Hände die Füße oder die Fußknöchel.

LOW LUNGE SPIDER MIT BLACKROLL® BLOCK

Dehnung: Hüftbeuger, Oberschenkel, Gesäß, Brustkorb, Arme
Mobilisation: Brustwirbelsäule
Spirale Zuglinie und Armlinie

Ausgangsposition: Sprinterhaltung (s. S. 34)

1. Legen Sie den Block innen neben den rechten (vorderen) Fuß. Stützen Sie Ihre rechte Hand flach darauf auf.

2. Der rechte Unterschenkel bleibt senkrecht und das Knie darf nicht nach außen sinken.

3. Legen Sie das linke Knie ab. Heben Sie den linken Fuß und fassen Sie ihn mit der linken Hand.

4. Ziehen Sie den Fuß sanft Richtung Gesäß. Das Becken bleibt gerade, aber der Brustkorb öffnet sich nach links.

5. Einige Atemzüge halten, dann die Seite wechseln.

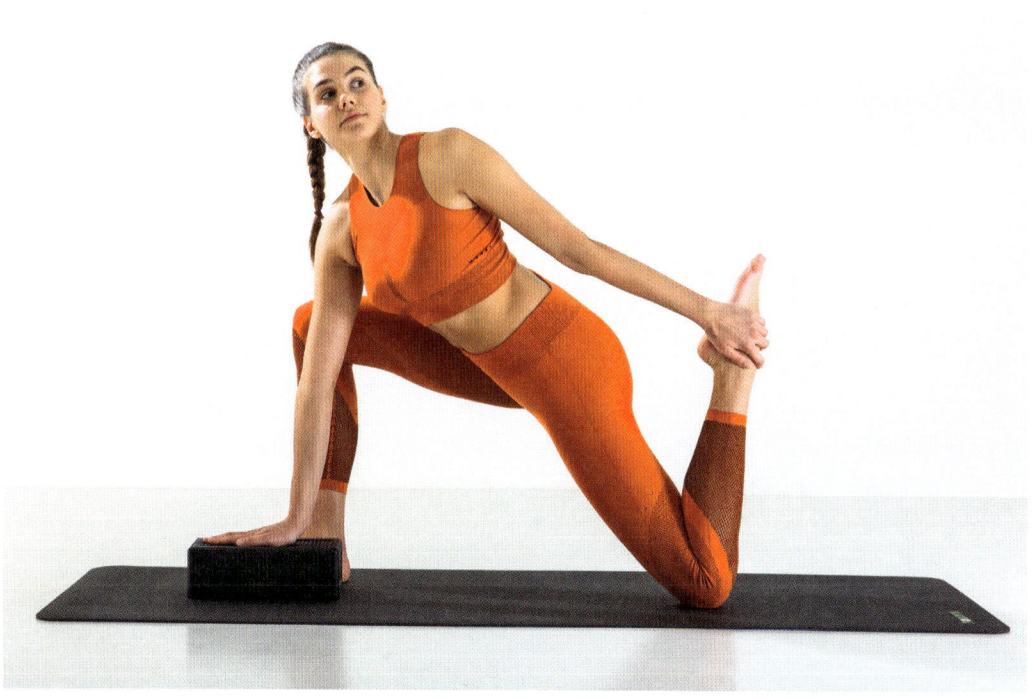

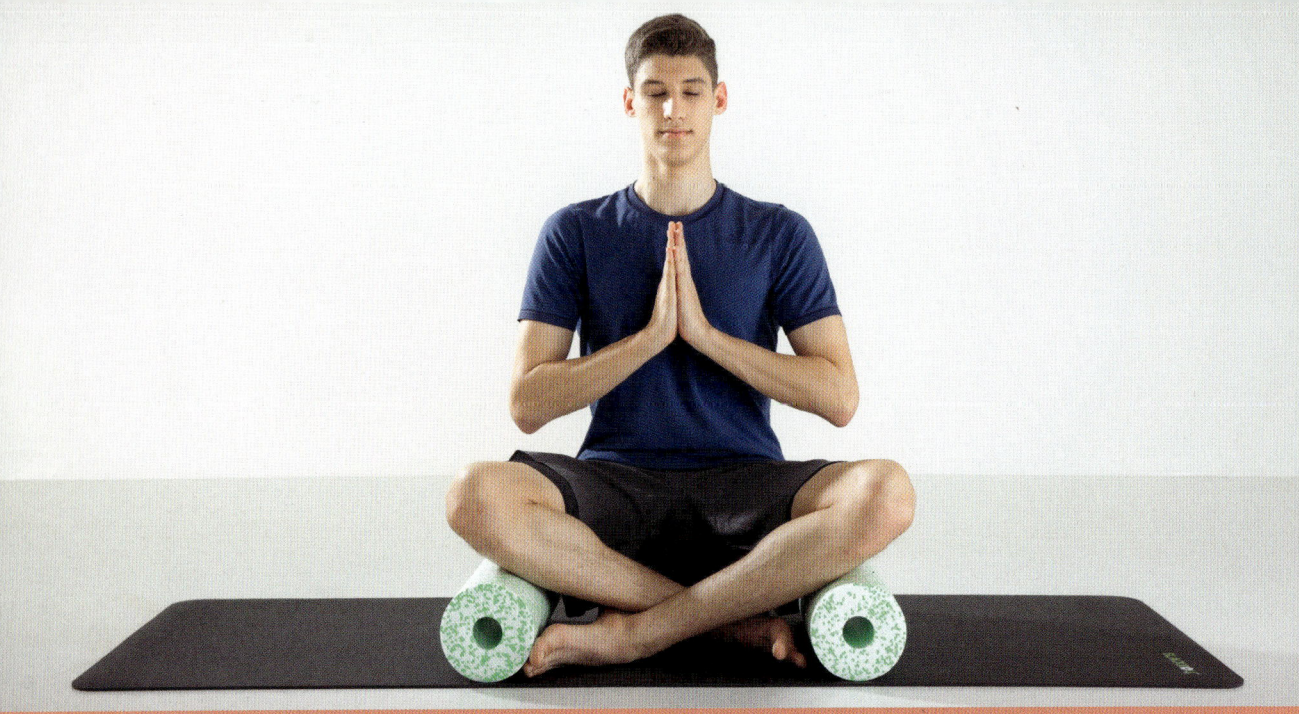

ENTSPANNUNG DURCH ATEM-ÜBUNGEN UND MEDITATION

Entspannung ist im Sport essenziell und entsprechende Übungen dürfen in keiner Einheit fehlen. Wichtig ist dabei die Körperwahrnehmung. Sportler haben in der Regel ein sehr gutes Körpergefühl für ihre Leistung, aber das Gefühl für die Regeneration ist oft weniger ausgeprägt. Unser Körper funktioniert allerdings nach dem Yin-und-Yang-Prinzip: Nach Anspannung, Leistung und Druck muss er entspannen und zur Ruhe kommen.

REGENERATIVES ATMEN

Die ausreichende Versorgung der Zellen mit frischem Sauerstoff und der Abtransport von Kohlendioxid sind die physiologischen Hauptaufgaben der Atmung. Die Atmung ist aber auch ein wichtiges Steuerelement für Erregungszustände und kann Handlungen positiv unterstützen. Tiefes und bewusstes Ausatmen senkt die Sympathikusaktivität zugunsten des Parasympathikus – dem Teil des Nervensystems, das unseren Körper entspannen lässt. Schnelles und tiefes Einatmen, wie es im Sport meist der Fall ist, regt den Sympathikus an. Atemübungen nach einem Wettkampf sind eine effektive Strategie zur Regeneration.

Unsere Atmung ist ein guter Indikator dafür, wie es uns geht. Stress, Angst und eine schlechte Haltung lassen uns flach atmen und reduzieren unser genutztes Lungenvolumen, sodass der Körper sein Potenzial nicht ausschöpft. Je bewusster und tiefer wir atmen, desto mehr profitieren wir von den positiven Effekten der Atmung.

ATEMTECHNIKÜBUNG

Bevor Sie die Entspannung beginnen, habe ich eine kleine Übung für Sie, die große Wirkung zeigen kann. Sie stellt für Neulinge eine gute Möglichkeit dar, einen Zugang zu innerer Ruhe, besserer Konzentration und zur Meditation zu finden. Die Übung ist so kurz, dass Sie sie nach jedem Training einbauen können.

1. Setzen Sie sich bequem und mit geradem Rücken hin, nehmen Sie einen tiefen Atemzug und beginnen Sie, sich auf Ihre Atmung zu konzentrieren. Beobachten Sie sich selbst: Atmen Sie in den Bauchraum oder in den Brustkorb? Nur beobachten, nicht bewerten! Finden Sie dann heraus, ob Sie nach der Einatmung, der Ausatmung oder vielleicht sogar nach beidem ganz kurze Atempausen machen. Atmen Sie länger ein oder aus oder geht Ihr Atem gleichmäßig?

2. Atmen Sie tief ein und zählen Sie dabei 1–2–3–4. Halten sie den Atem kurz an 1–2, atmen Sie aus und zählen dabei wieder 1–2–3–4. Atempause 1–2. Atmen Sie nach diesem Zählschema zehnmal.

3. Atmen Sie nun mit verlängerter Ausatmung: Einatmen 1–2–3–4, Atempause 1–2, ausatmen 1–2–3–4–5–6, Atempause 1–2. Atmen Sie nach diesem Zählschema fünfmal.

4. Verlängern Sie die Ausatmung noch einmal auf 1–2–3–4–5–6–7–8 und atmen Sie nach diesem Zählschema dreimal. Kehren Sie dann zu Ihrer natürlichen Atmung zurück.

HINWEIS
Hierbei können Sie eine der Sitzhaltungen einnehmen, die ab Seite 31 unter den Basics beschrieben werden.

PROGRESSION
Wenn ihnen die Übung mit der Zeit leichter fällt, können Sie das Zählschema verlängern. Für den Anfang fällt es einem sehr schwer, diesen Rhythmus kontinuierlich zu halten. Das stille Mitzählen im Kopf hilft Ihnen, sich auf die Atmung zu konzentrieren und alle anderen Gedanken beiseitezuschieben. Wenn Ihre Gedanken trotzdem abschweifen, werten Sie nicht, sondern kehren Sie ganz ruhig wieder zu Ihrer Übung zurück. Ein, aus: so einfach und doch so wirkungsvoll!

DIE ENTSPANNUNG ZUM ABSCHLUSS EINER TRAININGSEINHEIT

Die bekannteste Entspannungshaltung im Yoga ist die Totenstellung, auch *S(h)avasana* genannt. Der Körper liegt in absoluter Reglosigkeit auf der Matte. Auf den ersten Blick scheint das eine der leichtesten Übungen, doch die Ruhe zuzulassen ist manchmal schwieriger als gedacht. Ziel ist es, dabei nicht nur den Körper zur Ruhe kommen zulassen. Wichtiger und oft viel schwerer ist es, die Gedanken ruhen zu lassen. Vor allem für Sportler im Wettkampfmodus ist das eine Herausforderung, die aber mit Übung und Geduld zu mehr Ausgeglichenheit und innerer Ruhe führt.

HINWEIS

Sie können natürlich auch ohne jegliche Hilfsmittel auf Ihrer Matte entspannen. Legen Sie sich auf den Rücken, die Beine sind leicht gespreizt, die Füße fallen natürlich nach außen. Ihre Arme liegen mit etwas Abstand neben dem Körper, Handflächen nach oben.

REGENERATIVE HALTUNGEN

Als vorbereitende beruhigende Übungen vor einer Endentspannung, aber auch zwischen herausfordernden Haltungen eignen sich die folgenden regenerativen Haltungen, um den Puls wieder zur beruhigen und Körper und Geist in Einklang zu bringen.

UMKEHRHALTUNG IM LIEGEN
MIT BLACKROLL® STANDARD

Ausgangsposition: Rückenlage

1. Legen Sie die Rolle unter das Kreuzbein.

2. Strecken Sie Ihre Beine senkrecht nach oben Richtung Decke. Schultern, Brustwirbelsäule und Arme liegen auf der Matte auf, Handflächen zeigen nach oben.

3. Schließen Sie Ihre Augen und entspannen Sie einige Minuten.

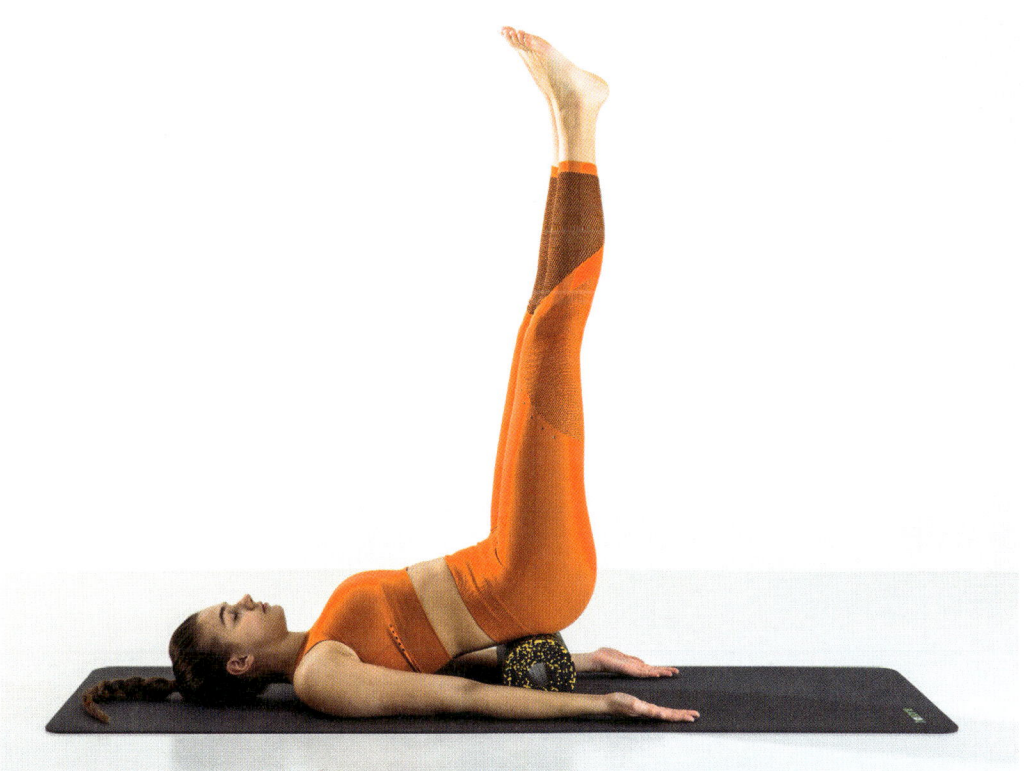

SCHILDKRÖTE MIT BLACKROLL® STANDARD

Ausgangsposition: sitzend

1. Legen Sie die Fußsohlen aneinander, Beine sind gebeugt und die Knie fallen nach außen. Schieben Sie die Füße so weit nach vorn, dass es noch bequem ist.

2. Stellen Sie die Rolle hochkant zwischen die Unterschenkel.

3. Schieben Sie die Arme unter den Waden nach vorn, bis die Hände etwa neben den Füßen liegen.

4. Legen Sie die Stirn auf der Rolle ab, um zu entspannen. Schließen Sie die Augen für einige Atemzüge und atmen Sie ruhig und gleichmäßig.

VERSTÄRKUNG
Wer gut gedehnt ist, lässt die Rolle weg und schiebt die Füße noch weiter nach vorn.

HINWEIS
In dieser Haltung dehnen Sie die komplette Rückseite ohne Einsatz von Muskelkraft, nur mithilfe der Schwerkraft.

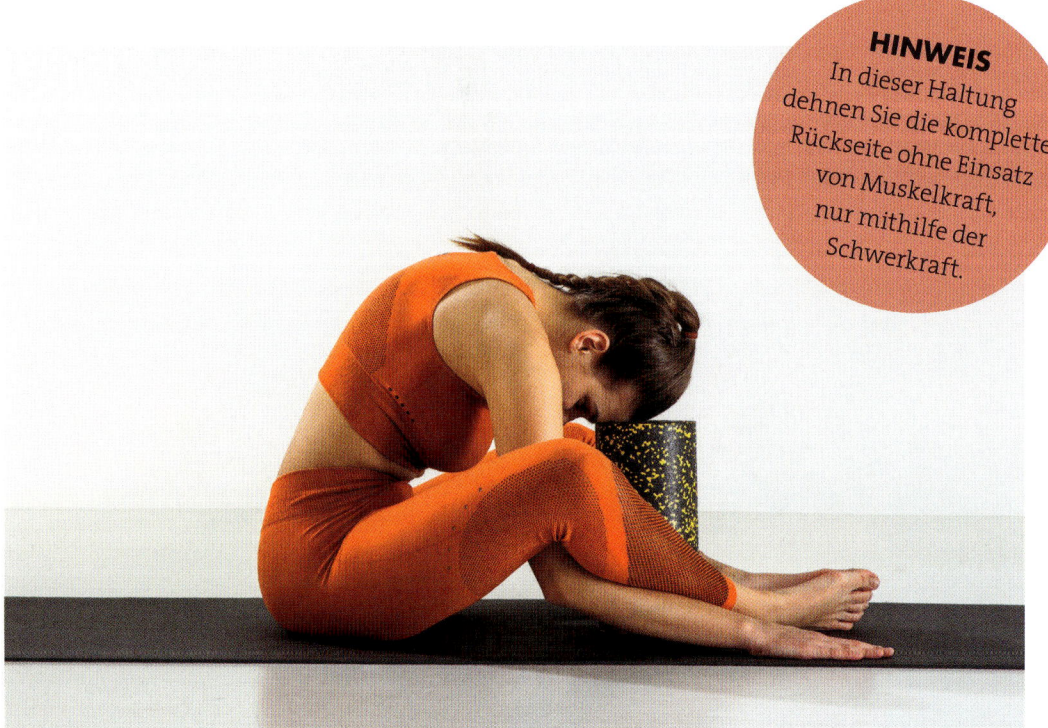

STELLUNG DES KINDES

Ausgangsposition: Fersensitz

1. Senken Sie den Oberkörper nach vorn. Die Stirn wird auf der Matte abgelegt und die Arme liegen neben den Beinen. Handflächen zeigen nach oben.

2. Atmen Sie ruhig und gleichmäßig.

TIPP

Das Gesäß bleibt auf den Fersen. Wenn Sie die Stirn nicht auf dem Boden ablegen können, legen sie ein Kissen oder den BLACKROLL® BLOCK unter.

HINWEIS

Diese Übung eignet sich gut zwischen kraftvolleren Einheiten. Wenn Sie aus der Puste geraten, nehmen Sie die Stellung des Kindes ein, bis der Puls sich wieder reguliert hat. Die Übung ist auch ein guter Ausgleich nach Rückbeugen (zum Beispiel Kamel, Bogen, heraufschauender Hund).

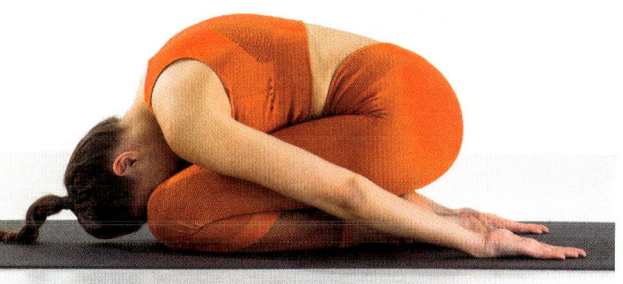

VARIANTE

STELLUNG DES KINDES MIT BLACKROLL® STANDARD

Ausgangsposition: wie oben

Statt ein Kissen unter die Stirn zu legen, können Sie auch das Gesäß mit der Rolle stützen.

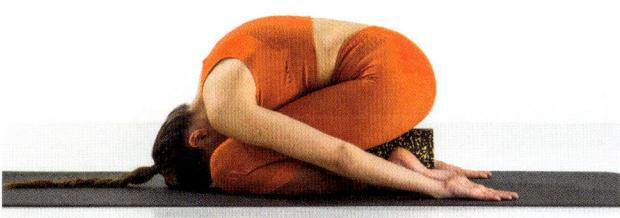

ENDENTSPANNUNGSHALTUNGEN

Die einfachste Übung, die Endentspannungshaltung, ist gleichzeitig auch die wichtigste Übung im Yoga, denn sie sorgt dafür, dass unser Geist zur Ruhe kommt. Körperliche, aber auch emotionale Anspannungen werden hier verarbeitet. Zudem wird die Regeneration angekurbelt, da Stresshormone wie Adrenalin, Noradrenalin und Cortison, die langfristig in Mengen das Immunsystem hemmen und zu chronischen Erkrankungen, Entzündungen und Schmerzen führen, heruntergefahren werden. Die Endentspannungshaltung wird im Liegen durchgeführt. Es können Decken, Kissen oder wie hier die BLACKROLL®-Produkte zu Hilfe genommen werden.

FISCH-ENTSPANNUNGSHALTUNG MIT BLACKROLL® MED 45, BLOCK UND DUOBALL 12

Ausgangsposition: Rückenlage

1. Legen Sie die BLACKROLL® MED 45 längs in das obere Drittel der Matte. Den Block mit dem Duoball obenauf legen Sie an das obere Ende der Matte.

2. Legen Sie sich nun so zurecht, dass die lange Rolle unter Ihrem Rücken liegt – untere Kante am Kreuzbein, das Gesäß liegt nicht auf. Den Block mit Duoball schieben Sie unter Ihren Nacken.

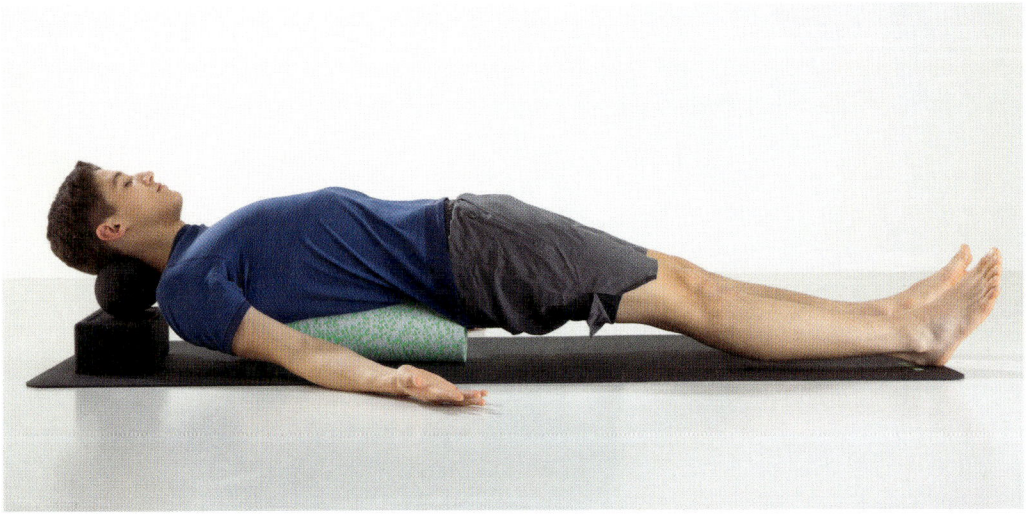

3. Ihre Beine strecken Sie entspannt aus. Der Brustkorb ist geweitet. Die Füße fallen natürlich nach außen. Ihre Schultern hängen seitlich neben der Rolle und werden der Schwerkraft überlassen. Die Handflächen zeigen nach oben. Entspannen Sie in dieser Position mit geschlossenen Augen 5 bis 10 Minuten.

VARIANTEN

FISCH-ENTSPANNUNGSHALTUNG MIT BLACKROLL® MED 45 UND DUOBALL 12

Ausgangsposition: Rückenlage

1. Legen Sie den Duoball ans obere Ende der Matte und die Rolle ins untere Drittel.

2. Legen Sie sich auf den Rücken, schieben Sie den Duoball in den Nacken und die Rolle in die Kniekehlen (das entlastet den unteren Rücken).

3. Körperhaltung wie links.

4. Entspannen Sie in dieser Position mit geschlossenen Augen 5 bis 10 Minuten.

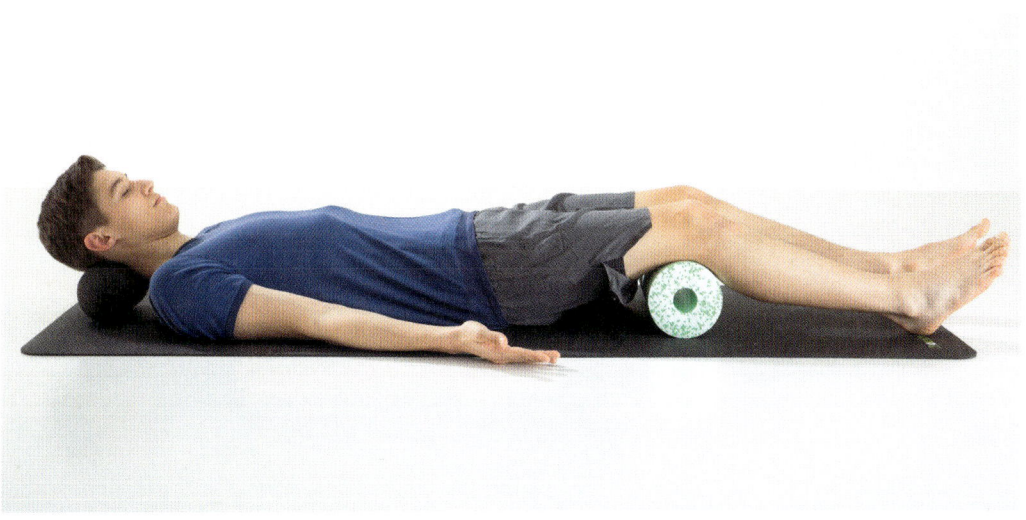

FISCH-ENTSPANNUNGSHALTUNG MIT BLACKROLL® MED 45 UND RELEAZER

Ausgangsposition: Rückenlage

1. Legen Sie sich mit der Rolle unter den Kniekehlen auf den Rücken wie zuvor.

2. Schalten Sie den Releazer auf Intervallschaltung (das grüne Licht blinkt) und legen Sie ihn auf Ihren Brustkorb auf Höhe des Zwerchfells am unteren Ende des Brustbeins.

3. Passen Sie Ihre Atmung dem Vibrationsrhythmus des Releazers an. Das entspricht bei einer ruhigen und gleichmäßigen Atmung etwa fünf Zähler Einatmen und fünf Zähler Ausatmen.

4. Schließen Sie Ihre Augen und atmen Sie mehrere Minuten im Rhythmus.

HINWEIS

Das ist eine gute Übung, um den Körper zu beruhigen und einen Einstieg in die Atemtechnik zu finden. Es fällt nicht jedem leicht, in dem vorgegebenen Rhythmus zu atmen. Beginnen Sie in dem Fall mit wenigen Intervallen und verlängern Sie die Zeit sukzessive über mehrere Wochen.

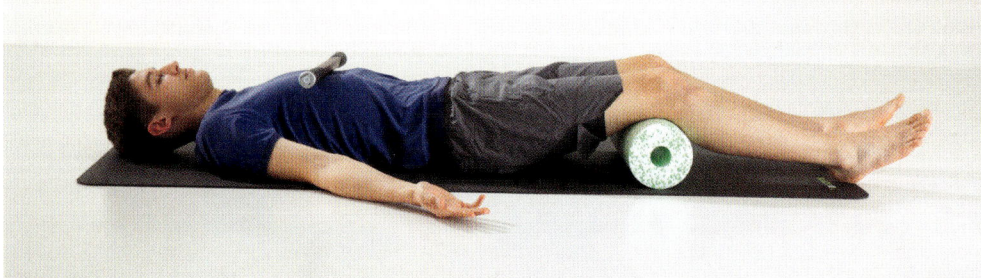

TIPP

Der Releazer eignet sich für alle Endentspannungshaltungen. Er beruhigt, hilft, einen Einstieg in die Atemtechnik zu finden, und beeinflusst somit die Herzratenvariabilität. Diese wirkt sich positiv auf das autonome Nervensystem aus, aktiviert den Parasympathikus und fördert die Synchronisation von Herz- und Atemrhythmus. Stresshormone können in diesem Zustand somit gesenkt werden.

ERNÄHRUNG – EIN WICHTIGER BESTANDTEIL FÜR SPORTLICHEN ERFOLG

Dr. Mareike Großhauser ist Ernährungswissenschaftlerin und in ihrer Freizeit sportlich aktiv. Sie betreute unter anderem Radprofis und untersuchte deren Energieverbrauch und arbeitete mit Fußballprofis, deren Ernährungsgewohnheiten sie analysierte. Sie steht Spitzensportlern unter anderem am Olympiastützpunkt in Saarbrücken und ambitionierten Freizeitsportlern zur Seite und hilft ihnen bei einer bedürfnisgerechten und leistungsunterstützenden Ernährung.

Athleten verschiedener Sportarten unterscheiden sich aufgrund der Beanspruchungen und Erfordernissen ihrer Sportart körperlich sowie in leistungsbestimmenden Parametern wie zum Beispiel der maximalen Sauerstoffaufnahmefähigkeit. Die Basisernährung sollte für alle Athleten abwechslungsreich und ausgewogen sein. Die Verträglichkeit der Lebensmittel ist entscheidend für das Wohlbefinden, insbesondere während intensiver Trainingseinheiten. Gemäß der sportartspezifischen Trainingsperiodisierung müssen für jeden Athleten Zeitfenster für gesunderhaltende und leistungsunterstützende Ernährungsempfehlungen definiert werden. Das betrifft in erster Linie den Konsum von ballaststoffhaltigen Lebensmitteln wie Hülsenfrüchten, Vollkornbackwaren oder Salate. Ein Triathlet kann insbesondere während intensiver Laufbelastungen durch seine Ernährung beeinträchtigt werden, wohingegen Schwimmer diesbezüglich weniger empfindlich sind. Je länger und intensiver eine Belastung anhält, desto wichtiger sind leistungsunterstützende Ernährungsmaßnahmen wie Carbo Loading vor dem Wettkampf oder eine kontinuierliche Aufnahme von Kohlenhydraten während der Belastung. Nicht nur die körperliche Leistungsfähigkeit profitiert davon, sondern auch Aufmerksamkeit und Konzentrationsfähigkeit. Bei einem Kurzstreckenschwimmer sind die letzten Mahlzeiten und Schlucke bis unmittelbar vor dem Schwimmeinsatz leistungsunterstützend, während ein Triathlet sich sogar noch während des Rennens versorgen kann. Ziel ist es, Ermüdungszustände hinauszuzögern. Tennis-, Fußball-, Volleyball- oder Basketballspieler nutzen die vorgesehenen Spielpausen zur sinnvollen und schnellen Energiebereitstellung. Wie viel und was zugeführt wird, sollte individuell definiert werden und hängt auch von der jeweiligen Außentemperatur ab. Nicht jeder schwitzt gleich viel, weshalb individuelle Trinkstrategien entwickelt werden. Zudem gibt es starke Salzschwitzer, die elektrolytreichere Getränke benötigen als normale Schwitzer. Die Sportlerernährung ist so individuell wie der Athlet selbst und seine Bedürfnisse. Eine professionelle Betreuung beruht immer auf einer guten Zusammenarbeit von Trainer, Physiotherapeuten, Sportmedizinern und Ernährungsberatern.

Ernährung ist auch für Dr. med. Klaus Pöttgen, leitender Arzt der BAD Darmstadt, ein essenzieller Bestandteil eines umfassenden Sport- und Trainingsprogramms. Als Facharzt für Allgemein- und Arbeitsmedizin, als Mannschaftsarzt des SV Darmstadt 98 (2011 bis

2016) sowie als medizinischer Leiter des Ironman Germany (2002 bis 2014) richtet er sich vor allem an Profisportler – sein Ansatz ist für Hobby- und Freizeitsportler aber ebenso gültig –, vor allem, wenn Verletzungen ins Spiel kommen.

»Bei jeder Therapie sollte heute auch ein Fokus auf die Ernährung gelegt werden. (…) BLACKROLL®, Faszientraining und Yoga sind nicht nur Therapiebausteine, sondern eindeutig Trainingsinhalte und als solche auch mit der passenden Ernährung zu begleiten«, sagt er im Hinblick auf die Kombination, die in diesem Buch eine zentrale Rolle spielt. Apropos Rolle – die Bedeutung der konservativen Therapie als Alternative zur Operation wird ihm zufolge nicht ausreichend gewürdigt. »Eine Aufwertung konservativer Therapieverfahren in Orthopädie und Unfallchirurgie wird seit längerer Zeit gefordert. So nahm unter anderen Dr. med. Manfred Neubert in seiner Funktion als Präsident der DKOU 2016 (BVOU) in einem Beitrag in der Sportärztezeitung dazu Stellung, in dem er ›Konservativ vor Operationen‹ forderte und betonte, dass mithilfe konservativer Behandlungsmethoden Orthopäden erfolgreich und risikoarm Schmerzen lindern, Beweglichkeit und Lebensqualität verbessern oder das Fortschreiten von Erkrankungen verlangsamen können.« Beweglicher werden UND die Lebensqualität verbessern: Das ist genau unser Thema. Aber gehören BLACKROLL® plus Yoga tatsächlich in den Bereich der konservativen Therapie? Was zählt überhaupt hierzu? Dr. Pöttgen listet auf: »Zum Beispiel Schmerztherapie mit Stoßwellen, Akupunktur, außerdem Massagetherapien, Haltungsschulung sowie die Optimierung des Trainingsablaufs.«

In der Sportmedizin des Spitzensports sei die Studienlage oft nicht gut bekannt, daher wird der Ernährung selten der Stellenwert eines Therapeutikums zuerkannt beziehungsweise Ernährung als Therapieform nur unzureichend umgesetzt. Was bedeutet das für Sie und Ihr Training? Es heißt vor allem, dass Ernährung nicht außen vor bleiben darf. Im Leistungssport wurden beziehungsweise werden täglich insgesamt 1,5 bis 2 Gramm Eiweiß pro Kilogramm Körpergewicht empfohlen. »20 bis 25 Gramm hochwertiges Eiweiß nach jeder Belastung führen zu einer erhöhten Einbaurate«, sagt Dr. Pöttgen – und damit zur schnelleren Regeneration. »Neuere Studien geben bei Ganzkörperbelastung 40 Gramm hochwertiges Eiweiß an. Bei Muskelverletzungen werden inzwischen 2 bis 2,5 Gramm Eiweiß pro Kilogramm Körpergewicht empfohlen«, ergänzt Dr. Pöttgen.

Dass es auch im Leistungssport noch beachtliche Defizite hinsichtlich der Ernährung und medizinischer Betreuung in den Vereinen gibt, ist kein Geheimnis. Der Kreislauf Prävention, Regeneration und Rehabilitation verlangt viel Geduld, Zeit und letztendlich auch Geld. Am 27. Januar 2017 stellte Sportvorstand Fredy Bobic (Eintracht Frankfurt) in einem Interview mit dem Hessischen Rundfunk (HR) fest, dass es kostengünstiger sei, in das Team *hinter der Mannschaft* zu investieren, wenn die Mittel für den Spielereinkauf begrenzt sind. Helge Riepenhof, Mannschaftsarzt des AS Rom, formulierte es im Februar 2017 noch deutlicher: »Im europäischen Vergleich zeigt sich tendenziell, dass hierzulande am wenigsten in die sogenannten Performance Teams investiert wird.« Riepenhof ist neben seiner Tätigkeit für den AS Rom auch Chefarzt für Sportmedizin und Prophylaxe am

Berufsgenossenschaftlichen Klinikum in Hamburg. Er kritisiert vor allem die Ausstattung der medizinischen Abteilungen in vielen deutschen Fußballclubs. »Während sich andernorts zwei bis drei fest angestellte Ärzte um die Profis kümmern, ist es in der Bundesliga bis auf wenige Ausnahmen immer nur einer – und dieser ist sogar nur zeitweise vor Ort, weil er in der Regel noch Sprechstunden in seiner eigenen Praxis hat.« Dabei sollte der Arzt als Gesundheitscoach und Begleiter so oft wie möglich im Trainings- und Behandlungsbereich anwesend sein. Die kontinuierliche medizinische Betreuung von Profis ist schon schwierig, für Freizeitsportler ist es nahezu unmöglich. Genau die sprechen wir mit diesem Buch aber auch an. Wer kein Ärzteteam hinter sich hat, für den gilt ganz besonders: Sei dir der Verantwortung für deinen Körper bewusst. »Ohne die ständige Motivation zum Thema Ernährung, Kontrolle, Bereitstellung, Zubereitung und Nachfragen bleiben positive Effekte ungenutzt«, so Dr. Pöttgen.

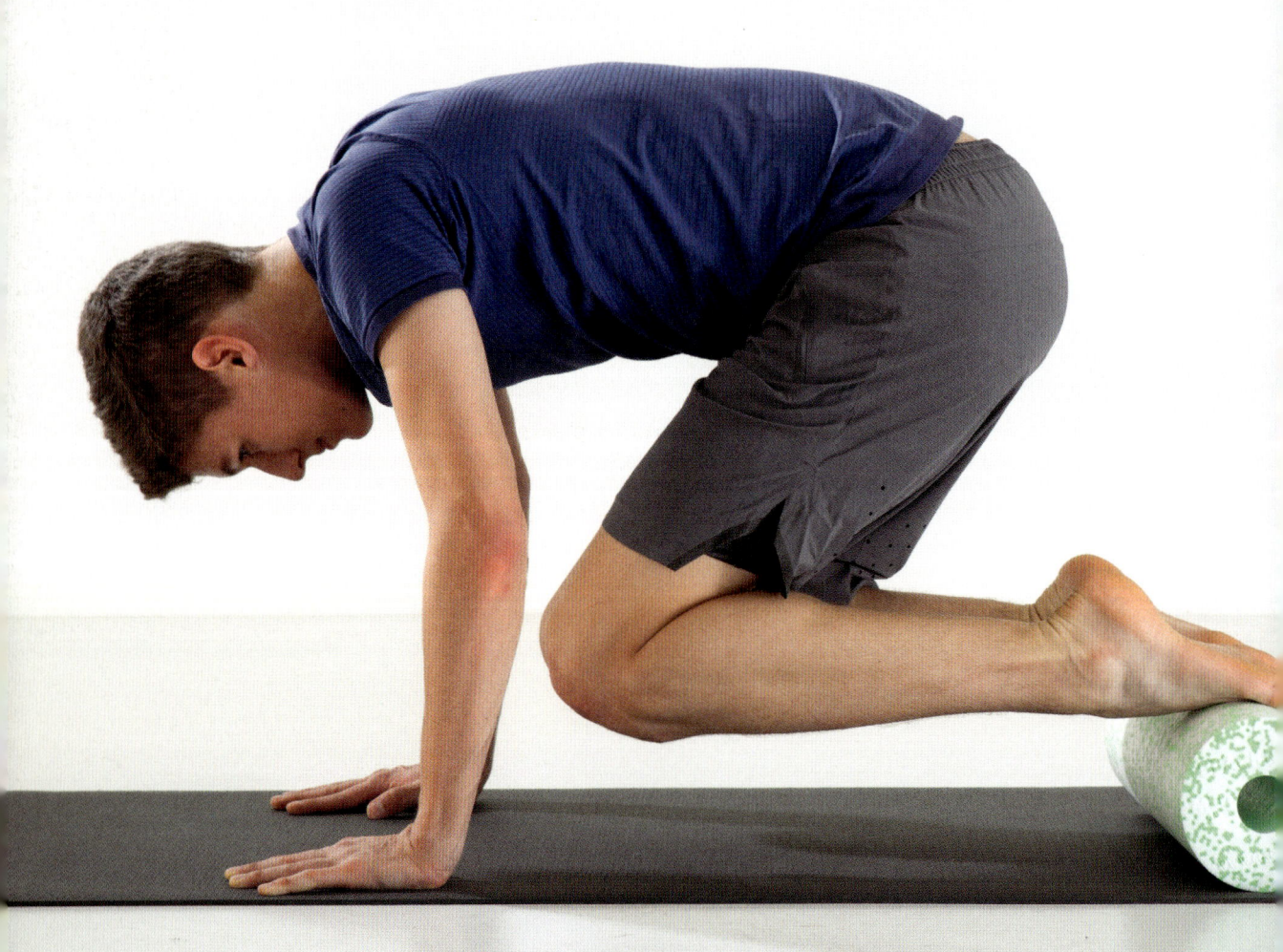

TRAININGS-PLÄNE

Ganz gleich ob Hobbysportler oder Profiathlet – wer mit einer bestimmten Zielsetzung trainiert, benötigt einen sinnvollen Plan, um das Training so effektiv wie möglich zu gestalten. Die physiologischen Anforderungen und Belastungen sind je nach Sportart völlig unterschiedlich. Das gilt auch für die individuelle Regeneration.

Das Schöne ist: Mit Yoga können wir jeden dort abholen, wo er steht. Yoga bietet für jede Art von Belastung eine passende Antwort. In diesem Kapitel habe ich Ihnen sportartspezifische Pläne zusammengestellt. Darüber hinaus berichten Profisportler von ihren Erfahrungen und geben persönliche Tipps und Empfehlungen, auf welche Art und Weise Ihnen Yoga hilft.

MIT DEN PLÄNEN ARBEITEN

Jedes Trainingsziel, jede Sportart, aber auch jedes Leistungsniveau erfordert einen passenden Trainingsplan. Die folgenden sechs Trainingspläne fassen bewegungsverwandte Sportarten zusammen. Jeder Trainingsplan wird von einem Profisportler ergänzt, der Ihnen seine effektivsten Übungen persönlich vorstellt, sodass Sie nach Art der Profis üben können. Außerdem erhalten Sie zu jeder Sportart wertvolle Hintergrundinformation zu möglichen Beschwerden und Verletzungen.

Der Aufbau einer Einheit:

1. Die Pläne sind alle so aufgebaut, dass Sie mit einer allgemeinen Mobilisation beginnen, um den Körper bestmöglich auf die Trainingseinheit vorzubereiten. So wie Sie in Ihrem allgemeinen Training den Körper aufwärmen, sollten Sie auch im Yoga einen Kaltstart vermeiden.

2. Anschließend folgen stabilisierende Yogahaltungen, die die sportartüblichen Schwachstellen und Bedürfnisse berücksichtigen. Für einen abwechslungsreichen Ablauf empfehle ich, zunächst alle Übungen mit einer Körperseite durchzuführen. Anschließend wiederholen Sie alle Übungen mit der anderen Seite. Die Grundhaltungen wie Vierfüßlerstand, Sprinterhaltung (s. S. 34) oder der Herabschauende Hund (s. S. 35) bilden dazu immer gute Übergangspositionen, um von einer Haltung in die nächste zu kommen. Je öfter Sie die Bewegungsabläufe trainieren, desto flüssiger gelingen die Übergänge.

3. Das anschließende Massieren mit den BLACKROLL®-Produkten bereitet die Muskelfaszien dann optimal auf die sportartspezifischen Dehnungen vor und detonisiert nach den kraftvollen Haltungen.

4. Die dehnenden Yogahaltungen berücksichtigen gezielt die sportartspezifischen Verkürzungen. Auch hier empfehle ich, zunächst alle Übungen mit einer Körperseite durchzuführen. Anschließend wiederholen Sie die Übungen mit der anderen Seite. Wenn Übungen eine Partie zu sehr belasten, gehen Sie intuitiv in eine Gegenhaltung und entlasten Sie die beanspruchte Muskulatur. Sie haben immer die Wahl, in die Stellung des Kindes (s. S. 197) zu gehen, wenn Ihnen Übungen zu anstrengend erscheinen. In dieser sollten Sie länger ausatmen, den Atem zur Ruhe kommen lassen und erst dann zurück in die Haltung gehen.

5. Jeder Plan wird mit einer Entspannung beendet, um den Regenerationsprozess anzukurbeln und Körper und Geist zur Ruhe kommen zu lassen. Hier spielen Atmung und Konzentration eine wichtige Rolle.

6. Am Ende jedes Plans finden Sie noch ein kleines Highlight beziehungsweise eine Herausforderung. Hier geht es um spielerisches Ausprobieren, manchmal um ein bisschen Mut und vor allem darum, sich der Challenge zu stellen. Diese Haltung bauen Sie am besten mittig oder an das Ende (vor der Entspannung) in Ihr Programm ein.

BASKETBALL, VOLLEYBALL, HANDBALL

Schnelle Richtungswechsel, unsanfter Körperkontakt mit Mitspielern und viele Sprung- und Landebewegungen zählen zu den klassischen Belastungsfaktoren in den Ballwurfsportarten. Neben dem körperlichen Aspekt verlangen diese Sportarten den Athleten auch mental viel ab. Das Spiel verläuft rasant; die Aufmerksamkeit muss hundertprozentig und fokussiert auf dem Feld sein, denn Fehler möchte man auch in einem Mannschaftssport natürlich nicht machen. Die physischen und psychischen Anforderungen sind im Ballteamsport enorm hoch. Manchmal zu hoch, wie Verletzungsstatistiken zeigen. Vor allem Verletzungen der unteren Extremitäten (Sprunggelenk, Achillessehne und Knie) kommen im Basketballsport am häufigsten vor. Im Handball und Volleyball kommen neben den Belastungen aus Sprungbewegungen oder Körperkontakt auch noch die Überlastungsschäden der oberen Extremitäten hinzu, die meist die Schultern betreffen.

»Das professionelle Volleyballspiel gehört zu den verletzungsträchtigsten Sportarten. Das Sprunggelenk (57,7 Prozent), das Handgelenk (17,2 Prozent) und das Kniegelenk (10,3 Prozent) sind die am häufigsten betroffenen Gelenke. Als Risikofaktoren werden die hohe Anzahl an Sprüngen, das Landeverhalten sowie die Abstoppbewegungen angesehen. Die in den letzten Jahren deutlich gestiegene hohe Trainingsintensität und Wettkampfdichte führen oftmals zu Überbelastungsschäden. Dazu zählen primär Schulterproblematiken (Tendinopathien, Impingement oder Verletzungen der Rotatorenmanschette) und das Springerknie/Jumper's Knee«, so Nadine Rensing, Physiotherapeutin und sportphysiotherapeutische Betreuerin der deutschen Volleyball-Damennationalmannschaft. Für sie ist der Einsatz der BLACKROLL®-Produkte ein sehr geeignetes Mittel, um regenerative Prozesse zu fördern.

Auch im Basketball ist man sich der starken körperlichen Belastungen bewusst: »Basketball wird immer dynamischer, schneller, explosiver – nicht nur während der Saison. Selbst die Trainingseinheiten reichen heute an die Belastungsintensität von Saisonspielen heran«, sagt Thomas Armbrecht. Er ist Sportwissenschaftler, Physiotherapeut und Osteopath i.A., betreut Profisportler und ist selbst Basketballspieler gewesen. Zu ihm kommen die Athleten vor allem dann in Behandlung,

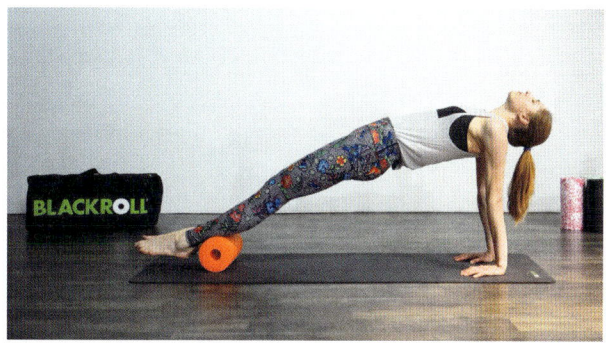

Berit Kauffeldt (Profivolleyballerin), hier in der »Schiefen Ebene mit BLACKROLL® STANDARD«, praktiziert leidenschaftlich Yoga und absolvierte 2018 eine Yogalehrerausbildung.

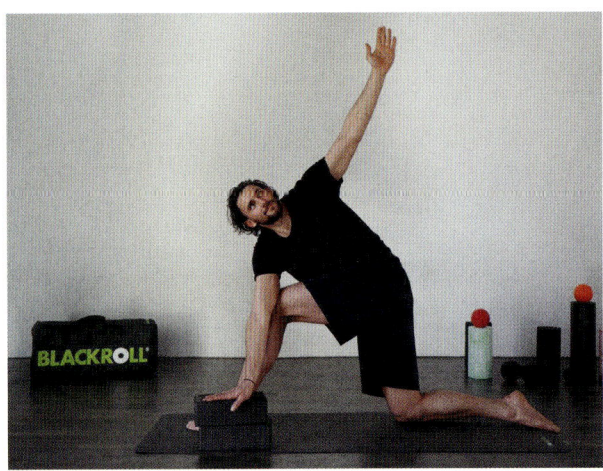

Marco Völler (Profibasketballer beim Bundesligisten Fraport Skyliners) im »Knienden Krieger mit Twist«

wenn bereits Probleme aufgetreten sind. Er macht die fehlende Pflege des Bewegungsapparates verantwortlich für viele Beschwerden. »Vernachlässige ich die Pflege meines Fasziengewebes, kommt es früher oder später zu lokalen Hypertonien (Verspannungen) und eventuell auch zu Schmerzen. Das kann dann im weiteren Verlauf Probleme der gesamten Funktionskette verursachen. Für mich ist die Kombination aus Faszienarbeit mit den Produkten von BLACKROLL® und regelmäßigem Yogatraining genauso wichtig wie das tägliche Zähneputzen.«

Dass Yoga nicht nur die Performance verbessert, sondern auch außerhalb der Trainingshalle und dem Spielfeld die Gesundheit fördert, haben viele Profis schon erkannt und Yoga für sich entdeckt. Yoga ist in der NBA fest verankert, und das nicht ohne Grund. Kevin Love sagt: »My business is my body. I thought that yoga would be a great way to make my body feel better, so I've integrated it into my workouts.« («Mein Körper ist mein Kapital. Da ich glaube, dass Yoga meinem Körper guttut, habe ich es in mein Workout aufgenommen.«) Er praktiziert während der Off-Season bis zu dreimal in der Woche Yoga.

Hobbyathleten sowie Leistungssportler können aus der Integration von BLACKROLL® plus Yoga ins Training viel rausholen. Yoga schafft die Balance zwischen Kraft und Flexibilität, die Wendigkeit und Geschicklichkeit wird verbessert und das Verletzungsrisiko wird reduziert.

Der Trainingsplan setzt dort an, wo das klassische Athletiktraining aufhört. Der Schwerpunkt liegt auf stehenden Yogahaltungen, die die Beinachse stabilisieren und die Aufmerksamkeit erhöhen. Zusätzlich wird durch Stützhaltungen an der Ganzkörperstabilität gearbeitet. Bei den Dehnungen sorgen vor allem Hüftöffner wie die Halbe Taube (s. S. 167) oder Tiefe Hocke (s. S. 152) für mehr Hüftmobilität und Rotationen für mehr Bewegungsfreiraum im Oberkörper.

MOBILISATION	SEITE
Fußkreisen auf einem Bein	68
Knie kreisen	69
Liegende Acht	72
Schulterkreisen	71
Hände und Finger mobilisieren	70
Katze-Kuh mit BLACKROLL® STANDARD und Blick zum Fuß	87

STABILISATION	SEITE
Baum mit BLACKROLL® STANDARD	97
Baum mit Seitneigung	98
Baum mit Twist	99
Krieger 1 mit BLACKROLL® MULTI BAND	103
Krieger 1 mit Twist	105
Dreibeiniger Hund	151
Bergsteiger-Variationen	119
Bretthaltung mit BLACKROLL® STANDARD unter den Hände	118
Stabhaltung mit BLACKROLL® STANDARD	125
Seitstütz	120

ROLLEN	SEITE
Fußsohle ausrollen mit BLACKROLL® BALL 08 und MINI	43
Wade ausrollen mit BLACKROLL® MINI auf BLOCK	45
Schienbeine ausrollen mit BLACKROLL® MED 45	46

Hüftbeuger ausrollen mit BLACKROLL® BALL 08 und BLOCK	62
Oberarm ausrollen mit BLACKROLL® STANDARD	56
Handflächen ausrollen mit zwei BLACKROLL® TWISTERN	58
Handfläche ausrollen mit BLACKROLL® MICRO und BLOCK	59
Zwerchfell ausrollen mit BLACKROLL® BALL 08	63
Schulterbrücke mit BLACKROLL® BLOCK und DUOBALL 08	52

DEHNUNG	SEITE
Göttinnenstellung	101
Tiefe Hocke mit mit zwei BLACKROLL® BLÖCKEN oder MULTI BAND	152 und 153
Arminnenseiten dehnen	88
Welpenhaltung mit BLACKROLL® MED	180
Doppelter Taubensitz mit BLACKROLL® STANDARD	164
Halbe Taube und Halbe Taube mit Twist	167
Nadelöhr im Liegen mit BLACKROLL® DUOBALL 12	170
Liegender Schnürsenkel	171

ENTSPANNUNG	SEITE
Umkehrhaltung im Liegen mit BLACKROLL® STANDARD	195
Fisch-Entspannungshaltung mit BLACKROLL® MED 45 und RELEAZER	200

HERAUSFORDERUNG	SEITE
Krähe	187

FUSSBALL

Fußball ist in Deutschland mit Abstand die beliebteste Sportart. Laut Statistik des DFB sind derzeit über sieben Millionen Menschen, also fast 8 Prozent der Gesamtbevölkerung, in einem der Landesverbände des DFB gemeldet. Die Tendenz ist steigend, denn Fußball erfreut sich vor allem auch bei den Mädchen und Frauen immer größerer Beliebtheit. Hier gibt es viel zu tun, denn die Belastungen an den Bewegungsapparat sind groß. Schnelle Richtungswechsel, abruptes Abbremsen und eventueller Kontakt mit einem anderen Spieler können Ursachen für eine Vielzahl von Verletzungen und Überlastungserscheinungen sein. Meist hängt beides eng zusammen. Die akute Verletzung geschieht oft dort, wo schon eine chronische Fehlbelastung vorlag. Yoga und Faszientraining können daher sowohl nach einer Verletzung die Heilung fördern als auch präventiv wirken. Durch gezielte Übungen wird die Fehlbelastung ausgeglichen und so eine mögliche spätere Verletzung verhindert.

»Die meisten Verletzungen ereignen sich zwischen der 31. und 45. sowie zwischen der 76. und 90. Spielminute, also jeweils am Ende einer Halbzeit«, weiß Dr. med. Jochen Wagner, Facharzt für Orthopädie, Sportmedizin, physikalische Therapie, Chiropraktik und Akupunktur. Die Hälfte aller Verletzungen wird durch Foulspiel verursacht. Dabei stehen die Oberschenkelverletzungen mit 23 Prozent vor den Sprunggelenksverletzungen (17 Prozent) und den Knieverletzungen (16 Prozent).

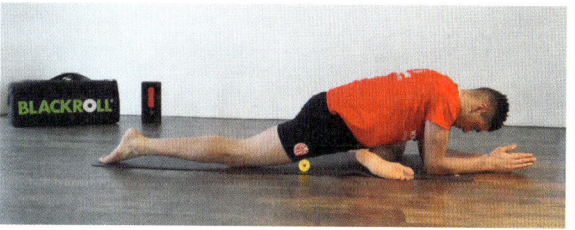

Leon Balogun *(Profifußballer bei Brighton & Hove Albion) praktiziert die »Halbe Taube«, verstärkt durch die BLACKROLL® MINI.*

»Verletzungen im Fußball haben meist direkt mit den Muskeln zu tun. Das gilt für Hobbyfußballer und Profis gleichermaßen. Was nur wenige wissen: Dem Becken kommt eine Schlüsselfunktion zu«, so Steffen Tröster, Diplom-Sportwissenschaftler, Physiotherapeut und Osteopath. »Alle großen Faszien ziehen dorthin und haben ihren Ursprung dort. *Fascia*

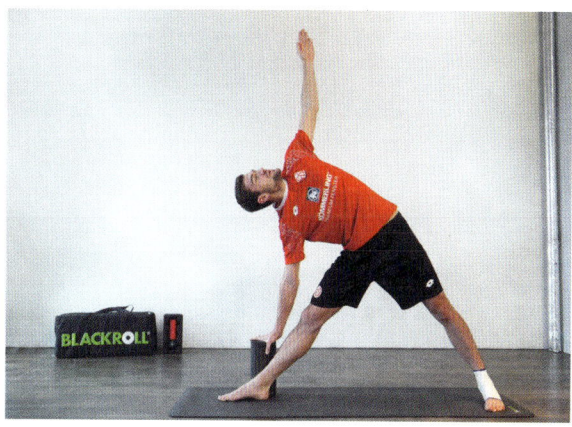

Stefan Bell *(Profifußballer beim 1. FSV Mainz 05) führt das »Dreieck mit BLACKROLL® STANDARD« durch.*

thoracolumbalis, Faszien des *Musculus iliopsoas*, *Fascia glutaea* und der *Tractus iliotibialis* sollten sich in einem guten Zusammenspiel befinden. Mein Rat: Konsequent die hintere Zuglinie bearbeiten. Die *Fascia thoracolumbalis*, der *Tractus iliotibialis* und die *Fascia glutaea* zählen nicht klassisch zur ›hinteren Kette‹, sind aber ein wichtiger Stabilisator des Rumpfes und sollten deshalb mitbehandelt werden.«

Von Fußballern erwartet man Ausdauerkraft, Wendigkeit, absolute Konzentration, mentale Stärke und auch Gefühlskontrolle. All das sind Übungsinhalte im Yoga, die Fußballer durch regelmäßiges Training sinnvoll unterstützen können. Die Atemtechnik – als zentraler Bestandteil im Yoga – erleichtert die Ausdauer bei der Kräftigung und hilft, geschmeidiger in einer Dehnung zu verweilen. Gezielte Atemübungen verbessern die Sauerstoffversorgung des Organismus und somit auch die Leistungsfähigkeit.

Auch die deutsche Fußballnationalmannschaft ist längst von der positiven Wirkung von Yoga plus BLACKROLL®-Training überzeugt und setzt auf BLACKROLL® als offiziellen Partner im Profi- und Breitensport. Auch in der Bundesliga gibt es kaum noch einen Verein, in dem sich Yoga als aktive Regenerationseinheit noch nicht durchgesetzt hat. Die Konzentration liegt dabei vor allem auf der Dehnung und der Entspannung, um das anstrengende Trainings- und Turnierpensum zu unterstützen. Durch die Kräftigung, Mobilisation und Dehnung des Muskelapparats werden feine Muskelgruppen angesprochen, die sonst im fußballspezifischen Training keine große Rolle spielen. Sie unterstützen jedoch die Stabilität und achsengerechte Ausrichtung der Gelenke, verbessern die Beweglichkeit und sorgen für ein besseres Körperbewusstsein des Athleten.

Dr. Peter Stiller, offizieller Mannschaftsarzt des FC Augsburg und Facharzt für Allgemein- und Arbeitsmedizin, bestätigt den effektiven Einsatz der BLACKROLL®-Produkte im Profisport. »Gut geschulte und informierte Spieler können enorm von dieser Art der Selbstbehandlung profitieren. Auch der Einsatz von Yogaübungen hat im Profifußball Einzug gehalten und wird meiner Erfahrung nach von den Spielern sehr gut angenommen. Beides trägt zu einem besseren Körpergefühl und der Fähigkeit zur Selbsteinschätzung bei und hilft allen Spielern bei einer schnelleren und nachhaltigeren Regeneration sowie deutlich geringerer Verletzungsanfälligkeit.«

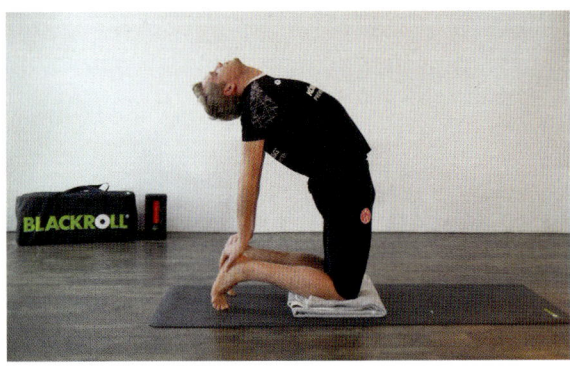

Jonas Lössl (Profifußballer beim Huddersfield Town FC und Torwart der dänischen Nationalmannschaft) in der Kamelhaltung

Aus diesem Grund finden Sie in dem folgenden Trainingsplan viele detonisierende Yoga- und Faszienübungen, die für die stark beanspruchte hintere Muskel-Faszien-Kette essenziell sind. Hüftöffner sorgen für weiche Adduktoren und mehr Beckenmobilität. Ergänzt wird der Plan durch stabilisierende Haltungen, etwa die Krieger-Varianten. Hier wird die Kraftübertragung zwischen den Beinen und dem Oberkörper gefördert, was sich wiederum in der Athletik und Bewegungsqualität auf dem Spielfeld bemerkbar macht.

MOBILISATION	SEITE
Fußkreisen im Liegen	86
Mobilisation der Zehen	66
Mobilisation der Brustwirbelsäule mit BLACKROLL® STANDARD	78
Doppelter Taubensitz mit BLACKROLL® STANDARD	164
Gestreckte Arme drehen	83
Einfacher Drehsitz	81
Hüftkreisen	69

STABILISATION	SEITE
Berghaltung	33
Dynamische Zehenspitzenübung mit BLACKROLL® BALL 08	96
Kraftvolle Haltung mit BLACKROLL® STANDARD	93
Tempelsitz	95
Kraftvolle Haltung mit Twist	94
Herabschauender Hund	35
Gedrehter herabschauender Hund mit zwei BLACKROLL® TWISTERN	150
Krieger 1 mit BLACKROLL® STANDARD	36
Krieger 3 (Waage) mit BLACKROLL® STANDARD	102
Boot mit BLACKROLL® MULTI BAND	126
Schulterbrücke mit BLACKROLL® MED 45	129

ROLLEN	SEITE
Fußsohle ausrollen mit BLACKROLL® BALL 08 und MINI	43
Wade ausrollen mit BLACKROLL® MINI auf BLOCK	45
Vorderen Oberschenkel ausrollen mit BLACKROLL® STANDARD	48
Oberschenkelrückseite ausrollen mit BLACKROLL® BALL 12	47
Äußere Oberschenkelmuskulatur ausrollen mit BLACKROLL® MED	49
Gesäß ausrollen mit BLACKROLL® BALL 12	47
Hüftbeuger ausrollen mit BLACKROLL® BALL 08 und BLOCK	62
Rückenmuskulatur ausrollen mit BLACKROLL® BOOSTER	55
Zwerchfell ausrollen mit BLACKROLL® BALL 08	63

DEHNUNG	SEITE
Oberschenkeldehnung im Einbeinstand	138
Palme mit BLACKROLL® MULTI BAND	139
Half Monkey mit zwei BLACKROLL® BLÖCKEN	142
Tiefe Sprinterhaltung mit BLACKROLL® STANDARD	146
Hand-Fuß-Haltung mit BLACKROLL® MULTI BAND	168
Kamel	155
Kamel mit Twist	156
Passive Hüftbeugerdehnung mit BLACKROLL® MED	170
Fisch aktiv und relaxed mit BLACKROLL® STANDARD	172

ENTSPANNUNG	SEITE
Krokodil mit BLACKROLL® DUOBALL 12	173
Fisch-Entspannungshaltung mit BLACKROLL® MED 45 und RELEAZER	200

HERAUSFORDERUNG	SEITE
Kleine Krähe	187

TRIATHLON (LAUFEN, RADFAHREN, SCHWIMMEN)

Insbesondere Athleten aus den Ausdauerdisziplinen absolvieren umfangreiche Trainingseinheiten und stehen daher immer wieder vor mentalen und körperlichen Herausforderungen. Kachelzählen im Schwimmbecken, Seitenstechen beim Laufen, Schmerzen im Nacken oder Rückenbeschwerden nach langem und intensivem Training auf dem Fahrrad unter teils unmenschlichen Umgebungsbedingungen. Ausdauerorientierte Leistungssportler wie Triathleten, Radfahrer, Läufer, Ultra-Läufer oder Schwimmer sind oft mit Extremsituationen konfrontiert.

Triathlon ist ein gutes Beispiel dafür, dass im Körper alles funktionieren muss: Arme, Beine, Schulter, Gesäß, Herz, Lunge und auch die Psyche – alles wird extrem beansprucht. Unabhängig davon, ob Sprint-, Olympia-, Mittel- oder Langdistanz: Sehr hohe Trainingsumfänge, geringe Regenerationszeiten und häufige Wettkämpfe lassen oft kaum Raum und Zeit, um auf den eigenen Körper zu hören.

Yoga plus BLACKROLL® unterstützt die Regeneration perfekt, um den vielschichtigen Anforderungen im Triathlon gerecht zu werden. Beispielsweise wirken stabilisierende Übungen für die Rumpfmuskulatur sowohl leistungssteigernd als auch verletzungsprophylaktisch. Eine kräftige Körpermitte gilt als Grundvoraussetzung für technisch exakte Bewegungsabläufe in allen drei Disziplinen. So ist die Aufrechterhaltung der Körperspannung wesentlich für eine gute Wasserlage beim Schwimmen und ermöglicht darüber hinaus einen aufrechten Laufstil. Die Hüfte knickt nicht ein und die pendelnden Arme haben ein fixiertes Gegengewicht. Für alle Disziplinen ergibt sich eine eindeutige Win-win-Situation.

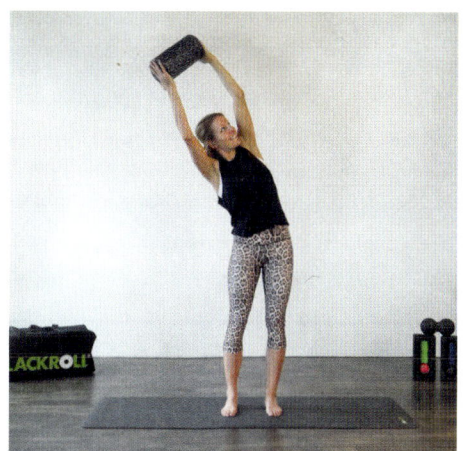

An dieser Stelle muss vor allem die präventive Wirkung des Yoga hervorgehoben werden. Leistungssportler, vor allem Ausdauerathleten auf der Langstrecke, sind zwar sehr disziplinierte Menschen, denen es allerdings oft an Beweglichkeit fehlt.

Daniela Sämmler (Profi-Triathletin und zweifache Ironman-Siegerin), hier in der »Palme mit BLACKROLL® STANDARD«, trainiert wöchentlich Yoga.

Auch wenn über die Zweckmäßigkeit des Dehnens seit vielen Jahren gestritten wird und mögliche Effekte wie Leistungssteigerung und Verletzungsprophylaxe kaum zuverlässig nachgewiesen sind, so steht dennoch fest, dass eine eingeschränkte Muskeldehnbarkeit in verschiedenen Disziplinen die Leistung einschränkt. Durch die hohen Trainingsumfänge in zyklischen Ausdauerdisziplinen kann es zu Verkürzungen der beanspruchten Muskulatur und zur Degeneration der nicht aktiven Muskulatur kommen. Die Folge hiervon sind Fehlbelastungen, die den gesamten Bewegungsapparat betreffen und langwierige Beschwerden verursachen.

Ein weiterer zentraler Bestandteil des Yogas ist die Atemtechnik. Gezielte Atemübungen verbessern die Sauerstoffversorgung des ganzen Organismus und somit auch die Leistungsfähigkeit. Darüber hinaus kann durch eine gezielte Verlängerung des Ausatmens die Herzfrequenz gesenkt werden. Dies führt beispielsweise in der Wettkampfvorbereitung zu einer allgemeinen Beruhigung und lässt die Athleten Energie sparen.

»Aufgrund der extrem umfangreichen Belastungen, die ein Triathlet sowohl im Wettkampf als auch im Training erfährt, erlebe ich es in meiner Praxis immer wieder, dass Sportler den regenerativen Aspekt vernachlässigen«, berichtet Andreas Kernbach, Physiotherapeut, aus seiner täglichen Praxis. »Parameter wie eine gestörte Wundheilung, nur langsam zurückgehende Entzündungen, Überreaktionen des Immunsystems oder psychosomatische Symptome wie Knirschen sind Hinweise, dass keine adäquate Regeneration stattfindet.« Zur weiteren Behandlung empfiehlt Kernbach den Ruhepuls und die Herzfrequenzvariabilität zu bestimmen sowie eine labordiagnostische Stresshormonmessung, um einschätzen zu können, ob ein Sportler sein vegetatives Nervensystem zu stark beansprucht.

Kernbach legt großen Wert auf eine ganzheitliche Behandlung, daher gehört die Meridianbehandlung aus der Traditionellen Chinesischen Medizin neben der manualtherapeutischen Behandlung genauso zu einem erfolgreichen Behandlungskonzept. »Ein übertrainierter Körper entwickelt eine Dominanz der Yang-Meridiane. Eine sinnvolle Behandlung wäre also eine Aktivierung der Yin-Meridiane. Da das Meridiansystem nahezu deckungsgleich mit dem Fasziensystem verläuft, hat das regelmäßige regenerative Ausrollen mit den BLACKROLL®-Produkten einen positiven Einfluss auf die vegetative Stresssymptomatik.«

SCHWIMMEN

Beim Schwimmen ist der Sportlerkörper im Element Wasser ganz besonderen Belastungen ausgesetzt. Andreas Kernbach, Physiotherapeut und Dozent zur Meridian- und Reflextherapie, über Symptome beim Schwimmen: »Je nach Schwimmstil können unterschiedliche Beschwerden auftreten. Beim Brustschwimmen etwa kann bei übermäßigem Training und ungenügender Mobilisation eine Verkürzung der kleinen und großen Brustmuskeln

mit einer Versteifung der oberen Brustwirbelsäule einhergehen. Nach dem
ganzheitlichen Ansatz wissen wir heute, dass sich die Wirbelsäulenabschnit-
te gegenseitig bedingen. Die Halswirbel
und Lendenwirbel neigen eher dazu, in-
stabil zu werden, während die Brustwirbelsäule aufgrund ihrer zusätzlichen Verbindung mit den Rippen dazu
neigt, unbeweglich zu werden.«

Andreas Kernbach empfiehlt daher,
nicht nur den immobilen Brustwirbel-
bereich zu mobilisieren, sondern auch
an den korrespondierenden Gelenken
zu arbeiten und Stabilisationsübungen
für die Lenden- und Halswirbelsäule
einzubauen.

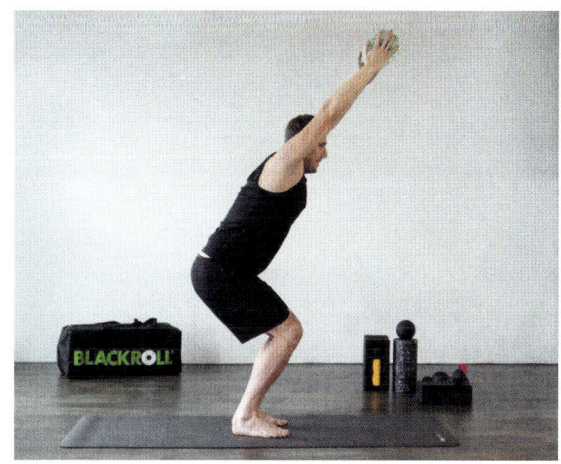

Marco Koch (Profischwimmer und Welt- und Europameister) in der Kraftvollen Haltung mit BLACKROLL® STANDARD. Er trainiert seit zwei Jahren wöchentlich Yoga.

Ein weiterer Schwachpunkt bei Schwimmern ist oft die Hüftmobilität und die Beweglichkeit der Füße. Bei manchen Schwimmern sind die Dorsalextension (das Anziehen des Fußes zum Schienbein) und die Plantarflexion (die Ausstreckung des Fußes) eingeschränkt,
was zu Schmerzen und Krämpfen führt. Flexible Füße und Gelenke sind jedoch eine wichtige Grundlage, um im Wasser voranzukommen. Sehr steife Fußgelenke können einen guten Vortrieb sogar verhindern und die Leistung reduzieren. Die Standhaltungen, Hüftöffner und Vorbeugen im Yoga sind ideal, um an dieser Schwachstelle zu schrauben.

MOBILISATION	SEITE
Mobilisation der Zehen	66 und 67
Hüftkreisen	69
Einfacher Drehsitz	81
Sufikreise	82
Mobilisation der Brustwirbelsäule mit BLACKROLL® STANDARD	78
Brustöffner	178
Welpenhaltung mit BLACKROLL® MED	180

Blick zum Fuß	87
Fußkreisen auf einem Bein	68
Palme mit BLACKROLL® MULTI BAND	139

STABILISATION	SEITE
Kraftvolle Haltung mit BLACKROLL® SLIM	94
Kraftvolle Haltung mit Twist	94
Tempelsitz	95
Krieger 1 mit Adlerarmen	36 und 179
Dreieck mit BLACKROLL® STANDARD und MULTI BAND	108
Krieger in Heldenpose	109
Friedvoller Krieger mit BLACKROLL® MULTI BAND	110
Sprinterhaltung mit lang gestrecktem Oberkörper	112
Gedrehter seitlicher Winkel mit BLACKROLL® BLOCK	113
Bretthaltung mit BLACKROLL® STANDARD unter den Schienbeinen	117
Stabhaltung mit BLACKROLL® MED 45	124
Schwimmer	134
Delfin mit BLACKROLL® BLOCK	116

ROLLEN	SEITE
Fußsohle ausrollen mit BLACKROLL® BALL 08 und MINI	43
Wade ausrollen mit BLACKROLL® MINI auf BLOCK	45
Vorderen Oberschenkel ausrollen mit BLACKROLL® STANDARD	48
Oberschenkelrückseite ausrollen mit BLACKROLL® BALL 12	47
Äußere Oberschenkelmuskulatur ausrollen mit BLACKROLL® MED	49
Hüftbeuger ausrollen mit BLACKROLL® BALL 08 und BLOCK	62
Zwerchfell ausrollen mit BLACKROLL® BALL 08	63

Iliosakralgelenk ausrollen mit BLACKROLL® DUOBALL 12	56
Brustwandfaszie ausrollen mit zwei BLACKROLL® BALLS 08 und zwei BLÖCKEN	61
Schulterbrücke mit BLACKROLL® BLOCK und DUOBALL 08	52
Schultermassage mit BLACKROLL® BALL 08	53
Rückenmuskulatur ausrollen mit BLACKROLL® BOOSTER	55

DEHNUNG	SEITE
Kniender Krieger mit Twist mit BLACKROLL® BLOCK	144
Torhaltung mit BLACKROLL® STANDARD	145
Torhaltung mit BLACKROLL® MULTI BAND	145
Frosch mit BLACKROLL® BLOCK	157
Halbe Taube	167
Einfacher Drehsitz	81
Schmetterling im Liegen mit BLACKROLL® MULTI BAND	162
Kuhgesicht	160
Stellung des Kindes	197

ENTSPANNUNG	SEITE
Umkehrhaltung im Liegen mit BLACKROLL® STANDARD	195
Banane mit BLACKROLL® DUOBALL 12	175
Fisch-Entspannungshaltung mit BLACKROLL® MED 45, BLOCK und DUOBALL 12 oder mit BLACKROLL® MED 45 und RELEAZER	198 und 200

HERAUSFORDERUNG	SEITE
Gebundener Tiger mit BLACKROLL® LOOP BAND	154
Low Lunge Spider mit BLACKROLL® BLOCK	191

TENNIS, GOLF, HOCKEY, BADMINTON

Alle Schlagsportarten haben eins gemeinsam: Verschiedene Techniken wie Vorhand, Rückhand, Volley oder Aufschlag sowie die daraus resultierenden taktischen Varianten dieser azyklischen Sportarten verlangen den Spielern einiges ab.

Verletzungen sind häufig auf wiederkehrende einseitige Belastungen zurückzuführen. Generell besteht bei Leistungssportlern durch große Trainingsumfänge und hohe Wiederholungszahlen in der jeweiligen Disziplin die Gefahr sogenannter Dysbalancen. Speziell in Sportarten, die sich darüber hinaus durch einseitige Bewegungsmuster auszeichnen, muss dieser Gefahr begegnet werden. So sind beim Golf oder Tennis beispielsweise die obere Rückenmuskulatur der Schlagarmseite und die untere Rückenmuskulatur der Gegenseite (durch die ständige Rotationsbewegung) besonders stark gefordert. Außerdem ergeben sich durch Sprungbewegungen und permanente Richtungswechsel in höchstem Tempo auf verschiedenen Bodenbelägen weitere physische Herausforderungen. Insgesamt führt diese Konstellation mittelfristig zu vielschichtigen Problemen. Rücken-, Schulter-, Nacken, Hüft-, Knie- bis hin zu Kopfschmerzen sind die Folgen. Allein die technisch anspruchsvolle Aufschlagbewegung, die eine Seitneigung und eine Rotation des Körpers umfasst sowie eine ausgeprägte Bogenspannung fordert, stellt eine hohe Belastung für verschiedene Abschnitte der Wirbelsäule dar. Durch die Einseitigkeit dieser Bewegungen neigen stärker beanspruchte Muskelgruppen zur Verkürzung und weniger beanspruchte Muskeln zur Abschwächung.

Diese sportartspezifischen Anforderungen verlangen ein hohes Maß an Beweglichkeit und Stabilität. In diesem Zusammenhang muss die präventive und leistungsfördernde Wirkung von Yoga erwähnt werden. Yoga bietet Übungen, die Flexibilität und Stabilität gleichermaßen fördern. Verschiedene Übungen trainieren verschiedene Regionen des Körpers. Ziel beim Yoga ist es, die rechte und die linke Körperhälfte gleichmäßig zu beanspruchen und in Balance zu halten. Die Wirbelsäule steht dabei im Wortsinn im Mittelpunkt.

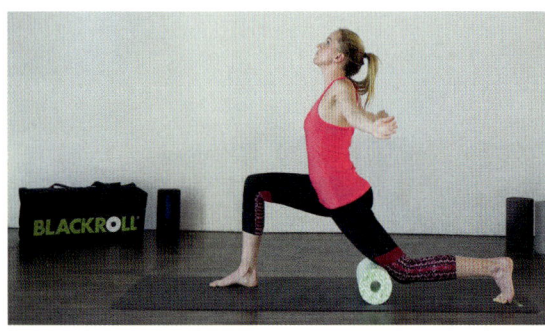

Nicola Geuer (Profitennisspielerin) in der Krieger-1-Haltung mit BLACKROLL® MED

Ein weiterer zentraler Teil der Yogatradition ist die Atemtechnik. Bei vielen Wurf- und Stoßdisziplinen generieren die Spieler bei jedem Schlag einen zusätzlichen Kraftimpuls durch aktives Ausatmen, das oft wie ein Stöhnen herausgepresst wird. Im Yoga gibt es eine Atemtechnik (»Feueratmung«), die genau dieser Anforderung entspricht. Darüber hinaus kann durch eine gezielte Verlangsamung des Ausatmens die Herzfrequenz gesenkt werden, um die Konzentration beispielsweise beim Aufschlag aufrechtzuerhalten. Im regenerativen Bereich können durch eine spezielle, passive Form des Yoga tiefere Bindegewebsschichten erreicht werden. Entspannungstechniken, Formen der Meditation und der Tiefenentspannung helfen dem Körper, neue Kraft und Energie zu schöpfen.

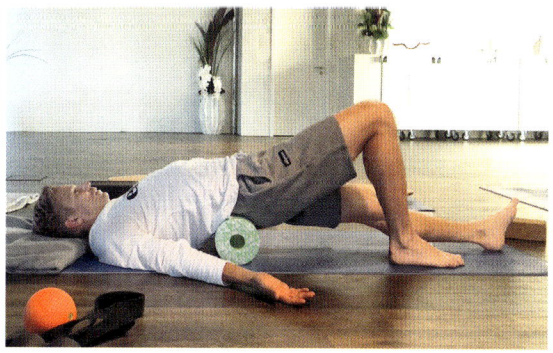

René Sturm (Tennisspieler und Doppelweltmeister AKL 50) in der passiven Hüftbeugerdehnung mit BLACKROLL® MED

Extratipp von Sportwissenschaftler Steffen Tröster: »Aus osteopathischer Sicht ist in den Schlagsportarten das Auge hochinteressant. Der perfekte Aufschlag zum Beispiel benötigt ein sehr gutes Zusammenspiel zwischen Hand und Auge. Ist die Muskulatur, die den Augapfel steuert, überlastet oder sogar funktionell zu schwach, kann dies zu Einschränkungen der oberen Halswirbelsäule und somit zu Problemen der Rotations- und Seitneigefunktion in diesem Wirbelsäulenabschnitt führen. Die Folge für den Spieler kann eine Ungenauigkeit im Aufschlag bedeuten. Anatomisch ist dies durch das sogenannte *Ganglion cervicale* möglich. Von hier aus wird das Auge vegetativ gesteuert. Jedoch können auch negative Informationen vom Auge in das Gebiet gesendet werden, die dann durch häufige Fehlermeldungen Probleme der oberen Halswirbelsäule verursachen können. Therapeutisch ist es erforderlich, die Augenmuskulatur zu trainieren und auftretende Wirbel-

blockaden zu lösen. Unbehandelt kann dies zu andauernden Schulter-Nacken-Problemen oder sogar Schlafstörungen führen; diese absteigende Kette kann auch zu einem gefürchteten Tennisarm führen. Klar, ausrollen lassen sich die Augen eher schwierig. Was aber sehr wohl Sinn macht, ist, die hintere Zuglinie auszurollen. Denn die hintere Faszienkette hat ihren Ansatz an der Augenhöhlenkante. Und mit Yoga lassen sich die Augen wunderbar trainieren. Auch hier gilt: die perfekte Kombi!«

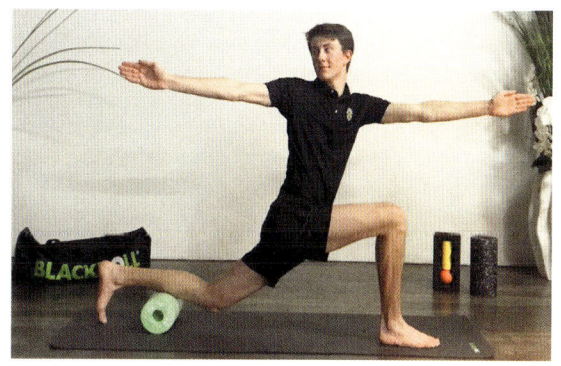

Tim Mayer (Profijuniorgolfer) in der Krieger-1-Haltung mit Twist und BLACKROLL® MED

DAS ZWERCHFELL – DER VERBORGENE SCHLÜSSEL ZUM ERFOLG

Stefan Düll, Manualtherapeut und Sportphysiotherapeut des DOSB, arbeitet als selbstständiger Physiotherapeut mit Tennisprofis auf der ATP Tour und betreut das serbische Davis Cup Team. Er arbeitete unter anderem schon mit Novak Djokovic, Philipp Kohlschreiber, Alexander Zverev und Angelique Kerber.

»Das Zwerchfell ist für mich als Therapeut eine der wichtigsten Strukturen im menschlichen Körper – nicht nur anatomisch, sondern auch funktionell. Deshalb steht dessen Palpation immer an vorderster Stelle, wenn ich einen Athleten untersuche. Es trennt die Thoraxhöhle, die das Herz und die Lunge enthält, von der Bauchhöhle, in der sich alle anderen inneren Organe befinden. Und es ist der wichtigste Einatemmuskel: Wenn sich das Zwerchfell zusammenzieht, nimmt das Volumen der Thoraxhöhle zu und Luft wird in die Lunge gezogen. Es hat sehr wichtige fasziale Verbindungen zum Sternum, zu den Rippen, der Brust- und Lendenwirbelsäule, den Bauchorganen, der Lunge und dem Herz sowie einem anderen sehr wichtigen Schlüsselmuskel in unserem Körper: dem Hüftbeuger (*Musculus iliopsoas*). Der kann ebenfalls viele Probleme verursachen«.

Stefan Düll weiß, wovon er spricht, denn er arbeitet täglich mit Tennisspielern. Wenn man mit der Anatomie des Zwerchfells so gut vertraut ist, kann man leicht verstehen, dass es Wirbelsäulen- und Bauchprobleme verursachen, Verletzungen verhindern und die Regeneration unterstützen kann. Sein Tipp für die Yoga- und Faszienpraxis: »Da das Zwerchfell nicht oberflächlich im Körper liegt, kann man es mit der BLACKROLL® nur mittelbar beeinflussen, zum Beispiel über das Abrollen der Brustwirbelsäule oder des seitlichen Brustkorbs oder dem Aufliegen mit dem Bauchraum auf dem kleinen Ball. Deshalb ist Yoga ein sehr große Hilfe und perfekte Ergänzung. Über viele Dehnübungen kann man die tiefer liegenden Faszienschichten sehr gut beeinflussen.« Er ist ebenso überzeugt vom Releazer und setzt diesen in seiner täglichen Arbeit ein, da er sich optimal zur Entspannung des Zwerchfells eignet.

Stefan Düll kennt die enormen physischen und psychischen Belastungen (Training, Turniere, Zeitzonenwechsel, Pressearbeit) der Athleten und nutzt jedes Tool, das bei der Regeneration hilft. »Mit Yoga plus BLACKROLL® kann man sehr gut Ruhe in das System bringen und zugleich Stress herausfiltern. Beides nimmt Einfluss auf die Faszien. Stress, Anspannung und Emotionen reduzieren die Leistung, die der Athlet auf dem Platz abrufen kann. Daher ist es sehr wichtig, die Verspannungen zu lösen.«

MOBILISATION	SEITE
Fußkreisen auf einem Bein	68
Berghaltung mit BLACKROLL® BALL 08	92
Dynamischer Rumpftwist	71
Hände und Finger mobilisieren	70
Schulterzirkel mit BLACKROLL® MULTI BAND	177
Halsdehnung	73
Gegrätschte stehende Vorbeuge	76
Dynamische Heuschrecke mit BLACKROLL® MED 45	133

STABILISATION	SEITE
Kobra	132
Kraftvolle Haltung mit BLACKROLL® STANDARD	93
Kraftvolle Haltung mit Twist	94
Half Monkey mit zwei BLACKROLL® BLÖCKEN	142
Herabschauender Hund (optional mit BLACKROLL® MINI)	35 und 149
Gedrehter herabschauender Hund mit zwei BLACKROLL® TWISTERN	150
Kopf-zu-Zehen-Haltung	106
Dreieck mit BLACKROLL® STANDARD	107
Gedrehtes Dreieck mit BLACKROLL® STANDARD	108
Gedrehter seitlicher Winkel mit BLACKROLL® BLOCK	113
Seitstütz	120
Wild Thing	122

ROLLEN	SEITE
Fußsohle ausrollen mit BLACKROLL® BALL 08 und MINI	43
Unterarme ausrollen mit BLACKROLL® MED	57
Arm ausrollen mit BLACKROLL® TWISTER	58

Oberarm ausrollen mit BLACKROLL® Mini auf BLOCK	57
Brustwandfaszie ausrollen mit BLACKROLL® BALL 08 und BLOCK	60
Seitliche Flanke ausrollen mit BLACKROLL® MED	51
Rückenmuskulatur ausrollen mit BLACKROLL® BOOSTER	55
Unteren Rücken ausrollen mit BLACKROLL® BALL 08	50
Zwerchfell ausrollen mit BLACKROLL® BALL 08	63

DEHNUNG	SEITE
Palme mit BLACKROLL® STANDARD	140
Schiefe Ebene mit zwei BLACKROLL® BLÖCKEN	158
Hand-Fuß-Haltung mit BLACKROLL® MULTI BAND	168
Angewinkelter Sitz mit BLACKROLL® MULTI BAND und BLOCK	163
Vorbeuge im Sitzen mit BLACKROLL® STANDARD	164
Kuhgesicht	160
Liegender Skorpion	184
Liegende Umarmung	182
Schulterdehnung im Heldensitz mit BLACKROLL® MED	180
Stellung des Kindes	197

ENTSPANNUNG	SEITE
Krokodil mit BLACKROLL® MULTI BAND	174
Fisch-Entspannungshaltung mit BLACKROLL® MED 45 und RELEAZER	200

HERAUSFORDERUNG	SEITE
Halbmond mit BLACKROLL® MED 45	111
Gebundener Tiger mit BLACKROLL® LOOP BAND	154
Rebhuhn	121

KLETTERN, BOULDERN

Die gute Nachricht vorweg: Klettern ist hinsichtlich der Belastungen für den Körper eine der gesündesten Sportarten. Nicht umsonst findet man mittlerweile in vielen Physiozentren und Kliniken Kletterwände, an denen die Patienten präventiv und rehabilitativ behandelt werden.

Aber auch hier ist alles eine Frage der Dosis. Wer das Klettern als Sport betreibt, belastet Finger, Arme und Schultern oft stärker, als sie physiologisch aushalten. Die meisten Beschwerden im Klettersport treten durch Überbelastungen auf. Rund 80 Prozent der kletterspezifischen Beschwerden werden an den oberen Extremitäten diagnostiziert, mehr als die Hälfte davon an den Händen und Fingern, hier vornehmlich an den Ringbändern. Mehr als zwei Drittel der beim Klettern auftretenden Schäden sind jedoch keine akuten Verletzungen, sondern Überlastungsschäden wie Sehnenscheidenentzündungen, Tennis- und Golfer-Ellbogen oder Überlastungen im Schulterbereich.[3]

Yoga ist für Kletterer und Boulderer als Ausgleichs- oder Zusatztraining äußerst interessant. Yoga wirkt sowohl körperlich als auch mental. Regelmäßig praktiziert, wirkt Yoga Muskelverkürzungen entgegen und erhöht die Beweglichkeit: Sie können höher ansteigen, besser ausspreizen und Griffe besser erreichen.

Obwohl Klettern die Rückenmuskulatur wunderbar stärkt, leiden Kletterer nicht selten unter Rückenschmerzen, denn beim Klettern werden einige Körperpartien besonders beansprucht, andere dafür gar nicht. Rückenschmerzen im unteren Rücken, Versteifungen in der Brustwirbelsäule, Verkürzungen der Brustmuskulatur oder Nacken- und Schulterschmerzen sind deshalb leider keine Seltenheit. An diesen Problemstellen setzt Yoga an. Die herzöffnenden Übungen (Dehnungen des Brustkorbs) stärken die Brustmuskulatur. Da die Hände beim Yoga oft zum Stützen gebraucht werden, kommen die Finger aus dem sonst typischen Greifmuster heraus und werden gestreckt. Rollübungen für den Nacken, die Unterarme und die Schultermuskeln entspannen die Bereiche, die tendenziell hyperton sind, während stabilisierende Übungen die Körpermitte stärken.

MOBILISATION	SEITE
Wirbelsäulenflow	74
Hüftkreisen	69
Halsdehnung	73
Fußkreisen auf einem Bein	68
Hände und Finger mobilisieren	70
Einfacher Drehsitz	81
Welpenhaltung mit BLACKROLL® MED	180

STABILISATION	SEITE
Berghaltung mit BLACKROLL® BALL 08	92
Adler	100
Herabschauender Hund	35
Gedrehter herabschauender Hund mit zwei BLACKROLL® TWISTERN	150
Bergsteiger-Variationen	119
Kniender Krieger mit BLACKROLL® STANDARD	143
Gedrehter seitlicher Winkel mit BLACKROLL® BLOCK	113
Seitrolle mit BLACKROLL® STANDARD	128
Kobra	132

ROLLEN	SEITE
Fußsohle ausrollen mit BLACKROLL® BALL 08 und MINI	43
Handfläche ausrollen mit BLACKROLL® MICRO und BLOCK	59
Handflächen ausrollen mit zwei BLACKROLL® TWISTERN	58
Unterarme ausrollen mit BLACKROLL® MED	57
Seitliche Flanke ausrollen mit BLACKROLL® MED	51
Vorderen Oberschenkel ausrollen mit BLACKROLL® STANDARD	48

Oberschenkelrückseite ausrollen mit BLACKROLL® BALL 12	47
Schienbeine ausrollen mit BLACKROLL® MED 45	46
Gesäß ausrollen mit BLACKROLL® BALL 12	47
Zwerchfell ausrollen mit BLACKROLL® BALL 08	63
Rückenmuskulatur ausrollen mit BLACKROLL® BOOSTER	55
Nacken ausrollen mit BLACKROLL® DUOBALL 12	53

DEHNUNG	SEITE
Stehende Vorbeuge mit BLACKROLL® STANDARD	137
Dynamisch herabschauender Hund mit tiefer Hocke	88
Tiefe Hocke mit zwei BLACKROLL® BLÖCKEN	152
Tiefe Sprinterhaltung mit Fuß auf BLACKROLL® BLOCK	148
Brustschwimmer mit zwei BLACKROLL® BLÖCKEN	135
Heraufschauender Hund mit BLACKROLL® MED	166
Torhaltung mit BLACKROLL® STANDARD	145
Adlerarme auf BLACKROLL® STANDARD	179
Schildkröte mit BLACKROLL® STANDARD	196
Kreuzgriff im Liegen mit zwei BLACKROLL® BLÖCKEN und MULTI BAND	183
Liegender Schnürsenkel	171

ENTSPANNUNG	SEITE
Fisch-Entspannungshaltung mit BLACKROLL® MED 45 und DUOBALL 12	199

HERAUSFORDERUNG	SEITE
Bergsteiger mit Rotation und Liegestütz	189

WINDSURFEN, SNOWBOARDEN, WASSERSKI, SKATEN, SKIFAHREN

Brettsport, ob auf dem Wasser oder an Land, fordert den Körper auf eine ganz andere Art und Weise als manch andere Sportart. Man benötigt neben dem passenden Equipment eine große Portion Mut, ein gutes Körpergefühl und Spaß am Element Wasser, Schnee oder Eis. Die kontraintuitive seitliche Fortbewegung ist zunächst das Gegenteil von der »zehenwärtigen« Fortbewegung, die wir als Kind gelernt haben.

Beim Snowboarden werden gerade zu Beginn vor allem die Waden- und Oberschenkel- sowie die Hüftmuskulatur beansprucht. Durch das Fahren auf den Kanten und Druckausüben beim Kurvenfahren wird der gesamte untere Körperbereich trainiert, der gegen diese Widerstände arbeiten muss. Je fortgeschrittener, umso weniger wird aus dem Unterkörper, sondern mehr aus der Rumpfmuskulatur gearbeitet.

Wer mit dem Surfen beginnt, beansprucht zu Beginn vor allem die Schulter-, Brust- und Rückenmuskulatur. Das liegt daran, dass man sich zunächst an das viele Paddeln sowie das Ausbalancieren des Körperschwerpunkts auf dem Brett gewöhnen muss. Je mehr Zeit man surfend auf einer Welle verbringt, desto stärker werden dann die Beine belastet.

Grundsätzlich kommt es bei beiden Disziplinen auf eine gute Ganzkörpermuskulatur an. Durch die vielfältigen Bewegungsabläufe und das permanente Ausbalancieren des Körperschwerpunkts ist vor allem die sogenannte Tiefenmuskulatur gefordert. Isoliertes Krafttraining einzelner Muskeln bringt außer optischen keinerlei sportartspezifische Vorteile mit sich. Im Gegenteil: Riesige, isoliert trainierte Muskeln können die Beweglichkeit sogar einschränken und helfen nicht beim Halten des Gleichgewichts.

Alle Brettsportarten machen erst richtig Spaß, wenn man richtig Speed bekommt. Mit der Geschwindigkeit steigt allerdings auch das Verletzungsrisiko. Laut Statistik des DSV (Deutscher Skiverband) ist die Zahl der verletzten Skifahrer in der Saison 2015/2016 auf etwa 41 000 gestiegen. Verletzungen im Knie- und Schulterbereich machen mit insgesamt 50 Prozent den größten Anteil aus.

Beim Snowboarden resultieren die Schulterverletzungen vor allem aus dem Vorwärtsfallen: angefangen von Zerrungen der Muskeln der Rotatorenmanschette (Schulter) bis zu Schlüsselbeinbrüchen. Das Rückwärtsfallen ist verantwortlich für Handgelenksbrüche, Wirbelsäulen- oder Kopfverletzungen.[4]

Beim Skifahren ist die Art der Verletzungen stark vom Fahrniveau abhängig. Die V-Position der Beine in der Schneepflugposition belastet vor allem das innere Seitenband. Dieses gerät unter noch größere Belastungen, wenn die Schneepflugbreite erhöht wird, wenn zum Beispiel die Skispitzen sich kreuzen und verkeilen.

Sobald Skifahrer den Parallelschwung lernen, werden sie schneller und fahren mehr in der Kniebeuge, wobei die Kniescheibe stark belastet wird. Bei höheren Geschwindigkeiten und intensiven Schwüngen haben Stürze mehr Drehkraft, was vor allem zu Verletzungen im vorderen Kreuzband führt oder zu kombinierten Knieverletzungen mit Meniskus (Knorpel) und/oder Seitenband. Meniskusverletzungen passieren am häufigsten als Folge einer Drehbelastung des gebeugten, belasteten Knies. Hinzu kommen Stürze und Zusammenstöße, bei denen große Kräfte auf den Körper wirken.

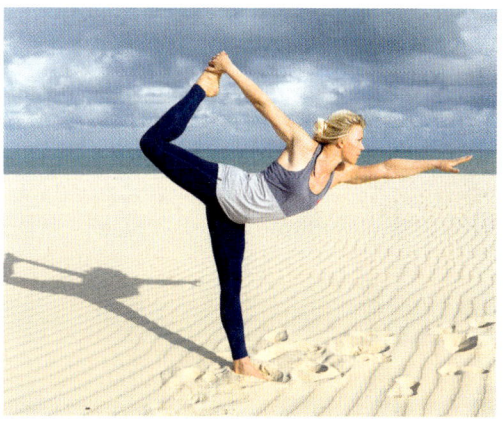

*Auch Profiwindsurferin **Arrianne Aukes** (Freestyle) bindet Yoga in ihr Training ein.*

Die schnelle Ermüdung der Muskeln ist oft ein Problem, da das muskuläre Zusammenspiel nicht mehr funktioniert und der Körper nicht mehr in der Lage ist, Stöße und Bodenwellen zu kompensieren. Durch den stetigen Wechsel zwischen Strecken und Beugen beim Skifahren wird der Hüftbeuger belastet und verkürzt bald, wenn dem nicht entgegengewirkt wird. Daher sind die Yogahaltungen zur Dehnung und Flexibilität der Hüfte besonders wichtig. Eine bewegliche Hüfte fördert die Beinbewegung auf Ski und Board und beugt schmerzhaften Verletzungen vor.

Ein weiterer Schlüssel zum Erfolg liegt in der Balance der Körpermitte. Beim Skifahren sollte der Körperschwerpunkt zentral über dem Ski liegen. Oft verlagern unerfahrene oder ängstliche Skifahrer ihren Schwerpunkt zu weit nach hinten und verlieren die Kontrolle. Um die Balance zu schulen, ist eine Fokussierung auf die Körpermitte essenziell. Die Körpermitte wird ausgebildet, indem Bauch und Rücken gestärkt werden.

MOBILISATION	SEITE
Springen	73
Wirbelsäulenflow	74
Halsdehnung	73
Unterarme dehnen	70
Arminnenseiten dehnen	88
Schulterdehnung im Heldensitz mit BLACKROLL® MED	180
Rückenschaukeln	84
Kreuzbeinmassage	85

STABILISATION	SEITE
Göttinnenstellung	101
Krieger 1 mit BLACKROLL® MED 45	104
Krieger in Heldenpose	109
Crunch mit BLACKROLL® MED 45	125
Bretthaltung mit BLACKROLL® STANDARD unter den Hände	118
Stabhaltung mit BLACKROLL® STANDARD	125
Boot mit BLACKROLL® SLIM	127
Tisch mit BLACKROLL® STANDARD	131
Tisch mit zwei BLACKROLL® BLÖCKEN	130

ROLLEN	SEITE
Handfläche ausrollen mit BLACKROLL® MICRO und BLOCK	59
Unterarme ausrollen mit BLACKROLL® MED	57
Seitliche Flanke ausrollen mit BLACKROLL® MED	51
Vorderen Oberschenkel ausrollen mit BLACKROLL® STANDARD	48
Hüftbeuger ausrollen mit BLACKROLL® BALL 08 und BLOCK	62

Zwerchfell ausrollen mit BLACKROLL® BALL 08	63
Rückenmuskulatur ausrollen mit BLACKROLL® BOOSTER	55
Nacken ausrollen mit BLACKROLL® DUOBALL 12	53

DEHNUNG	SEITE
Herabschauender Hund	35
Gedrehter herabschauender Hund mit zwei BLACKROLL® TWISTERN	150
Dynamische Heuschrecke mit BLACKROLL® MED 45	133
Tiefe Sprinterhaltung mit Fuß auf der Außenkante	147
Tiefe Sprinterhaltung mit Twist mit BLACKROLL® BLOCK	147
Gebundener Tiger mit BLACKROLL® LOOP BAND	154
Schmetterling	161
Schildkröte mit BLACKROLL® STANDARD	196

ENTSPANNUNG	SEITE
Halber Lotus mit BLACKROLL® SLIM (zur Vorbereitung der Atemtechnik)	33
Schulterkreisen im Liegen mit BLACKROLL® MED 45, BLOCK und SLIM	185
Fisch-Entspannungshaltung mit BLACKROLL® MED 45, BLOCK und DUO-BALL 12	198

HERAUSFORDERUNG	SEITE
Low Lunge Spider mit BLACKROLL® BLOCK	191
Tänzer mit BLACKROLL® MULTI BAND	188

ÜBUNGSVERZEICHNIS

A

Adler 100
Adler mit BLACKROLL® BLOCK 101
Adlerarme auf BLACKROLL® STANDARD 179
Adlerarme im Stehen 179
Angewinkelter Sitz mit BLACKROLL® MULTI
   BAND und BLOCK 163
Arm ausrollen mit BLACKROLL® TWISTER 58
Arme in den Nacken legen mit BLACKROLL®
   MED 181
Arminnenseiten dehnen 88
Atemtechnikübung 193
Äußere Oberschenkelmuskulatur ausrollen
   mit BLACKROLL® MED 49

B

Banane mit BLACKROLL® DUOBALL 12 175
Baum mit BLACKROLL® STANDARD 97
Baum mit Seitneigung 98
Baum mit Twist 99
Beinwiegen 80
Berghaltung 33
Berghaltung mit BLACKROLL® BALL 08 92
Bergsteiger mit Rotation und Liegestütz 189
Bergsteiger-Variationen 119
Bird-Dog-Haltung mit BLACKROLL® MED 45 115
Blick zum Fuß 87
Bogen mit BLACKROLL® MULTI BAND 190
Boot mit BLACKROLL® MULTI BAND 126
Boot mit BLACKROLL® SLIM 127
Bretthaltung mit BLACKROLL® STANDARD
   unter den Händen 118
Bretthaltung mit BLACKROLL® STANDARD
   unter den Schienbeinen 117
Brustöffner 178
Brustschwimmer mit zwei BLACKROLL®
   BLÖCKEN 135
Brustwandfaszie ausrollen mit BLACKROLL®
   BALL 08 und BLOCK 60
Brustwandfaszie ausrollen mit zwei BLACKROLL®
   BALLS 08 und zwei BLÖCKEN 61

C

Crunch mit BLACKROLL® MED 45 125

D

Delfin mit BLACKROLL® BLOCK 116

Doppelter Taubensitz mit BLACKROLL® STANDARD 164
Drehsitz 165
Dreibeiniger Hund 151
Dreieck mit BLACKROLL® STANDARD
   und MULTI BAND 108
Dreieck mit BLACKROLL® STANDARD 107
Dynamisch herabschauender Hund mit
   tiefer Hocke 88
Dynamische Heuschrecke mit BLACKROLL®
   MED 45 133
Dynamische Zehenspitzenübung mit
   BLACKROLL® BALL 08 96
Dynamischer Rumpftwist 71

E

Einfacher Drehsitz 81

F

Fisch aktiv mit BLACKROLL® STANDARD 172
Fisch relaxed mit BLACKROLL® STANDARD 172
Fisch-Entspannungshaltung mit BLACKROLL®
   MED 45 und DUOBALL 12 199
Fisch-Entspannungshaltung mit BLACKROLL®
   MED 45 und RELEAZER 200
Fisch-Entspannungshaltung mit BLACKROLL®
   MED 45, BLOCK und
   DUOBALL 12 198
Friedvoller Krieger mit BLACKROLL®
   MULTI BAND 110
Frosch mit BLACKROLL® BLOCK 157
Fußkreisen auf einem Bein 68
Fußkreisen im Liegen 86
Fußmassage und Zehen ausstreichen 77
Fußsohle ausrollen mit BLACKROLL®
   BALL 08 und MINI 43

G

Gebundener Tiger mit BLACKROLL® LOOP
   BAND 154
Gedrehter herabschauender Hund mit zwei
   BLACKROLL® TWISTERN 150
Gedrehter seitlicher Winkel mit
   BLACKROLL® BLOCK 113
Gedrehtes Dreieck mit BLACKROLL®
   STANDARD 108
Gegrätschte stehende Vorbeuge 76
Gesäß ausrollen mit BLACKROLL® BALL 12 47

Gestreckte Arme drehen 83
Gestreckter seitlicher Winkel mit BLACKROLL®
  BLOCK 114
Göttinnenstellung 101

H
Halbe Taube 167
Halbe Taube mit Twist 167
Halber Lotus mit BLACKROLL® SLIM 33
Halbmond mit BLACKROLL® MED 45 111
Half Monkey mit zwei BLACKROLL® BLÖCKEN 142
Halsdehnung 73
Hände und Finger mobilisieren 70
Handfläche ausrollen mit BLACKROLL® MICRO
  und BLOCK 59
Handflächen ausrollen mit zwei BLACKROLL®
  TWISTERN 58
Hand-Fuß-Haltung mit BLACKROLL® MULTI
  BAND 168
Heldensitz auf BLACKROLL® MED 45 32
Herabschauender Hund 35
Herabschauender Hund mit BLACKROLL® MINI 149
Heraufschauender Hund mit BLACKROLL® MED 166
Hüftbeuger ausrollen mit BLACKROLL®
  BALL 08 und BLOCK 62
Hüftkreisen 69

I
Iliosakralgelenk ausrollen mit BLACKROLL®
  DUOBALL 12 56

K
Kamel 155
Kamel mit Twist 156
Katze-Kuh mit BLACKROLL® STANDARD 87
Kleine Krähe 187
Knie kreisen 69
Kniender Krieger mit BLACKROLL® STANDARD 143
Kniender Krieger mit Twist mit BLACKROLL®
  BLOCK 144
Kobra 132
Kopf-zu-Zehen-Haltung 106
Kraftvolle Haltung mit BLACKROLL® SLIM 94
Kraftvolle Haltung mit BLACKROLL® STANDARD 93
Kraftvolle Haltung mit Twist 94
Krähe 187
Kreuzbeinmassage 85
Kreuzgriff im Liegen mit zwei BLACKROLL®
  BLÖCKEN und MULTI BAND 183
Kreuzgriff im Sitzen mit BLACKROLL® BLOCK 182

Krieger 1 mit BLACKROLL® MED 45 104
Krieger 1 mit BLACKROLL® MULTI BAND 103
Krieger 1 mit BLACKROLL® STANDARD 36
Krieger 1 mit Twist 105
Krieger 3 (Waage) mit BLACKROLL® STANDARD 102
Krieger in Heldenpose 109
Krokodil mit BLACKROLL® DUOBALL 12 173
Krokodil mit BLACKROLL® MULTI BAND 174
Kuhgesicht 160

L
Liegende Acht 72
Liegende Umarmung 182
Liegender Schnürsenkel 171
Liegender Skorpion 184
Low Lunge Spider mit BLACKROLL® BLOCK 191

M
Mobilisation der Brustwirbelsäule mit
  BLACKROLL® STANDARD 78
Mobilisation der Brustwirbelsäule mit Twist 79
Mobilisation der Wirbelsäule 82
Mobilisation der Zehen 66, 67

N
Nacken ausrollen mit BLACKROLL®
  DUOBALL 12 53
Nadelöhr im Liegen mit BLACKROLL®
  DUOBALL 12 170

O
Oberarm ausrollen mit BLACKROLL® MINI
  auf BLOCK 57
Oberarm ausrollen mit BLACKROLL®
  STANDARD 56
Oberschenkeldehnung im Einbeinstand 138
Oberschenkelrückseite ausrollen mit
  BLACKROLL® BALL 12 47

P
Palme mit BLACKROLL® MULTI BAND 139
Palme mit BLACKROLL® STANDARD 140
Passive Hüftbeugerdehnung mit
  BLACKROLL® MED 170
Pyramide mit zwei BLACKROLL® BLÖCKEN 141

R
Rebhuhn 121
Rückenmuskulatur ausrollen mit BLACKROLL®
  BOOSTER 55

Rückenmuskulatur ausrollen mit BLACKROLL®
  STANDARD 54
Rückenschaukeln 84
Rückwärtige Gebetshaltung 181

S

Schiefe Ebene mit BLACKROLL® STANDARD 159
Schiefe Ebene mit zwei BLACKROLL® BLÖCKEN 158
Schienbeine ausrollen mit BLACKROLL® MED 45 46
Schildkröte mit BLACKROLL® STANDARD 196
Schmetterling 161
Schmetterling im Liegen mit BLACKROLL®
  MULTI BAND 162
Schneidersitz mit zwei BLACKROLL®
  MED 45 und BLOCK 32
Schulterbrücke mit BLACKROLL® BLOCK
  und DUOBALL 08 52
Schulterbrücke mit BLACKROLL® MED 45 129
Schulterdehnung im Heldensitz mit
  BLACKROLL® MED 180
Schulterkreisen 71
Schulterkreisen im Liegen mit BLACKROLL®
  MED 45, BLOCK und SLIM 185
Schultermassage mit BLACKROLL® BALL 08 53
Schulterzirkel mit BLACKROLL®
  MULTI BAND 177
Schwimmer 134
Seitliche Flanke ausrollen mit BLACKROLL®
  MED 51
Seitrolle mit BLACKROLL® STANDARD 128
Seitstütz 120
Springen 73
Sprinterhaltung mit lang gestrecktem
  Oberkörper 112
Sprinterhaltung mit zwei BLACKROLL®
  BLÖCKEN 34
Stabhaltung 123
Stabhaltung mit BLACKROLL® MED 45 124
Stabhaltung mit BLACKROLL® STANDARD 125
Stabhaltung mit zwei BLACKROLL® BLÖCKEN 124
Stehende Vorbeuge mit BLACKROLL®
  STANDARD 137
Stellung des Kindes 197
Stellung des Kindes mit BLACKROLL®
  STANDARD 197
Sufikreise 82

T

Tänzer mit BLACKROLL® MULTI BAND 188
Tempelsitz 95
Tiefe Hocke mit BLACKROLL® MULTI BAND 153
Tiefe Hocke mit zwei BLACKROLL® BLÖCKEN 152
Tiefe Sprinterhaltung mit BLACKROLL®
  STANDARD 146
Tiefe Sprinterhaltung mit Fuß auf BLACKROLL®
  BLOCK 148
Tiefe Sprinterhaltung mit Fuß auf der
  Außenkante 147
Tiefe Sprinterhaltung mit Twist mit BLACKROLL®
  BLOCK 147
Tisch mit BLACKROLL® STANDARD 131
Tisch mit zwei BLACKROLL® BLÖCKEN 130
Torhaltung mit BLACKROLL® MULTI BAND 145
Torhaltung mit BLACKROLL® STANDARD 145

U

Umkehrhaltung im Liegen mit BLACKROLL®
  STANDARD 195
Unterarme ausrollen mit BLACKROLL® MED 57
Unterarme dehnen 70
Unteren Rücken ausrollen mit BLACKROLL®
  BALL 08 50
Unteren Rücken ausrollen mit BLACKROLL®
  MED 49

V

Vorbeuge im Sitzen mit BLACKROLL®
  STANDARD 164
Vorderen Oberschenkel ausrollen mit
  BLACKROLL® STANDARD 48

W

Wade ausrollen mit BLACKROLL® DUOBALL 08 45
Wade ausrollen mit BLACKROLL® MINI auf
  BLOCK 45
Wade ausrollen mit BLACKROLL® STANDARD 44
Welpenhaltung mit BLACKROLL® MED 180
Wild Thing 122
Wirbelsäulenflow 74

Z

Zwerchfell ausrollen mit BLACKROLL® BALL 08 63

LITERATUREMPFEHLUNGEN

Ändra, Marcel, Graumann, Lutz und Torsten Pfitzer: *Funktionelles Faszientraining mit der BLACKROLL®*. München: riva, 2015

Brinkmann, Katharina: *Yoga-Faszientraining*. München: riva, 2016

Friedrich, Wolfgang: »Regeneration durch Faszientraining – was das Training mit der Rolle bewirkt«. Auf: www.spitta-medizin.de

Graf, Carmen und Christopher-Marc Gordon: »Wie wirkt interdisziplinäre Faszientherapie?«. In: *physiopraxis 7-8/15*

Luczak Hania: »Der innere Halt – Faszinierende Faszien«. In: *GEO 2015/2*

Pöttgen, Klaus: »Ernährung als Therapieform«. In: *Sportärztezeitung 2-2017*

Schleip, Robert und Johanna Bayer: *Faszien-Fitness*. München: riva, 2014

Schleip, Robert, Buschmann, Berengar und Johanna Bayer: *Faszien-Krafttraining*. München: riva, 2016

QUELLEN

1 https://de.ashtangayoga.info (abgerufen am 8.6.2018)

2 https://www.yoga.de/yoga-als-beruf/yoga-in-zahlen/yoga-in-zahlen-2018/ (abgerufen am 8.6.2018)

3 https://www.lifeline.de/ernaehrung-fitness/sport/bouldern-klettern-id110075.html (abgerufen am 8.6.2018)

4 https://www.ski-online.de/stiftung-sicherheit/projekte/detail/asu-unfallanalyse.html (abgerufen am 8.6.2018)

ÜBER DIE AUTORIN

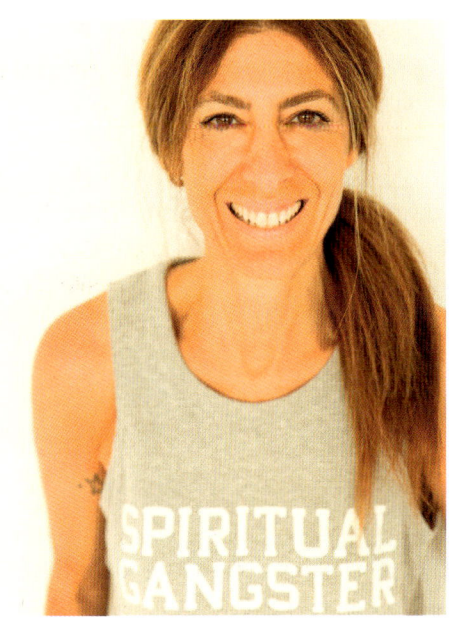

Shida Pourhosseini ist BLACKROLL®-Botschafterin und Master-Trainerin. Sie ist seit vielen Jahren passionierte Yogalehrerin und trainiert Fußballmannschaften aus der Bundesliga sowie Amateurvereine. An der Eliteschule des Fußballs in Frankfurt unterrichtet sie die Leistungsspieler. Yoga für Amateur- und Leistungssportler ist ihr Themenschwerpunkt, aber auch viele andere Spitzensportler anderer Sportarten trainieren regelmäßig mit ihr.

Mehr unter www.pulsyoga.de.

»Ich möchte im Amateur- und Profisport einen Beitrag leisten, sodass Yoga zum festen Bestandteil des Trainingsplans wird. Ich hoffe auf mehr Akzeptanz in den Verbänden, Trainerteams, medizinischen Abteilungen und bei den Sportlern und möchte dafür sorgen, Vorurteile durch Erfahrung abzubauen. Es ist mittlerweile nicht mehr von der Hand zu weisen, dass Yoga positive Auswirkungen auf die Leistung von Athleten hat. Ich lade alle Sportler herzlich ein, sich selbst zu überzeugen.«

NAMASTÉ UND VIELEN DANK!

Namasté bedeutet im Yoga, dass man sich vor seinem Gegenüber verneigt, es verehrt und respektiert. Daher denke ich, dass das der angemessene Gruß an alle ist, die mich bei meinem Buchprojekt begleitet haben.

Ich möchte mich zunächst bei denen bedanken, die mir den Weg des Yoga vor 14 Jahren geebnet haben: meinen ersten Yogalehrern Thomas Schiebel, Brigitte Steden, Bianca Becker, Marion Marquardt und Amba Popiel-Hoffmann bis hin zu jenen, die mich als großartiges Team in meinem ersten Yogastudio, dem Y-Campus in Darmstadt, unterstützt und begleitet haben und heute auch zu meinen Freunden zählen. Ich durfte viel von ihnen lernen und das hat mich bis heute geprägt.

Ich möchte meinen Schülern und Sportlern danken, durch sie konnte ich mein Wissen erst erweitern und vertiefen.

Mein Buch war, wie anfangs erwähnt, eine Herzensangelegenheit. Ich ahnte nicht, was für eine Arbeit ein Buch mit sich bringt, was man alles liefern und beachten muss. Ich bin mit viel Enthusiasmus und Leidenschaft zu Werke gegangen und hatte das Glück, mit vielen erfahrenen Unterstützern zu arbeiten.

Danke an Prof. Dr. Robert Schleip, den ich persönlich beim BLACKROLL®-Summit kennenlernte und in einem langen Interview alles offen fragen durfte. Er begeistert mich mit seinem Knowhow, seiner revolutionären Forschungsarbeit, seiner immensen Neugier und seiner sympathischen Bodenständigkeit. Ein Mensch, der sein Wissen großzügig weitergibt, ohne im Gegenzug etwas zu erwarten – es ist viel Yoga in ihm!

Ich danke Stefan Düll, dem Physiotherapeuten und Kosmopoliten, der die Welt mit dem serbischen Davis Cup Team umkreist und es nebenbei schafft, sein ganzes therapeutisches Wissen in lehrreichen Tutorials in den sozialen Netzwerken zu teilen.

Weiter danke ich Robert Erbeldinger für seine Unterstützung bei der Verbreitung von Yoga im Leistungssport. Er ist ein tougher Mann auf der Überholspur, der Trends in der Sportmedizin aufspürt und mich früh unterstützt hat. Ich bin dankbar, dass er in meinem Buch seine Meinung preisgibt. Über ihn lernte ich vor einigen Jahren auch Steffen Tröster, Physiotherapeut und Osteopath des 1. FSV Mainz 05, kennen. Er zählt schon lange zum Mainzer medizinischen Dienst und ich bin dankbar, dass er seine Erfahrungen mit mir für dieses Buch geteilt hat.

Thomas Armbrecht, Physiotherapeut der deutschen Speedskating-Nationalmannschaft und Netzwerkpartner des SV Darmstadt 98, danke ich für seinen Input als langjähriger

Basketballer. Thomas ist eine coole Socke, wenn ich das so sagen darf, und hat sehr viel Kompetenz und Fingerspitzengefühl. Nicht umsonst vertrauen ihm viele Leistungssportler aus den verschiedensten Disziplinen.

Ein guter Freund und Physiotherapeut ist **Andreas Kernbach**, der den Bereich Triathlon mit Fachwissen bereicherte. Er hat für mich die Fotos mit den Profisportlern geschossen. Ich bin stolz, dass er ebenfalls ein BLACKROLL®-Master ist und mich bei meinen Schulungen mit seinem Anatomiewissen so kenntnisreich unterstützt und begleitet. Mit ihm wird es nie langweilig und dafür danke ich ihm, denn auch leidenschaftliche Arbeit kann anstrengend sein, und er weiß, wie man immer positiv nach vorn schaut.

Dr. Mareike Großhauser, selbstständige Ernährungsberaterin mit Spezialisierung im Bereich Sportlerernährung (Olympiastützpunkt Saarbrücken), hat bereits zwei Bücher *(Ernährung im Triathlon* und *Ernährung im Sport für Vegetarier und Veganer)* publiziert. Sie ist eine warmherzige Mutter von drei Kindern, hat ein Erscheinungsbild wie Audrey Hepburn und punktet zudem mit viel Kompetenz und Erfahrung. Sie ist eine energievolle Beraterin, die immer für ihre Sportler erreichbar ist.

Dr. Klaus Pöttgen, leitender Arzt der BAD Darmstadt, Facharzt für Allgemein- und Arbeitsmedizin, Mannschaftsarzt des SV Darmstadt 98 (2011 bis 2016) sowie medizinischer Leiter Ironman Germany (2002 bis 2014), hat unter anderem durch revolutionäre Beiträge zum Thema Ernährung für Furore im Leistungssport gesorgt. Er hat den Ernährungsplan des SV Darmstadt 98 umgekrempelt und auch mit veganer Ernährung im Profisport Schlagzeilen gemacht. Klaus hat mich mit den neuesten Studien zum Thema Yoga und Regeneration versorgt und mich in meinem Tun bestärkt.

Ich möchte auch allen anderen Mitwirkenden danken, wie **Nadine Rensing**, Physiotherapeutin der deutschen Volleyballnationalmannschaft, **Dr. Peter Stiller**, Mannschaftsarzt des FC Augsburg, und **Yannbenjamin Kugel**, ehemaliger Athletiktrainer des DFB-Teams.

Ich möchte ferner **Darius Salbert**, Teammanager des 1. FSV Mainz, danken, dass er seine Spieler für das Fotoshooting freigestellt hat. Ich danke **Dirk Schuster**, Trainer des SV Darmstadt 98, für sein Vertrauen – als erster Trainer gab er mir die Möglichkeit, bei einem Bundesligaverein den Einstieg als Yogalehrerin zu finden und mein Wissen zu vertiefen.

Ich danke der Firma BLACKROLL® – ihrem Inhaber **Jürgen Dürr**, dem Geschäftsführer **Marius Keckeisen** und ihrem großartigen, engagierten Team –, mit der ich seit zwei Jahren eine fruchtbare Partnerschaft führe. Ich freue mich auf unsere gemeinsamen Projekte.

Ich danke Christian Grau und Gabriela Herrera Fonseca für das professionelle Auge beim Fotoshooting und meinen beiden Models, Niklas Kern und Luna Lindemann. Danke, liebe Dina, dass du sie mir vermittelt hast.

Außerdem danke ich Katharina Brinkmann und Sandra Walzer für ihre Unterstützung beim Texten. Wie kann man so komplexe Abläufe so gut auf den Punkt bringen? Ganz zu schweigen davon, dass es liebenswerte, kreative Yoginis sind. Ich bin euer Fan.

Dann möchte ich mich bei meinem Sohn Kian Dries bedanken und gleichzeitig entschuldigen. Wärend der Arbeit an dem Buch war ich sicher eine etwas gestresste Mutter mit wenig Zeit und ich weiß, wie stolz du dennoch auf mich bist. Ich liebe dich!

Lieber Martin, auch dir möchte ich danken, für deinen Input und all die nervigen anatomischen und sportlichen Fragen, die ich dir unentwegt stellen durfte, auch für das Teilen deiner Erfahrungen aus dem Fußball. Du bist eine Bereicherung.

Bei meinen Eltern möchte ich mich besonders bedanken. Sie waren immer für mich da und haben uns allzeit gut versorgt und unterstützt, wenn ich keine Zeit hatte. Danke, dass ihr immer an mich geglaubt habt und für all die Liebe, die ihr mir schenkt. Der Rückhalt von meiner Familie ist unbezahlbar und bestärkt mich. Ich möchte auch meinen Freundinnen danken, die in den letzten zwei Jahren so viel Verständnis gezeigt haben, dass ich wenig Zeit für sie hatte.

Ich hoffe, durch mein Buch mehr Akzeptanz für Yoga im Amateur- und Profisport zu gewinnen und jedem Sportler nützliche Pläne mitzugeben, die er noch heute individuell für sich oder mit seiner Mannschaft anwenden kann. Danke an dieser Stelle an die neugierigen Leser meines Buches und viel Freude beim Ausprobieren!

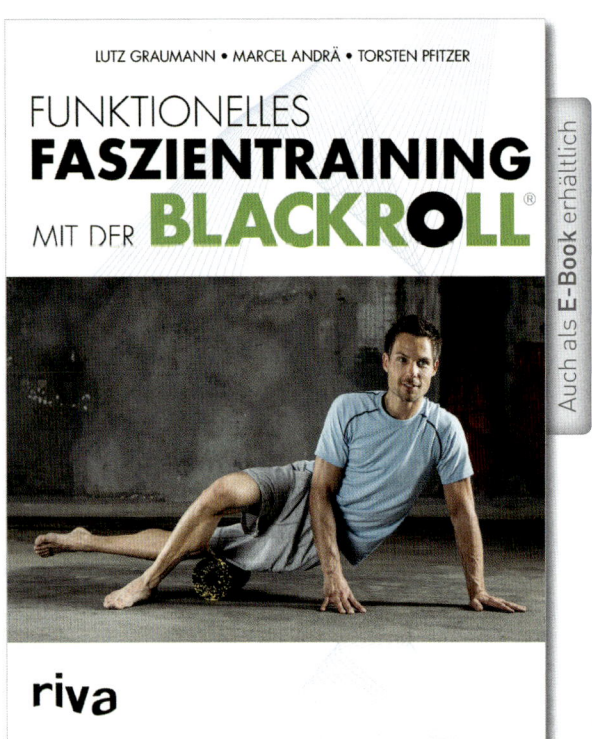

LUTZ GRAUMANN • MARCEL ANDRÄ • TORSTEN PFITZER

FUNKTIONELLES **FASZIENTRAINING** MIT DER **BLACKROLL**®

Auch als **E-Book** erhältlich

riva

160 Seiten
14,99 € (D) | 15,50 € (A)
ISBN 978-3-86883-694-3

Lutz Graumann
Marcel Andrä
Torsten Pfitzer
**Funktionelles
Faszientraining
mit der
BLACKROLL®**

Die BLACKROLL® hat im Sport und in der Physiotherapie eine enorme Bedeutung erlangt. Bei Verspannungen und Schmerzen kann sie kleine Wunder bewirken. Verkürzte oder verklebte Faszien werden durch Selbstmassagen mit der Rolle wieder lang und geschmeidig, verloren gegangene Beweglichkeit kehrt zurück und chronische Schmerzen verschwinden. Doch die Faszien lassen sich ähnlich wie Muskeln auch trainieren, um bessere sportliche Leistungen zu erzielen und Verletzungen zu vermeiden. Drei Faszienexperten mit Erfahrung in der Schmerzbehandlung und Sportmedizin erklären, wie man die BLACKROLL® optimal zur Faszienpflege einsetzt. Über 40 farbig bebilderte Übungen und verschiedene Trainingspläne machen dieses Buch zu einem unentbehrlichen Wegweiser für alle, die ein Leben lang leistungsfähig, schmerzfrei und beweglich bleiben möchten.

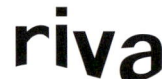